预期寿命
测算方法与实践

主　编　吴士勇

编　者　吴士勇　蔡　玥　王金营

　　　　王劲峰　陈　功　张耀光

中国协和医科大学出版社

北　京

图书在版编目（CIP）数据

预期寿命测算方法与实践 / 吴士勇主编. —北京：中国协和医科大学出版社，2024.9

ISBN 978-7-5679-2417-8

Ⅰ．①预…　Ⅱ．①吴…　Ⅲ．①人口－平均寿命－预期寿命－研究－中国　Ⅳ．①R195.3

中国国家版本馆CIP数据核字（2024）第095559号

主　　编	吴士勇
策　　划	杨　帆
责任编辑	杨小杰
封面设计	邱晓俐
责任校对	张　麓
责任印制	黄艳霞
出版发行	中国协和医科大学出版社
	（北京市东城区东单三条9号　邮编100730　电话010-65260431）
网　　址	www.pumcp.com
印　　刷	三河市龙大印装有限公司
开　　本	710mm×1000mm　1/16
印　　张	13.5
字　　数	160千字
版　　次	2024年9月第1版
印　　次	2024年9月第1次印刷
定　　价	88.00元

前 言 PREFACE

　　人民健康是民族昌盛和国家强盛的重要标志。党的十八大以来，以习近平同志为核心的党中央坚持以人民为中心的发展思想，把人民健康放在优先发展的战略地位。2016年召开的全国卫生与健康大会提出了新时期卫生健康工作方针，中共中央、国务院发布了《"健康中国2030"规划纲要》，将健康中国上升为国家战略。2019年，国务院发布《健康中国行动（2019－2030年）》，提出开展15个重大专项行动，促进以治病为中心向以人民健康为中心转变。经过不懈努力，我国卫生健康事业取得了长足发展，人民健康水平持续提高。2023年，我国预期寿命提高到78.6岁，居民主要健康指标总体已优于中高收入国家的平均水平，为全面建成小康社会、实现中国式现代化奠定了基础。

　　预期寿命是联合国人类发展指数核心指标之一，是国际社会衡量一个国家或地区社会发展和健康水平的重要指标。我国将预期寿命列入《中华人民共和国国民经济和社会发展第十二个五年规划纲要》，并作为《中华人民共和国国民经济和社会发展第十三个五年规划纲要》《中华人民共和国国民经济和社会发展第十四个五年规划纲要和2035年远景目标纲要》和《"健康中国2030"规划纲要》等规划的核心指标，成为监测和评价国民经济和社会发展、健康中国建设进展的重要指标。为开展预期寿命测算工作，不断提高预期寿命测算结果的科学性、准确性、时效性和可比性，更好地服务于国民经济与社会发展评价、健康中国战略，积极应对人口老龄化战略的实施，我们基于已有的理论方法和实践经验，对预期寿命测算常用方法进行了梳理总结，进一步拓展深化相关指标测算过程，保证测算结果的客观性、准确性、可比性。本书的主要内容包括预期寿命理论内涵、预期寿命测算数据来源与工作机制、数据质量评价、数据修正及预期寿命应用分析方法。为便于读者使用，本书附录收录了预期寿命测算工具包、4次全国人口普查预期寿命、全球189个国家和地区预期寿命列表、国际死亡率。

在本书的编写过程中，有关单位的王健力、崔翔、韦再华、陈杨、王德征、张纹菱、封雨晴等提供了积极帮助，在此表示感谢。

本书的出版得到了国家重点研发计划项目"健康预期寿命及其价值的测算技术和影响因素与应用研究"（2022YFC3600800）课题"健康预期寿命及其价值的测算与综合监测平台构建研究"（2022YFC3600801）的支持。

由于编者水平有限，书中难免存在不足之处，敬请读者批评指正。

编　者

2024年8月

目 录 CONTENTS

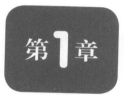

第1章 预期寿命理论内涵

预期寿命（life expectancy，LE）是重要的人口统计指标，它被用来衡量一个国家或地区的人口在特定时期、特定年龄的寿命水平。在不特别指明的情况下，预期寿命是指0岁年龄组人口在一定死亡水平下的平均生存年数。预期寿命指标最早可追溯至17世纪英国人口统计学家约翰·格朗特（John Graunt）所提出的"寿命表"概念。此后，在历经埃德蒙·哈雷（Edmond Halley）、威廉·法尔（William Farr）等经典历史人物的补充，以及乔治·金（George King）、洛厄尔·雅各布·里德（Lowell Jacob Reed）、托马斯·诺尔·伊登·格雷维尔（Thomas Nall Eden Greville）、内森·凯菲茨（Nathan Keyfitz）、罗伯特·舍恩（Robert Schoen）、蒋庆琅等人口统计学家在计算方法上的改进后，预期寿命逐渐成为当前国际社会通用的衡量一个国家或地区经济社会发展与民生福祉的综合指标。

为确定人口的年龄构成，约翰·格朗特在其著作《关于死亡公报的自然和政治观察》中首次提出了寿命表的概念，把超过3000期的死亡公报中杂乱无章的死亡登记资料简化为几张登记表格，清晰呈现了原因别、年龄别的死亡人数，为预期寿命概念的提出及寿命与死亡规律的探索奠定了基础。其后，1693年，英国天文学家、数学家埃德蒙·哈雷根据德国布雷斯劳市居民的出生与死亡资料，编制了世界上第一个完整的寿命表。他不但用科学的方法精确地计算出各年龄段人口的死亡率，而且为现代寿命表的初始人数设定（哈雷以1000人为初始人数，现代寿命

1

表多以100 000人为假想的初始人群）提供了实证研究的参考。基于该寿命表，哈雷推导了分年龄组的生存概率，为当时英国制定分年龄段人寿保险金额提供了参考。19世纪，英国流行病学家、医学统计学的奠基人之一威廉·法尔利用人口普查资料进一步改进了寿命表计算方法，建立了当时世界上最好的官方生命统计系统，为寿命表计算提供了可靠且准确的人口出生、死亡，以及有关人口学资料的登记信息。威廉·法尔亦成为最早推崇把预期寿命指标纳入国民健康监测工作的学者之一。进入20世纪以来，乔治·金、洛厄尔·雅各布·里德、托马斯·诺尔·伊登·格雷维尔、内森·凯菲茨、罗伯特·舍恩、蒋庆琅等人口统计学家，分别对预期寿命的年龄别死亡率、年龄别死亡概率等参数在方法学上进行了改进。其中，华裔统计学家蒋庆琅教授（曾任加利福尼亚大学伯克利分校公共卫生学院生物统计学系主任）被认为是集大成者，他通过严格的数学推导和论证，创立了一套至今仍然受到世界卫生组织（World Health Organization，WHO）推崇和持续使用的蒋氏寿命表测算方法，这一测算方法被广泛视为最为实用的方法。

从20世纪中末期以来，许多国家将预期寿命纳入国家战略规划并进行持续监测，以推动人口健康水平的提升和健康公平性的改善。美国联邦政府在1990年发布的"健康公民2000"（Healthy People 2000）国家健康规划中明确纳入预期寿命作为评估人口健康状况的关键指标之一，日本在2000年"21世纪健康日本"（Health Japan 21）国家健康战略计划中纳入预期寿命作为重要的健康评估指标，英国在2014年发布的"英国国家医疗服务体系长期发展规划"（National Health Service Long Term Plan）中将预期寿命作为一个关键的健康指标进行长期监测。

在我国，预期寿命作为体现人民生活和健康水平的重要指标，于2010年首次被纳入《中华人民共和国国民经济和社会发展第十二个五年规划纲要》。此后，预期寿命连续被纳入《中华人民共和国国民经济和社会发展第十三个五年规划纲要》和《中华人民共和国国民经济和社会发展第十四个五年规划纲要和2035年远景目标纲要》。同时，预期寿命也是《"健康中国2030"规划纲要》《健康中国行动（2019－2030年）》《"十三五"卫生与健康规划》《"十四五"国民健康规划》等一系列卫生健康重大规划、行动的重要指标之一。

联合国数据显示，我国预期寿命总体呈增长趋势（图1-1）。中华人民共和国成立之前，我国的预期寿命一直维持在30～35岁，反映了当时社会整体的卫生健康水平极为低下。中华人民共和国成立后，尤其是历经了改革开放40多年的发展，我国的预期寿命从不到40岁逐渐跃升至20世纪80年代初期的67.9岁，并持续稳步增长，截至2023年已达到78.6岁，比全球平均水平高出约5.3岁，比主要中高收入国家高出约2.9岁。对我国不同省（自治区、直辖市）而言，从1990年到2021年，31个省（自治区、直辖市）的预期寿命差距缩小近5岁。综上所述，与其他国家和地区相比，我国预期寿命水平和增长幅度较为显著，健康公平性不断改善。同时，预期寿命的测算监测也为进一步制定相关健康政策提供了重要的决策依据。

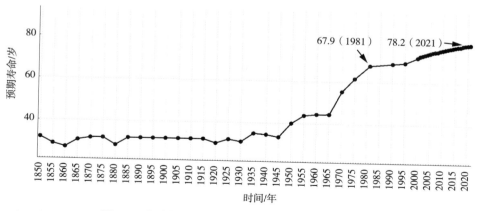

图1-1　自清朝末年以来，我国预期寿命的总体趋势

一、寿命表的编制原理

预期寿命的计算建立在寿命表（又称生命表）的基础之上。寿命表的核心思想起源于队列分析。在具体的寿命表编制前，我们首先引入列克西斯图（Lexis diagram）。列克西斯图是人口分析中十分常见的图示工具，因德国人口统计学家威廉·列克西斯（Wilhelm Lexis）创立而得名，通过考虑人口现象中时间和年龄的协同变化关系，直观地展示了人口的时期过程和队列过程之间的联系。

图1-2是以年龄和年份间隔为1得到的列克西斯图。列克西斯图由互为垂直的两个坐标轴构成，纵轴以一定年龄相等间隔画出与横轴平行的线，用于表示整年龄岁数；横轴以一定年份相等间隔画出与纵轴平行的线，用于表示某年1月1日的时间，从而得到时间年龄方格图。图中的横线表示确切年龄相同的人，竖线表示某时点上存活的人，封闭的线段组合区域表示发生的出生、死亡等事件的风险人群及事件发生数。

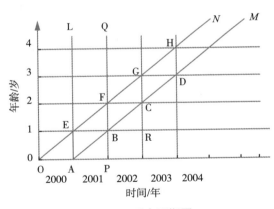

图1-2　列克西斯图

假设张某2000年12月31日24时出生，A点是他生命的起点，随着时间的推移和年龄的增长，A点一直沿着直角平分线移动至代表他生命结束的D点，AD这条线段就是张某的生命线。

列克西斯图不仅可以识别生存总体，还可以解释死亡总体。第一死亡总体，如平行四边形CDHG表示2000年出生且2003年死亡的人；第二死亡总体，如平行四边形OABE表示2000年出生且在0岁组死亡的人；第三死亡总体，如矩形BRCF表示2002年1岁组死亡的人。

假想队列图（图1-3）可将时期的观察转化为队列的过程直观地展示出来。垂直于坐标轴的蓝色框代表1966年的人口事件，为了能够将不同队列不同人群的状况应用到相同队列在未来n年的情况，即对若干队列相同时期的观察，故将垂直的观察转换为追踪斜线的观察（两个黑色框面积代表对应的人口群体）。

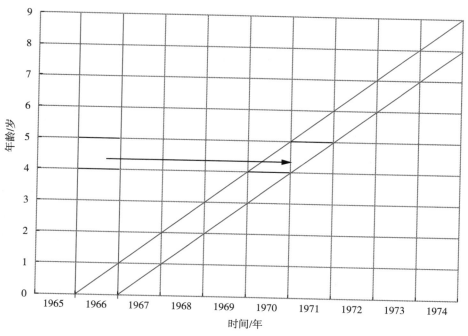

图1-3 假想队列图

二、寿命表的分类

如图 1-3 所示，队列分析是指将一组按照出生时间或特定事件顺序排列的人群作为队列，通过对该队列进行纵向追踪记录，以获得关于人口动态和生命现象的重要数据。为满足对预期寿命监测的需要，寿命表可以借助假想队列而应用在时期分析中。寿命表是研究人口动态和生命现象的重要工具，对经济社会发展、养老和社会保障制度规划、金融保险业务精算、卫生健康政策制定等具有广泛的应用价值和重要的实际价值。寿命表整体分为队列寿命表（cohort life table）和时期寿命表（period life table），后者又称现时寿命表。

队列寿命表旨在定量描述和总结从出生（或其他作为队列起始点的初始人口事件，如结婚）开始，到死亡（或其他导致初始状态结束的人口事件）为止的人口过程。具体就预期寿命测算而言，队列寿命表是通过记录某一时期出生的一代人的生命历程，获得不同年龄的死亡概率及一代人的平均生存时间。

时期寿命表的构建方法与队列寿命表完全一致，但所使用的数据来自某一特定时点，包括不同队列的横截面信息。实际上，这是一种基于假想队列的方法，即假定一批人按观察到的时期人口事件年龄别发生率度过一生，从而计算出一系列综合指标，以概括地反映该时期的人口过程水平和特征。所谓预期寿命测算，即假定同时出生的"一代人"，按照现时某人群实际死亡水平生存，计算出这"一代人"经历从出生到死亡的全过程。时期寿命表克服了队列寿命表存在的随访时间长、随访队列缺乏代表性、容易出现失访进而造成统计偏倚等局限性，进一步提高了预期寿命指标的可测量性和可比性。

根据年龄分组不同，时期寿命表又可分为完全寿命表（complete life table）和简略寿命表（abbreviated life table）。完全寿命表是以 1 岁一分组，又称百岁寿命表。然而，对于一个群体说来，长度为1岁的区间所需的资料往往不易获得，有时即使能够获得，也存在错报年龄及虚报年龄的情况，使资料不甚可靠。此外，作为随机事件，发生在一年之中的死亡数有很大变异。这些缺点可以通过编制简略寿命表来克服。简略寿命表习惯上以每5岁或10岁分为一组，考虑出生在生命阶段的特殊性，将0岁单独列为一个组；考虑到高龄人群的分布特征，将85岁及以上合并为最后一个年龄组（注：随着人口老龄化的发展，出于对高龄人口死亡年龄结构特征的研究需要，开口组的划分逐渐拓展到100岁及以上、130岁及以上，甚至更高）。简略寿命表因其年龄分组较少，每个年龄组死亡率相对稳定，故成为人群健康水平评价中最重要、最常见的一种寿命分析方法。

（一）队列寿命表

如果想象一个群体都出生在同一时刻，那么列克西斯图的两个维度（年龄和时间）可以合并为一个维度。作为一种计数工具，列克西斯图能够形象地展示寿命表所记录的某一群体的生命轨迹。图1-4显示了1800年1月1日出生的10个人的生命轨迹，这些生命轨迹可反映寿命表中所有需要的信息。

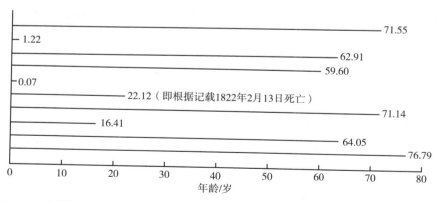

图1-4　一个假想队列（共10人）的死亡年龄和生命轨迹（出生日期均为1800年1月1日）

资料来源：普雷斯顿等，2012：34

　　表1-1显示了与图1-4所示的10条生命轨迹相对应的队列寿命表。为使队列寿命表的编制与时期寿命表的编制可以对照，我们统一了各列名。

　　队列寿命表编制所涉及的基本数据包括如第1列为"年龄分组"、第9列"x岁尚存人数"l_x、第10列"x到$x+n$岁间死亡人数"$_nd_x$，以及第6列"x到$x+n$岁间死亡人口平均存活人年数"$_na_x$。以上数据在队列寿命表中均可通过直接观察记录得到。

　　其中，第6列$_na_x$是指在区间x到$x+n$岁死亡的人在该区间内的平均存活时间，又称终寿区间成数。例如，在60～70岁，有2人死亡，年龄分别为62.91岁和64.05岁，因此，他们在60岁之后的存活年数为（2.91＋4.05）＝6.96年。终寿区间成数为（2.91＋4.05）/2＝6.96/2＝3.48。在队列寿命表中，这一列在计算过程中主要被用于计算第11列x到$x+n$岁间生存人年数，并在后续的时期寿命表编制过程中，作为死亡概率转换的重要参数。第9列l_x是指x岁尚存人数，在后文的时期寿命表中，则往往是通过年中人口数或年平均人口数与死亡率转换而来的死亡概率，推导得到l_x。

　　通过上述数据，可汇总计算得到x岁预期寿命（通常表示为e_x），e_x指活到x岁的幸存者将超过该年龄的平均额外年数。它的计算方法很直观，就是将x岁以上人群的总人年数除以活到该年龄的幸存者人数。出生时预期寿命（e_0），即队列中所有人的寿命总和除以队列中的初始人数，也等于队列的平均死亡年龄，即生命在死亡发生时的确切年龄。活到50岁的人的平均死亡年龄等于$50＋e_{50}$，在表1-1中为$50＋17.67＝67.67$。在测算的过程中，可能会出现1岁组的预期寿命超过0岁组的情况，正如本例所示。这通常是因为婴儿时期的死亡率非常高，而那些在第一年幸存下来的人，实际上比刚出生的婴儿有望活得更久。换句话说，那些在高婴儿死亡率环境中幸存下来的人，因为他们克服了婴儿时期的高风险，所以在后续的生命中会更健康、更长寿。

表1-1 队列寿命表的编制

年龄分组	年龄组距	年中人口数或平均人口数	当年x到x+n岁间死亡人数	x到x+n岁间死亡率	x到x+n岁间人口平均存活人年数	x到x+n岁间死亡概率	x到x+n岁间存活概率	x岁尚存人数	x到x+n岁间死亡人数	x到x+n岁间生存人年数	x岁及以上生存总人年数	x岁预期寿命
x (1)	n (2)	$_nN_x$ (3)	$_nD_x$ (4)	$_nm_x$ (5)	$_na_x$ (6)	$_nq_x$ (7)	$_np_x$ (8)	l_x (9)	$_nd_x$ (10)	$_nL_x$ (11)	T_x (12)	e_x (13)
0	1			1/9.07	0.07	1/10=0.1	9/10=0.9	10	1	9+0.07=9.07	436.79+9.07=445.86	445.86/10=44.59
1～4	4			1/32.22	0.22	1/9=0.11	8/9=0.89	9	1	8×4+0.22=32.22	404.57+32.22=436.79	436.79/9=48.53
5～9	5			0		0/8=0.00	8/8=1.00	8	0	8×5=40.00	364.57+40=404.57	404.57/8=50.57
10～19	10			1/76.41	6.41	1/8=0.125	7/8=0.88	8	1	7×10+6.41=76.41	288.16+76.41=364.57	364.57/8=45.57
20～29	10			1/62.12	2.12	1/7=0.14	6/7=0.86	7	1	6×10+2.12=62.12	226.04+62.12=288.16	288.16/7=41.17
30～39	10			0		0/6=0.00	6/6=1.00	6	0	6×10=60.00	166.04+60=226.04	226.04/6=37.67
40～49	10			0		0/6=0.00	6/6=1.00	6	0	6×10=60.00	106.04+60=166.04	166.04/6=27.67
50～59	10			1/59.60	9.60	1/6=0.17	5/6=0.83	6	1	5×10+9.60=59.60	46.44+59.60=106.04	106.04/6=17.67
60～69	10			2/36.96	(2.91+4.05)/2	2/5=0.40	3/5=0.60	5	2	3×10+6.96=36.96	9.48+36.96=46.44	46.44/5=9.29
70～79	10			3/9.48	(1.55+1.14+6.79)/3	3/3=1.00	3/3=0.00	3	3	9.48	9.48	9.48/3=3.16

资料来源：改写自普雷斯顿等，2012：36

（二）时期寿命表

时期寿命表可按不同地区、不同人群编制，以某年度年龄别人口、出生及死亡资料为原始数据，将时期数据作为假想的队列数据。由于数据更易获得，且更有时效性，进行卫生服务评价时，多采用时期寿命表作为评价标准。

就时期寿命表而言，一些函数（如 l_x, T_x, e_x）是指单个（确切的）年龄，另一些函数（如 $_nm_x$, $_na_x$, $_nq_x$, $_np_x$, $_nd_x$）则是指从确切的年龄 x 开始并实际延长 n 年的年龄间隔。同一寿命表中，这些间隔的长度不需要恒定，通常也不是恒定的。最经典的简略寿命表将第1个年龄间隔长度设定为1年，即婴儿段；第2个年龄间隔长度设定为4年，即 1 ～ 4 岁段；此后以每5年为一个长度单位，如 5 ～ 9 岁段、10 ～ 14 岁等，并将85岁及以上设定为最后一个年龄区间。同时，由于时期寿命表统计数据的准确性直接影响寿命表指标的准确性与可靠性，在编制寿命表中，应首先核准年龄别人口数和死亡数等原始数据，尤其是婴儿死亡数，以保证寿命表指标的准确性。

1. **分年龄死亡概率 $_nq_x$**　分年龄死亡概率是指一批人在年龄 x 到 $x+n$ 岁之间死亡的概率，一般记作 $_nq_x$，是计算预期寿命最重要的数据，其计算精度如何，与寿命表质量高低有决定性关系。如前所述，在队列寿命表中，由于可以直接获得 x 岁尚存人数 l_x 与 x 到 $x+n$ 岁间死亡人数 $_nd_x$，其可以直接通过下式进行计算。

$$_nq_x = \frac{_nd_x}{l_x} \qquad （公式1-1）$$

但在时期数据中，$_nd_x$ 与 l_x 都是未知的，无法直接计算死亡概率。通常情况下，通过人口普查等数据所获得的往往是当年死亡人数 $_nD_x$ 与年中人口数 $_nN_x$，由此得到的是死亡率，公式如下。

$$_nm_x = \frac{_nD_x}{_nN_x} \qquad \text{（公式1-2）}$$

鉴于死亡率不等于死亡概率，需要对其进行转换，$_nm_x$ 与 $_nq_x$ 转换的一般公式如下。

$$_nq_x = \frac{n \times _nm_x}{1+ (n - _na_x) \times _nm_x} \qquad \text{（公式1-3）}$$

其中，$_na_x$ 是指 x 岁到 $x+1$ 岁之间死亡人数 $_nd_x$ 在该年龄区间中存活的平均年数，是年龄别死亡率与年龄别死亡概率转换中至关重要的参数。$_na_x$ 越小，表明死亡越集中在年龄组初始端；$_na_x$ 越大，表明死亡越集中在年龄组末端；当死亡在年龄组中均匀分布时，即 $_na_x$ 为年龄组区间中点；如 $_1a_x = 0.5$、$_5a_x = 2.5$，此时，上述公式简写如下。

$$_nq_x = \frac{2_nm_x}{2+_nm_x} \qquad \text{（公式1-4）}$$

但是，这种均匀假设很显然不符合0岁组、1～4岁组人口。因此，对婴幼儿组可以选用蒋庆琅法、寇尔-德曼法、凯菲茨法、格雷维尔法、联合国法等对 $_na_x$ 的经验取值。以蒋庆琅法的经验取值为例，其认为 $_1a_0$ 一般为0.1，$_4a_1$ 一般为1.6。此外，在队列寿命表中，年龄开口组的死亡概率为1，即完全死亡，但在时期寿命表中，一般开口组的死亡率不会为1，因此，对于高龄开口组所对应的 $a_{\omega-n}$，一般使用开口组死亡率的倒数，即 $a_{\omega-n} = \frac{1}{m_{\omega-n}}$，由此使高龄开口组的死亡概率为1，即 $q_{\omega-n} = 1$。

对于大部分人口而言，$_nq_x$ 经对数处理后，会呈现"两头高、中间低"的形态，但在健康水平较高的地区，死亡概率曲线较低，尤在婴幼儿段表现明显。以年龄为横坐标，$\log(_nq_x)$ 为纵坐标，绘制 $_nq_x$ 随年龄的变化情况图，如图1-5所示。

2. 尚存人数 l_x 在得到分年龄死亡概率 $_nq_x$ 后，便可计算 x 岁尚存人数 l_x。尚存人数表示同一时间出生的人中，能活到确切年龄 x 岁的人数，也就是刚进入 x 岁年龄组的人数，反映了一群人在不同年龄别死亡率基础

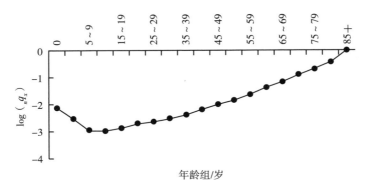

图1-5　某人口分年龄组的对数处理后死亡概率（$_nq_x$）

上的生存变化过程。一般而言，界定 $l_0 = 100\,000$，这一数值是人为任意界定的，通常给定为10万人。l_x 可以通过下式进行计算。

$$l_0 = l_0 \times (1 - {}_1q_0) \qquad （公式1-5）$$

$$l_x = l_{x-1} \times (1 - {}_nq_{x-1}) \qquad （公式1-6）$$

此外，不同年龄段寿命表尚存人数的比值称为生存率比或生存比，即 l_{x+n}/l_x，可以从另一角度说明该年龄组死亡率高低的影响。

同样地，以年龄为横坐标，l_x 为纵坐标，绘制 l_x 随年龄的变化情况，如图1-6所示。该图反映了该人群的生存过程，分析时应注意尚存人数曲线的高度和曲度，尤其是曲线头部曲度的变化。年龄别死亡率低，曲线就高；婴儿死亡率低，曲线头部的曲度则小。曲线的曲度变小，表明生存人数下降缓慢；反之则生存人数下降幅度较大。

3. 死亡人数 $_nd_x$　死亡人数计作 $_nd_x$，指活满 x 岁的尚存者在今后 n 年内死亡的人数。它反映一代人在一定年龄死亡率基础上的死亡过程。其计算公式如下。

$$_nd_x = l_x \times {}_nq_x \qquad （公式1-7）$$

需要说明的是，在生成寿命表的时候，先计算 $_nd_x$ 或先计算 l_x 都可以，

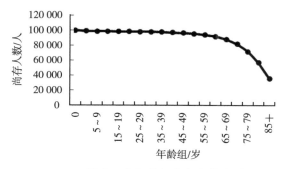

图1-6 某人口分年龄组尚存人数（l_x）

在于二者是可以互相转化的，其转换关系如下。

$$l_x - {_n}d_x = l_{x+1} \qquad （公式1-8）$$

同样地，以年龄为横坐标，${_n}d_x$为纵坐标，绘制${_n}d_x$随年龄的变化情况图，如图1-7所示。分析时要注意直方图的高峰位置与高度。若婴幼儿段高度降低，老年段高峰位置后移，表明年龄别死亡水平在下降。

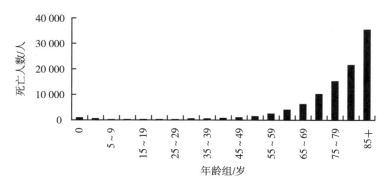

图1-7 某人口分年龄组死亡人数直方图（${_n}d_x$）

4. 生存人年数L_x 通过尚存人数，可进一步计算生存人年数L_x，即同时期出生的一批人在确切年龄x岁到确切年龄$x+1$岁之间存活的人年总数，是具有各种生存时间的人数与相应的存活时间的乘积之和。它包括从x岁活到$x+1$岁的人口存活的整年数，以及在x岁和$x+1$岁之间死亡人口所活的年数之和，其计算公式如下。

$$L_x = l_{x+1} + (l_x - l_{x+1}) \times {_n}a_x \qquad （公式1-9）$$

其中，${_n}a_x$ 是 x 岁到 $x+1$ 岁之间死亡人数 ${_n}d_x$ 存活的年数。如果假定 ${_n}a_x =$ 0.5，则 $L_x = 0.5 \times (l_x + l_{x+1})$。对于开口组，其计算公式如下。

$$L_{\omega-n} = \frac{L_{\omega-1}}{m_{\omega-1}} \qquad （公式1-10）$$

5. 累计生存人年数 T_x　累计生存人年数 T_x 是确切年龄 x 岁以后生存人年数的总和，表示已经存活到确切年龄 x 岁的人口 l_x 在今后还可以活多少人年。因此，T_x 等于 x 岁尚存人数在以后各年龄间存活的人年数之和，其公式如下。

$$T_x = \sum_{i=x}^{\omega-1} L_i = L_x + L_{x+1} + \cdots + L_{\omega-1} \qquad （公式1-11）$$

当 $x = 0$ 时，为总人口的累计生存人年数。

6. 预期寿命 e_x　最后，通过上述计算，可计算预期寿命 e_x，即活满 x 岁的人今后尚能存活的年数（即岁数）。其计算公式如下。

$$e_x = \frac{T_x}{l_x} \qquad （公式1-12）$$

其中，当 $x = 0$ 时，就是出生时预期寿命，可以概括地说明某一人群的健康水平，是评价居民健康状况的重要指标。刚满 x 岁者的预期寿命，受 x 岁以后各年龄组死亡率的综合影响，某人群预期寿命的高低主要是各年龄组死亡水平的综合反映。任何一个年龄组的死亡水平都会影响平均寿命，尤其是婴儿死亡率对预期寿命的影响更为明显。

分年龄组的预期寿命图如图1-8所示。分析不同地区、不同时期人口的预期寿命曲线时，要注意曲线的起点 e_0，曲线头部的曲度常用来说明婴儿死亡率的高低，它会引起整条曲线高度和曲线位置的改变。若各年龄组死亡率下降，尤其是婴儿死亡率下降，则预期寿命曲线的起点上升，曲线头部曲度变小，整个曲线位置上移。

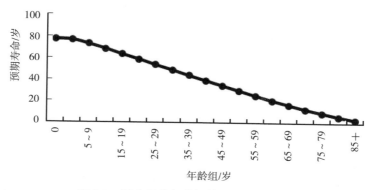

图1-8 某人口分年龄组的预期寿命（e_x）

同时，按一般逻辑判断，e_x应随年龄增长而逐渐减小，但如果某期某地婴儿死亡率较高时，有可能会出现$e_0 < e_1$的现象，这在我国2010年前或婴儿死亡率过高的地区常见。其主要原因是儿童死亡主要集中在新生儿期，有相当一部分儿童死亡发生在1周岁以内，计算e_0时把这些1周岁内死亡的婴儿包括在内，因此，降低了0岁组预期寿命；计算e_1时已经不包括那些未满1周岁死亡的婴儿，活满1周岁的婴儿在今后几年中死亡率降低，因此，1岁组预期寿命反而会略增高。1周岁以上儿童各年龄组死亡率随年龄增长而逐渐减小，一般不会出现这种现象。由此也可以看出，婴儿死亡率的准确与否对平均寿命有较大的影响。

此外，需要说明的是，预期寿命与平均死亡年龄是完全不同的概念。用寿命表法计算的预期寿命，是依据年龄组死亡率计算得到的综合评价指标，不同地区、不同时期的平均寿命可以直接比较。但平均死亡年龄则是由死亡人口的实际死亡年龄计算的，不仅受对比人群死亡年龄水平的影响，还会随所对比人群年龄构成而改变。如比较甲、乙两地平均死亡年龄，即使两地的年龄组死亡率完全相同，也可能会由于甲地青壮年人口比重较大，而老年人口比重较小，而表现为甲地平均死亡年龄（中位数）较低的假象。由此可知，两地平均死亡年龄不能直接进行对比，而应采用统一标准，并对平均死亡年龄进行标准化，更不能把平均死亡年龄当作预期寿命来解释。

7. 寿命表编制示例　以某省某年的人口死亡登记数据为例（表1-2），用该数据编制简略时期寿命表，以计算该人群预期寿命等指标，评价该地健康水平。

表1-2　时期寿命表的编制

年龄分组	年龄组距	年中人口数或平均人口数	当年死亡人数	x到x+n岁间死亡率	x到x+n岁间死亡人口平均存活人年数	x到x+n岁间死亡概率	x到x+n岁间存活概率	x岁尚存人数	x到x+n岁间死亡人数	x到x+n岁间生存人年数	x岁及以上生存总人年数	x岁预期寿命
x	n	$_nN_x$	$_nD_x$	$_nm_x$	$_na_x$	$_nq_x$	$_np_x$	l_x	$_nd_x$	$_nL_x$	T_x	e_x
（1）	（2）	（3）	（4）	（5）	（6）	（7）	（8）	（9）	（10）	（11）	（12）	（13）
0	1	504 647	3897	0.008	0.1	0.007 67	0.9923	100 000	767	99 310	7 766 338	77.6634
1～4	4	1 849 066	1425	0.001	1.6	0.003 08	0.9969	99 233	305	396 200	7 667 028	77.2628
5～9	5	2 193 500	495	0.000	2.5	0.001 13	0.9989	98 928	112	494 360	7 270 828	73.4964
10～14	5	2 065 775	448.8	0.000	2.5	0.001 09	0.9989	98 816	107	493 813	6 776 469	68.5765
15～19	5	2 795 356	782	0.000	2.5	0.001 40	0.9986	98 709	138	493 200	6 282 656	63.6483
20～24	5	3 401 328	1 348	0.000	2.5	0.001 99	0.9980	98 571	195	492 367	5 789 456	58.7339
25～29	5	2 815 998	1 306	0.000	2.5	0.002 32	0.9977	98 376	228	491 309	5 297 090	53.8455
30～34	5	2 627 412	1 612	0.001	2.5	0.003 06	0.9969	98 148	301	489 988	4 805 780	48.9647
35～39	5	3 500 627	2 842	0.001	2.5	0.004 05	0.9959	97 847	396	488 246	4 315 792	44.1074
40～44	5	3 554 572	4 683	0.001	2.5	0.006 57	0.9934	97 451	640	485 655	3 827 546	39.2766
45～49	5	2 960 449	6 057	0.002	2.5	0.010 18	0.9898	96 811	985	481 592	3 341 891	34.5197
50～54	5	2 655 362	7 723	0.003	2.5	0.014 44	0.9856	95 826	1383	475 671	2 860 299	29.8489
55～59	5	2 487 936	11 987	0.005	2.5	0.023 80	0.9762	94 442	2248	466 592	2 384 628	25.2496
60～64	5	1 657 203	14 534	0.009	2.5	0.042 91	0.9571	92 194	3956	451 081	1 918 037	20.8043
65～69	5	1 212 474	17 280	0.014	2.5	0.068 81	0.9312	88 238	6071	426 012	1 466 955	16.6249

续　表

年龄分组	年龄组距	年中人口数或平均人口数	当年死亡人数	x到$x+n$岁间死亡率	x到$x+n$岁间死亡人口平均存活人年数	x到$x+n$岁间死亡概率	x到$x+n$岁间存活概率	x岁尚存人数	x到$x+n$岁间死亡人数	x到$x+n$岁间生存人年数	x岁及以上生存总人年数	x岁预期寿命
x	n	$_nN_x$	$_nD_x$	$_nm_x$	$_na_x$	$_nq_x$	$_np_x$	l_x	$_nd_x$	$_nL_x$	T_x	e_x
（1）	（2）	（3）	（4）	（5）	（6）	（7）	（8）	（9）	（10）	（11）	（12）	（13）
70～74	5	1 015 849	26 583	0.026	2.5	0.122 81	0.8772	82 167	10 091	385 607	1 040 943	12.6687
75～79	5	743 785	34 854	0.047	2.5	0.209 73	0.7903	72 076	15 117	322 589	655 336	9.0923
80～84	5	414 366	38 558	0.093	2.5	0.377 46	0.6225	56 960	21 500	231 048	332 746	5.8418
≥85	5	134 390	46 859	0.349	4.5	1.000 00	0.0000	35 460	35 460	101 698	101 698	2.8680

注：表格第5列结果展示仅保留3位小数，但表格及以下示例涉及的计算公式结果采用原始数值。本书仅示例计算公式与原理，结果以表格数据为准。

现基于该表，示例简略时期寿命表的编制过程：

（1）基本数据：第1～5列为基本数据。第5列的各年龄组死亡率$_nm_x$为第4列与第3列的比值。需要注意：0岁组的"年平均人口数"实际为"年内活产数"，本例的年内活产数为504 647人，见第3列。

（2）年龄组死亡概率：第7列为死亡概率。以1～4岁组（组距$N=4$）死亡概率为例，其余组同理。最后一组（本例≥85岁组）的死亡概率一般设为1。1～4岁组死亡概率计算如下。

$$_4q_1 = \frac{4 \times 0.008}{1+（4-0.4）\times 0.008} = 0.003\ 08 \qquad （公式1-13）$$

此外，由于0岁组$_na_x$很小，0岁组死亡概率有时为简便计算，可约等于0.007 67（3897/504 647），即婴儿死亡率。

（3）尚存人数与死亡人数：第9列的0岁组尚存人数为100 000人，这是假设的一个出生队列的总人数。第10列的"理论"死亡人数为第7、9

列相应数据之乘积。

尚存人数与死亡人数的计算是交叉进行的。用0岁组的尚存人数与死亡人数之差，获得1～4岁组的尚存人数，本例为100 000－767＝99 233人；1～4岁组的死亡人数计算如下。

$$_4d_1 = {_4q_1} \times l_1 = 0.003\ 08 \times 99\ 233 = 305（人）\qquad（公式1-14）$$

再用此式计算5～9岁组死亡人数，余类推。

（4）生存人年数：0岁组生存人年数计算如下。

$$L_0 = 1 \times l_0 + 1 \times {_1a_0} \times {_1d_0} =$$
$$1 \times 99\ 233 + 1 \times 0.1 \times 767 = 99\ 310（人年）\qquad（公式1-15）$$

1～4岁组生存人年数计算如下。

$$L_1 = 4 \times l_5 + 4 \times {_4a_1} \times {_4d_1} =$$
$$4 \times 99\ 233 + 4 \times 0.4 \times 305 = 396\ 200（人年）\qquad（公式1-16）$$

余类推。

最后一个年龄组的生存人年数计算如下。

$$L_{85} = \frac{l_{85}}{m_{85}} = \frac{35\ 460}{0.349} = 101\ 698（人年）\qquad（公式1-17）$$

（5）生存总人年数：生存总人年数从最大年龄组开始由下向上累计，本例计算如下。

$$T_{85} = L_{85} = 101\ 698（人年）\qquad（公式1-18）$$
$$T_{80} = T_{85} + L_{80} = 101\ 698 + 231\ 048 = 332\ 746（人年）\qquad（公式1-19）$$

余类推。

（6）预期寿命：通过上述工作，本例出生预期寿命计算如下。

$$e_0 = \frac{T_0}{l_0} = \frac{7\,766\,338}{100\,000} = 77.6634（岁）\qquad（公式1-20）$$

1～4岁组预期寿命计算如下。

$$e_1 = \frac{T_1}{l_1} = \frac{77\,667\,028}{99\,233} = 77.2628（岁）\qquad（公式1-21）$$

余类推。

第2章 预期寿命测算数据来源与工作机制

一、国际数据情况

人口数据和死亡数据是计算预期寿命的基础，数据的准确性、完整性直接影响预期寿命测算结果。人口数据是指国家和地区的相关人口管理部门通过户口登记、人口普查等方式经过统计得出的相关数据汇总。死亡和死因数据是指对国家和地区的人口死亡情况和死亡原因的调查统计。世界各国数据基础不同，不同的经济发展水平、对统计数据价值的需求与认识、统计系统制度的完善程度、实际社会人口结构等因素共同决定了各国数据的差异化特征。本章从国际整体情况到我国实际情况逐一展开论述。

（一）人口数据

人口数据是各国政府制定基础性政策的关键要素，为政府更有效地分配资源、规划基础设施和服务提供了根本遵循。联合国统计委员会是制定国际人口统计标准的最高决策机构，联合国经济和社会事务部统计司（以下简称"联合国统计司"）担任委员会的秘书处，支持联合国统计委员会的运作。联合国统计司编辑出版的《人口年鉴》《人口和生命统计报告》是研究各个国家、地区以至全世界人口再生产的主要资料来源。这些资料提供了第二次世界大战结束后各国、各地区以至全世界在各个时期的人口数量变化、总出生率的变动、总死亡率的变化、婴儿死亡率变动等信息。

总体而言，人口统计分为阶段性调查和动态监测两类，其中，阶段性调查包括人口普查和人口抽样调查，动态监测主要是民事登记与生命统计。

1. 阶段性调查

（1）人口普查：根据联合国统计司《人口和住房普查原则与建议》的定义，人口普查是在某一个特定时间对一国或一国内某一明确划定地区的所有人口进行调查，从而收集、汇总、评估、分析、公布或以其他方式发布相关人口、经济和社会数据的整个过程。同时，《人口和住房普查原则与建议》（第三次修订版）规定，应定期进行普查，以便按固定顺序提供可比信息。通过一系列普查，可以评价过去、准确描述现在并估计未来。建议至少每10年进行一次全国普查。人口普查的特殊性在于，它是一个包含多个环节的完整过程，全面覆盖某一特定时间和地域内的全部人口，提供包括人口、经济和社会等相关信息。人口普查的优点主要是可提供较全面的基础人口数据，这是其他形式的人口调查所不能代替的；缺点是费钱、费时、费力，保证数据质量的难度较大，数据时效性较弱，不能满足对动态人口事件的信息要求。

通过制定普查的原则与建议，联合国统计司为各国、区域提供了完整全面的调查实施指南，同时制定相应普查方案，编写国际统计标准、方法和准则，为开展调查活动提供便利并进行协调，并监测和定期向统计委员会报告方案实施情况。2020年世界人口和住房普查期间，在联合国人口基金会的支持下，联合国统计司将《人口和住房普查原则与建议》（第三次修订版）和《人口和住房普查管理手册》（第二次修订版）翻译成法文，为法语国家开办培训讲习班，介绍实施普查方案的方法框架，为参与国提供交流经验的机会。

同时，通过《人口统计年鉴》调查问卷，联合国每年收集、汇编和公布世界所有国家和地区的官方人口和社会统计数据。数据是通过发送到各国统计局的一套年度普查调查问卷收集的，包括人口分布和构成，如城市和城市群的人口、生育率、死亡率、结婚率、年度移民流动、移民存量、家庭特点、住房特点、经济特点和受教育水平。相关数据资料见自1948年以来每年出版的《人口统计年鉴》文献集。

（2）抽样调查：抽样调查是一种通过从总体中选择部分样本群体进行调查，以代表和推断整个人口或特定群体的统计方法。抽样调查目标多样，比人口普查更节约时间和资源，常见于特定主题的抽样调查，用于获取详细的研究所需的特定方面的资料。根据联合国统计司发布的《关于人口动态统计系统的原则和建议修订本3》，住户抽样调查是最灵活的数据收集机制之一，原则上几乎可以涉及一切问题，详细程度亦可根据调查要求进行调整。与人口普查相比，抽样调查具有明显优势，其主要优势在于抽样调查在收集人口动态事件数据，估计人口参数时重点明确。问题和调查一般比在人口普查中详细。此外，由于规模较小，与人口普查相比，抽样调查往往雇用更加合格和训练有素的实地调查人员，数据质量相对更好。

根据设计目标，住户抽样调查为更新人口普查信息奠定了基础。人口普查与住户/人口抽样调查基本上是互补关系，人口普查频率低，在地域上覆盖范围广，住户抽样调查则更频繁，提供信息更为及时、详尽。根据抽样的设计和规模，这些信息为广泛监测国家一级和区域一级人口参数的连续变化提供了依据。此外，抽样调查除会与人口普查出现相同类型的误差影响（错报年龄、记忆失误、基准期错误等）外，还会受到抽样误差的影响。

一般而言，各国通常采用3种类型的住户抽样调查：一次性调查、多次性调查和双重记录系统。前两种调查的设计以每位受访者访谈次数为区分。第三种调查可以是一次性的，也可以是多次性的，其设计目标是利用两个独立的数据收集系统，提高人口动态事件报告的覆盖率。

1）一次性住户抽样调查：每位受访者仅受访一次。一次性调查又称横断面调查。具体实施方案视所收集数据的用途、资金供应情况、人力资源和时间安排而定。不同国家可以根据实际情况采取多种方案，如实施专项调查，或在其他多用途全国抽样调查中，加入一套具体特定问题。

专项调查的例子有世界生育率调查和人口与健康调查。专项调查往往包括每个育龄妇女的生育史或妊娠史。这一信息被用于推算生育率和婴儿/儿童死亡率。有些调查还提出了关于同胞兄弟姐妹存活情况的问题，以便估算成人乃至孕产妇的死亡率，但很多国家的数据质量存疑。

2）多次性住户抽样调查：每一位受访者接受一次以上访问。第二次及之后的访问属于跟踪调查。又称人口跟踪调查或纵向调查。 初次访问确认住户中的常住者，并记录他们的人口统计及其他特征。每一次跟踪访问的目标是获得自前一次访问之后发生的相关变化信息，如因出生、死亡、迁移和婚姻状况变化而导致的住户构成变化。这类调查数据来源的优势是通过多次访问，可以更正前几次访问收集的不一致数据。借助在后来的调查中提出的回顾性问题，还可以估算人口参数，从而进一步交叉印证之前的估计数。这种方法对于时机、成本和管理的要求较高。

3）双重记录系统：是一种人口数据收集系统，采用两种各自独立的数据收集活动，记录在某个时间段和在确定地区发生的相同事件，这样一种活动漏记的事件有可能被另一种活动记录下来。例如，一个采用民事登记系统，另一个采用多次性住户调查。在初次访问后的每一次访问中，都会提出关于上一次访问后发生的人口动态事件的回顾性问题。每一次访问后，进行逐案匹配，以确认以下信息：两种活动都记录的事件、仅由民事登记系统记录的事件、仅在调查中记录的事件。匹配程序完成之后，就有可能估算两类活动均漏记的事件数量。该系统可以提供民事登记完整度和调查登记内容误差程度的宝贵信息，还可以更准确地估算生育率和死亡率。发展双重记录系统的主要限制因素是成本及保持两个信息收集来源的独立性。

2. 民事登记与生命统计系统（人口数据部分） 民事登记与生命统计系统（civil registration and vital statistics，CRVS）是一种官方的、持续的、全国性制度，用于记录个体生命历程中的关键人口事件，被认为是关于出生、迁移、死亡和死因的最可靠的统计数据来源。

民事登记是根据每个国家的法律要求对与人口有关的重要事件的发生和特点进行连续、永久、强制和普遍的记录。生命统计是指关于一个人一生中的人口动态事件的统计数据，以及关于事件本身及相关人员有关特征的统计数据。这些统计数据为国家提供了关于其人口规模的特点、结构、动态和社会经济特点的重要启示。完整和及时的生命统计为政策制定提供了必要信息，推进了联合国可持续发展目标（Sustainable Development Goals，SDGs）的监测和评价工作。有关的人口动态事件包括活产、死亡（死因）和死胎、结婚、离婚、收养等。

在报告人口动态事件时，申报人需要与地方民事登记办公室进行联系，并在法定时限内完成人口动态事件的登记。具体的登记步骤如下：①申报人必须在民事登记法规定的时期（即"容许登记时期"）内，向登记官报告人口动态事件发生及其特点。②明确登记地点是事件发生地还是申报人的常住地。③申报人提供人口动态事件登记所需证据，从民事登记官收到该证据时，登记过程开始。根据事件的类型和具体情况，证据可能包括法律文件、医疗证明、证人证词、个人声明或其组合。④地方登记官收到申报人证据（步骤③）后，编制人口动态事件登记记录及相应的统计报告（民事登记中两种最重要的文件），妥善永久地集中存放和保存该登记记录。此外，地方登记官基于申报人提供的证明文件，为每个登记的人口动态事件编写统计报告。填写并检查统计报告所需专题和主题的准确性和完整性后，及时发送给负责编制人口动态统计资料的机构。⑤如果民事状态或者姓名等信息发生变更，根据登记法和条例修改相应记录。此外，如果发现民事登记记录存在录入或其他错误，在保留所有旧的或作废的信息基础上进行及时修正。⑥基于各种法律行政及其他目的，民事登记官发放人口动态登记记录核证副本。人口动态记录证明具有证据性，即经仔细登记存储和保存的记录的每份证明可作为所有法院和公共办事处的证据。

近年来，各国日益认识到CRVS的价值。国际社会与各国正在加大投入，提高系统效率和完整性。WHO于2021年发布了《2021—2025年民事登记和生命统计战略实施计划》，旨在通过卫生部门更为有效地参与和领导，加快推进各会员方CRVS工作。该计划的四个战略目标包括：①加强卫生部门与国家CRVS利益方和国际CRVS合作伙伴之间的协调。②加强与民事登记相结合的CRVS死亡原因和生命事件报告。③树立CRVS的责任能力，以政策目的为导向，分析和使用死亡率与死因数据。④改进包括死因在内的生命统计数据的报告、编制和传播。此外，WHO与联合国儿童基金会（United Nations Children's Fund，UNICEF）合作，发布了关于改善低收入国家出生和死亡民事登记工作的指导意见。

（二）死亡与死因数据

死亡与死因数据是研究人口死亡水平、原因和评价各国及地区居民健康状况的基础性资料，是制定社会卫生政策、评价医疗卫生工作效果、优化资源配置的重要依据。死亡与死因数据来源以民事登记和生命统计系统为主。在民事登记系统不完善的地区也有其他来源作为补充。

1. CRVS（死亡与死因数据部分） 从民事登记取得的人口动态统计资料是根据死因统计死亡率的唯一国家代表性资料来源，这类资料对于评估和监测人口健康状况、进行流行病学研究及制定政策至关重要。虽然为衡量生育率和分析其决定因素开发了其他资料来源，但迄今仍没有适当的资料可替代民事登记数据，能够用以直接衡量成人死亡率，分析死因及其与死者特点之间的关系。

CRVS中的死亡记录来自医生或法医所开具的死亡证明登记，包括死者的基本信息（姓名、年龄等）和详细的死因诊断，涉及疾病、意外事件或其他导致死亡的原因、死亡发生的具体时间和地点等。如果死亡发生在医疗卫生机构内，死亡证明通常由医生负责开出；如果死亡发生在医疗卫生机构外，死亡时无医生救助，应由法医官员（验尸官或其他法医权威）开具死亡证明。然后将死亡证明送到相应的登记机构进行及时、准确登记。登记机构可以是分散式的地方卫生或行政机构，也可以是集中式的国家机构。在一些国家，地方登记机构的数据会被整合到更高级别的机构，如美国国家卫生统计中心管理的国家生命统计系统（National Vital Statistics System，NVSS）、英国国家统计局管理的死因统计系统，提供了一个集中的平台，负责收集来自全国各州和地区的死亡登记系统的死亡数据，进行汇总和整合，形成全国性的死亡统计数据，可提供流行病方面的重要资料，规划适当的健康干预措施。

民事登记系统是国家用于记录个体生命事件（如出生和死亡）的官方注册系统，为国际组织提供可靠的统计数据来源。WHO、世界银行和联合国的死亡数据主要来自各国的CRVS。这些国际组织通过与各国政府合作，收集、整理和汇总其成员提供的死亡和死因数据。如WHO成员的民事登记系统是最为可靠的出生、死亡和死因统计数据来源，WHO死亡率数据库（WHO Mortality Database）汇集了其成员每年从其CRVS报告的死亡率数据，以支持国际卫生政策和全球卫生研究。但并非所有国家都建有CRVS，2016年《世界卫生统计》报告，WHO成员中有完整死亡登记的国家仅占28%。死亡登记的覆盖范围从WHO欧洲区域的近100%到WHO非洲区域的不到10%不等，许多低收入和中等收入国家缺乏全面覆盖人口的健全的CRVS，全球每年约有2/3的死亡未进行登记。

2. 其他来源数据　在国际上，由于某些地区的民事登记系统可能不完整或不全面，一些国家会利用家庭抽样调查及医疗记录等其他来源的数据来弥补这些不足，如在南非、巴西等地，家庭抽样调查是收集死亡信息的补充或主要来源。发达国家也通常通过多途径来整合和获取死亡与死因数据，以确保数据的全面性、准确性和时效性。

家庭抽样调查覆盖了家庭层面的信息，包括死者的人口学特征、死亡时间和地点，以及初步的死因信息。卫生部门的医疗记录可以提供更详细和准确的死因信息，用来弥补CRVS中可能缺失的关于死因的信息，包括疾病诊断、治疗过程和死亡原因等。另外，疾病监测系统，特别是对于一些传染病和流行病的监测，系统通常会追踪并报告死因，以便及时采取公共卫生干预措施。美国疾病控制与预防中心（Centers for Disease Control and Prevention，CDC）拥有多个监测项目，如流感监测系统、癌症登记系统等；英国有专门的癌症登记系统和传染病监测系统。这些系统不仅关注疾病的发病率和传播情况，还提供了关于死因的重要信息。

二、我国数据情况

（一）人口数据

既往我国人口数据的获取主要依靠全国人口普查数据，随着信息资源的不断丰富，1%人口抽样调查、人口变动抽样调查、劳动力人口抽样调查等各类调查资料为我国提供了更加及时、准确、详尽的人口信息。

1. 人口普查　人口普查是提供全国人口数据的主要来源，也是取得人口资料的基本手段。中华人民共和国自成立以来，已成功在1953年、1964年、1982年、1990年、2000年、2010年和2020年进行了七次人口普查。

1987年发布的《中华人民共和国统计法实施细则》规定，我国自1990年后每10年进行一次人口普查。人口总数等主要数据一般在人口普查登记结束后的100天左右发布，而所有指标的交叉汇总数据一般在普查结束1年以后发布。

通过人口普查，可以全面了解人口的性别、年龄、民族、国籍、受教育程度、行业、职业、迁移、婚姻、生育、死亡、居住等方面的基本信息，掌握人口在数量、结构、分布等方面的变化情况。人口普查数据不仅可以用于对个人和住户的情况进行描述和分析，还可以用于对不同级别的地理单位进行描述和分析，大至整个国家，小至某个街区。历次人口普查会出版全国及分省（自治区、直辖市）的详细交叉列表数据集，并配有光盘。分省（自治区、直辖市）也会出版对应详细的省（自治区、直辖市）、市（区）、县、乡、镇、街道数据资料。

2. 抽样调查　抽样调查是政府统计工作和市场调查中普遍采用的方法，《中华人民共和国统计法》明确规定，搜集、整理统计资料，应当以周期性普查为基础，以经常性抽样调查为主体，综合运用全面调查、重点调查等方法，并充分利用行政记录等资料。

（1）两次人口普查之间的全国1%人口抽样调查：国务院2010年颁布的《全国人口普查条例》规定，人口普查每10年进行一次，尾数逢0的年份为普查年度，在两次人口普查之间进行全国1%人口抽样调查。全国1%人口抽样调查又称小普查。小普查是周期性人口普查制度中的有机组成部分，内容、组织实施形式和数据发布时间与方法等，都与大普查相似。采取分层、整群、概率比例抽样（probability proportionate to size，PPS），最终抽样单位为调查小区，标准时点在调查小区范围内的人口都是调查登记对象。小普查样本对县的人口有代表性，可为人口与市场经济分析提供十分有用的数据资料。我国分别在1987年、1995年、2005年和2015年组织实施了小普查。2015年的小普查约抽取1400万人，约占全国总人口的1%。

（2）人口变动情况抽样调查：人口变动情况抽样调查是一种采用抽样定期对人口变动情况进行调查的方法，通常侧重于捕捉人口在一段时间内的变化，涉及出生、死亡、迁移等方面的数据。其主要目的是为国家及省级相关部门提供及时、可靠的年度人口总数和人口结构变动数据。1983年，我国正式建立每年一次的人口变动情况抽样调查制度，使用分层、整群、PPS方法，在全国范围内抽取120多万人的样本（占全国总人口的1‰左右）。需要指出的是，人口变动情况抽样调查仅具有国家和省级的代表性，对县及以下地区则不具备代表性。有关调查的主要数据通常在随后的年度"国民经济和社会发展统计公报"中发布，更详细的结果则会报告在每年的《人口统计年鉴》中。

（3）其他全国性人口专题抽样调查：20世纪90年代以来，我国开展了多轮全国范围内的专题抽样调查。包括以下几类。

1）劳动力人口抽样调查：为及时、准确地反映我国城乡劳动力资源、就业和失业人口的总量、结构和分布情况，根据《国务院办公厅关于建立劳动力调查制度的通知》（国办发〔2004〕72号），以及国务院办公厅转发国家统计局等四部门关于加强分省劳动力调查工作的要求，开展劳动力人口抽样调查。

劳动力人口抽样调查的频率为月度，调查范围是我国31个省（自治区、直辖市）的城镇和乡村地域。以户为单位进行登记，既调查家庭户，又调查集体户。应在被抽中户中登记的人是：调查时点居住在本户的人；本户户籍人口中，已外出但不满半年的人。调查项目分为住户信息、个人信息、工作情况和无工作情况4个模块。

劳动力人口抽样调查的标准时间为每月10日零时，入户登记时间为每月10 — 16日。2022年2月标准时间为15日零时，入户登记时间为15 — 20日；10月标准时间为15日零时，入户登记时间为15 — 21日。

2）儿童体格发育调查：自1975年开始，调查每隔10年对北京、哈尔滨、西安、上海、南京、武汉、福州、广州、昆明9个城市及其郊区农村的儿童开展一轮定时间、定地点、定人群的大样本连续性儿童体格发育调查。调查旨在掌握我国儿童生长发育和营养状况的变化规律及长期发展趋势，为制定国家相关政策、标准提供科学依据。

3）残疾人抽样调查：为了掌握我国各类残疾人总数、分布、致残原因及其医疗、康复、教育、就业、婚姻、家庭和参与社会生活等情况，我国于1987年和2006年开展了两次全国残疾人抽样调查。其中第二次抽样调查涵盖全国31个省（自治区、直辖市），共调查了771 797户、2 526 145人，调查的抽样比为1.93‰。数据核查结果表明，登记人数的漏报率为1.31‰，残疾人数的漏报率为1.12‰，残疾人占全国总人口比例的允许误差为0.97‰，数据质量较高。两次抽样调查数据为我国经济社会和残疾人事业的发展提供了可靠依据。

4）中国妇女社会地位抽样调查：是中华全国妇女联合会和国家统计局合作开展的全国规模的国情、妇情调查，在1990年、2000年、2010年和2020年完成了四轮调查。其中第四轮调查采用三阶段PPS方法抽取社区和个人样本，涵盖我国31个省（自治区、直辖市）和新疆生产建设兵团，共回收18～64周岁的个人有效问卷3万份，社区问卷中城镇和农村各1000份。内容包括教育、经济、社会保障、参政、婚姻家庭、健康、生活方式、法律认知与人权、性别观念与态度等领域。

5）国家卫生服务调查：始于1993年，每5年进行一次，至今已开展7次国家卫生服务调查。目前，国家卫生服务调查由国家卫生健康委组织领导，国家卫生健康委统计信息中心负责组织实施。调查总体为调查年份全国家庭户人口，调查对象为被抽中住户的所有常住人口。调查内容包括家庭基本情况和家庭成员基本特征、居民健康状况及卫生服务需要、居民医疗服务需求和利用、重点人群卫生服务利用情况及居民满意度等。国家卫生服务调查是了解我国城乡居民健康状况、医疗卫生服务需要和需求变化规律，以及开展人口健康研究的重要信息和数据来源。

6）全国人口/计划生育与生殖健康抽样调查：20世纪80年代以来，国家计划生育委员会、国家人口和计划生育委员会、国家卫生和计划生育委员会先后在全国（不含港、澳、台）范围内进行过7次大型生育状况抽样调查，包括1982年全国千分之一人口生育率抽样调查、1988年全国生育节育抽样调查、1992年国家计划生育管理信息系统首次调查、1997年全国人口与生殖健康调查、2001年全国计划生育/生殖健康调查、2006年全国人口和计划生育调查及2017年全国生育状况抽样调查。调查内容紧紧围绕当时人口与计划生育相关中心工作，在社区-户-个人三个层面上，从生育水平、生育意愿、生育养育服务、避孕节育、生殖健康、住户规模、家庭收入、养老保障、人口流动、服务设施、社区服务等方面进行调查。调查数据对及时、全面、准确把握人口和计划生育工作形势，制定人口发展规划和推动人口与卫生健康工作稳定健康发展发挥了积极作用。

7）其他：全国范围内开展的专题抽样调查还有1992年中国老年人供养体系调查，1992年中国儿童情况抽样调查，1995年以来一年一度的国内旅游抽样调查，1998年、2000年、2002年、2005年、2008年、2010年、2014年和2018年中国老年健康影响因素跟踪调查，2000年、2006年、2010年、2015年和2021年中国城乡老年人生活状况抽样调查；国家统计局城调队与农调队每年的城乡居民收入、支出调查，中国社会科学院的各种社会调查，以及各学术机构及各省（自治区、直辖市）的各种专题调查。这些调查涵盖了广泛的社会领域，为深入了解我国各个方面的人口和社会状况提供了重要的数据支持。

3. *户口登记及其他行政记录数据* 户口登记是国家对居民的基本人口信息进行登记和管理的制度。在很多国家中，户口登记是一项重要的行政管理工作，通过该系统可以统计、管理和掌握居民的基本身份信息，包括人口数量、性别、年龄、婚姻状况、居住地等。我国的户口登记制度由公安机关负责执行。每位我国公民在出生时都会获得一个户口簿，其中包含个人的基本信息，如姓名、性别、出生日期等。户口登记系统不仅是人口管理的工具，还涉及社会保障、公共服务、教育、就业等方面。除户口登记外，我国还有各种其他行政记录，如税务、劳动、住房、教育、卫生等方面的记录。这些数据则涉及个人的经济状况、工作情况、居住状况、教育背景和健康状况等。

户口登记包括两大类项目。第一类是户的类别、性质，以及户中每个人的基本信息，包括姓名、性别、年龄、住址、职业、教育水平、婚姻状况、民族、在本地居住时间等。我国户口类别分为家庭户和集体户。家庭户是指共同居住的近亲属，而集体户是指居住或工作在机关、团体、部队、学校、企业、事业单位及社区的居民。第二类是每户中发生的重大生命事件，如出生、死亡、结婚、离婚等。公民因结婚、离婚、收养、认领、分户、并户、失踪、寻回或其他原因引起户口变动时，由户主或本人向户口登记机关提出变更登记申请。在户口登记项目中，有些项目可能会在其他登记制度中重复登记，如姓名、年龄、性别、住址等。因此，户口登记制度需要与其他相关登记制度建立密切联系，以避免同一人和户在不同登记制度中的信息不一致。

将户口登记资料进行整理，按照不同地理和人口特性进行分类，随后进行编辑和汇总，可以进一步产生人口数据。此类数据实际是行政工作的附带成果，但它们提供了极为有用的社会经济信息。户口资料连续、定期记录着每个行政小区中人口和社会变化。登记记录经过汇总形成的数据在时间上是连续的，而在空间上则可以涵盖全国每一个小行政区，这是人口普查和抽样调查所无法涵盖的。户口登记是公共行政系统的一部分，但通过行政单位的协作，这些行政记录可以被转化为生命统计的重要信息。

4.　国际人口估计和预测数据　一些国际机构和组织也会定期发布权威的人口估计和预测数据，如联合国人口部门、世界银行、美国人口普查局等，从中也可获得部分我国人口数据情况。

联合国经济和社会事务部人口司（简称"联合国人口司"）世界人口展望（World Population Prospects，WPP）数据库是全球最权威的人口预测数据库之一，由联合国人口司发布，每2年更新一次（https://population.un.org/wpp/）。WPP数据库提供了全球各个国家和地区的人口数量、年龄结构、性别比例等详细信息，并预测未来几十年的人口变化趋势。WPP还基于历史人口数据和当前趋势进行预测，使用年龄－性别矩阵法，根据不同年龄和性别人口的出生率、死亡率、迁移率等因素来估计和预测未来的人口变化趋势。

世界银行人口数据库（https://data.worldbank.org/topic/population）包含200多个国家和地区的数据，包括人口数量、年龄结构、性别比例等。部分关键指标（如总人口、人口增长率、出生率、死亡率、平均寿命）可以追溯到1960年以来的历史数据，同时也包括未来几年的预测数据。

美国人口普查局国际数据人口库（International Database，IDB）主要收集来自全球各个国家和地区（包括许多发展中国家和发达国家）的人口普查、调查和其他官方数据，包括人口数量、年龄结构、性别比例、人口流动等信息。

（二）死亡与死因数据

随着我国信息数据资源的不断丰富完善，死亡与死因资料来源也在不断增加，包括死亡医学证明信息、户籍注销信息、火化信息、社保终止信息、5岁以下儿童死亡与死因监测信息、人口普查及抽样调查资料等，上述不同来源信息的相互验证与补充，为提高死亡与死因数据的准确性与完整性提供了重要的数据支撑。

1. 死亡医学证明信息　人口死亡医学证明和信息登记是研究人口死亡水平、死因及变化规律和进行人口管理的一项基础性工作，也是制定社会经济发展规划、评价居民健康水平、优化卫生资源配置的重要依据。

在医疗卫生机构或来院途中死亡的人，由负责救治的执业医师填写死亡医学证明。在家中、养老服务机构、其他场所正常死亡的人，由本辖区社区卫生服务机构或乡镇（街道）卫生院负责调查的执业（执业助理）医师根据死亡申报材料、调查询问结果并进行死因推断之后，填写"死亡调查记录"和"居民死亡医学证明（推断）书"（死亡证）。

医疗卫生机构不能确定是否属于正常死亡者，需经公安司法部门判定死亡性质，公安司法部门判定为正常死亡者，由负责救治或调查的执业医师填写死亡证。

未经救治的非正常死亡证明由公安司法部门按照现行规定及程序办理。非正常死亡是指由外部作用导致的死亡，包括火灾、溺水等自然灾难致死，或工伤、医疗事故、交通事故、自杀、他杀、受伤害等人为致死（含无名尸）。

2. 户籍注销信息　户籍注销信息由公安部门负责收集和管理。具体来说，各地的公安局或派出所负责处理和管理居民的户籍信息，包括户籍注销等事务。户籍注销信息通常通过公安部门的电子化系统进行报告。这些系统收集、处理和管理居民的户籍变动情况，包括注销、迁入、迁出等。一般情况下，户籍注销信息的报告是实时的。户籍注销信息主要包括死亡注销户口、出国（境）定居注销户口、加入外国国籍并自动丧失我国国籍注销户口和虚假重复户口注销。

3. 社保终止信息　社保终止信息是指注销参保人账户，清算社保账户。

社保终止信息由我国人力资源和社会保障部收集，通过其系统进行实时报告。社保终止信息主要包括两类：①参保人身亡后由参保人直系亲属终止社保账户。②参保人出国定居后终止。

4. 人口普查及抽样调查中收集的死亡信息　人口死亡信息从我国第三次人口普查开始列为普查内容，是编制时期生命表最重要的资料来源之一。尽管历次人口普查中死亡信息的题组有些许变化，但大体上，历次人口普查主要在微观层面收集分性别的户死亡人口数，并经国家统计局汇总，得到各级行政区划的死亡人口数。同时，如前文提及，为了与调查时间范围的死亡人口数相对应，各级行政区划所公布的《人口普查资料》一般会同时提供平均人口数，以计算汇总死亡率。具体如下。

第三次人口普查以1982年7月1日0时为标准时间，其中与死亡相关的题组为"本户1981年死亡人数，合计__男__女"，调查时间范围包括1981年1月1日—12月31日。普查员收集得到微观数据后，以生产队、居民小组为单位再向干部询问登记，填写"生产队、居民小组一九八一年全年死亡人口登记表"，该表包括如下题组："死亡人口的姓名、性别、死亡时的年龄和出生日期、死亡日期、死者所属户的户主姓名"，并将其与普查表正表（即各户申报的死亡人口数）相核对。

第四次人口普查以1990年7月1日0时为标准时间，其中与死亡相关的题组为"本户死亡人数，合计__男__女"，与第三次人口普查不同，其调查时间为1989年1月1日—1990年6月30日。普查员收集微观数据时，先填写"死亡人口登记信息表"，该表包括如下题组："调查小区代码和本户编号、性别、性别、民族、出生时间、死亡时间、文化程度（6岁及以上的人填报）、死亡时婚姻状况、死者生前从事主要职业（15岁及以上的人填报）"。然后，普查员按照该表，根据死亡人口的死亡时间，分1989年上半年、1989年下半年、1990年上半年进行统计，填写普查表正表。

第五次人口普查以2000年11月1日0时为标准时间，其中与死亡相关的题组为"本户1999年11月1日—2000年10月31日死亡人数，男＿人，女＿人"。填写完普查表正表后，普查员以小区为单位填写"死亡人口调查表"，其包括题组与第四次普查一致，但不再包含死者生前从事主要职业。

第六次、第七次人口普查的标准时间沿用了11月1日，死亡人口的调查时间范围沿用了普查年前一年11月1日至普查年当年10月31日。同时，后续普查的死亡相关的题组与第五次人口普查保持一致，故不再赘述。

此外，除上述全国性人口普查外，我国在1987年、1995年、2005年、2015年分别实施了全国1%人口抽样调查，作为每10年的全国性人口普查的补充性调查，为全国死亡人口信息提供了有益的参考。

其中，1987年全国1%人口抽样调查，以1987年7月1日0时为标准时间，与死亡相关的题组为"本户死亡人数，合计＿男＿女"，且与第四次人口普查近似，其调查时间范围分1986年上半年、1986年下半年、1987年上半年进行统计。1995年全国1%人口抽样调查，以1995年10月1日0时为标准时间，与死亡相关的题组为"本户1994年10月1日以来的死亡人数，男＿人，女＿人"。其"死亡人口登记信息表"题组内容与第四次人口普查一致，并按小区为单位填写。2005年、2015年全国1%人口抽样调查，其调查时点均为普查年当年11月1日0时，死亡人口的调查时间范围为普查年前一年11月1日至普查年当年10月31日，与第五次、第六次、第七次人口普查一致。

三、预期寿命测算工作机制与流程

预期寿命的重要作用在全球已达成共识，测算方法相对成熟，但由于基础数据来源不尽相同，全局和局部预期寿命的变化规律及其影响因素存在差异，对预期寿命测算与评估工作的开展和测算结果的可比性造成了潜在影响。为做好当前阶段我国预期寿命测算工作，提高全国与分省预期寿命测算结果的科学性、准确性、时效性和可比性，更好地服务于"健康中国"战略、积极应对人口老龄化战略的实施，2021年国家卫生健康委和国家统计局联合印发了《关于进一步做好预期寿命测算工作的通知》（国卫办规划函〔2021〕623号）（以下简称《通知》），相关工作机制和测算流程如下。

（一）工作机制

1. 组织架构 国家卫生健康委、国家统计局负责统筹协调做好全国及分省预期寿命测算工作，建立健全各负其责、密切配合的工作体系。国家卫生健康委规划司、统计信息中心，以及国家统计局人口和就业统计司具体承担全国及分省预期寿命的数据测算、业务指导、信息发布等工作。各省（自治区、直辖市）卫生健康委、统计局负责预期寿命基础数据的收集、比对，以及测算结果的发布、应用。

2. 任务分工 全国预期寿命测算由国家卫生健康委和国家统计局共同组织开展。分省预期寿命由国家卫生健康委和国家统计局统筹开展测算，各省（自治区、直辖市）卫生健康委与统计局共同参与测算。人口普查年份由国家统计局会同国家卫生健康委开展测算，非人口普查年份由国家卫生健康委会同国家统计局开展测算（其中，全国1%人口抽样调查年份全国预期寿命测算由国家统计局牵头开展，分省预期寿命测算由国家卫生健康委牵头开展）。

人口数据由国家统计局负责提供，人口普查年份由普查数据汇总产生，非人口普查年份由国家统计局根据普查数据和抽样调查数据推算产生，死亡数据由国家统计局和国家卫生健康委共同负责提供，其中，人口普查年份死亡数据以国家统计局的普查数据为主，以卫生健康等部门数据为补充；非人口普查年份死亡数据以国家卫生健康委提供的人口死亡登记信息为主，以统计等部门数据为补充。

各级卫生健康部门和统计部门建立逐级质量控制制度，健全数据质量控制、评价、监管体系，严格数据收集、汇总、分析等环节的全流程管理，定期组织开展预期寿命测算数据质量评估和审核工作。各省（自治区、直辖市）卫生健康委员会、统计局加强与公安、民政、人力资源和社会保障等部门的信息共享，定期开展辖区内人口、死亡信息的比对和校核工作，明确测算数据来源及责任主体，落实数据处理各环节各岗位工作职责，在协作过程中，需确保测算过程中测算数据真实准确、及时完整。

3. 初步估算与核实测算 全国及分省预期寿命的测算工作分为初步估算及核实测算两个阶段，核实测算阶段视情况对初步估算结果进行调整。国家卫生健康委和国家统计局与有关部门定期开展会商，并与各省（自治区、直辖市）开展会商，保证测算结果的科学规范。

4. 结果发布与应用 国家卫生健康委和国家统计局共同发布全国及分省预期寿命测算结果，定期通过统计年鉴、公报等发布最终数据。各级卫生健康部门、统计部门及时向本级政府报送有关数据和分析报告，为实施"健康中国"战略提供数据支撑。

（二）测算流程

1. 初步估算 为满足有关规划与评价考核的需要，参照既往寿命表，采用不同的预测方法（详见第5章）对上一年度预期寿命进行预测。通过多种方法相互印证，初步估算上年度预期寿命结果。

2. 核实测算 在完成多来源数据比对校核（详见第3章）的基础上，开展核实测算工作。核实测算过程主要包括以下三个方面六步骤（图2-1）。

（1）数据质量评价：具体如下。①去除异常值：从数据完整性和可靠性等方面评价分省、分县区数据质量，去除95%置信区间以外的异常值（详见第3章）。②漏报调整：估算数据完整性，进一步对死因监测数据进行漏报调整（详见第4章）。

（2）人口与死亡率数据修正：①完善年龄别死亡率。通过时空插补等方法进行数据修正，得到全部县区年龄别死亡率（详见第4章）。②完善0岁组死亡率。采用捕获－再捕获的方法精准完善0岁组死亡率（详见第4章）。③完善寿命表：采用有限数据下的李－卡特（Lee-Carter）、冈珀茨（Gompertz）等适宜的死亡率修正模型，进一步完善寿命表（详见第4章）。

（3）数据确认与发布：与国家统计局、各省进行商会，确定最终测算结果，保证结果的科学规范。

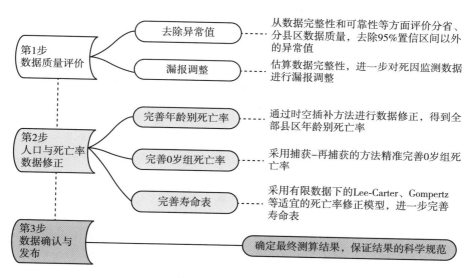

图2-1　核实测算过程

实例分析

以A年B省为例，介绍分省预期寿命测算流程

1. 初步估算

（1）对数线性模型：参照既往寿命表，以第四、五、六次人口普查完整寿命表中死亡率数据为基础，采用对数线性回归方法 $\ln(mortality\_n) = a_n + b_n * YEAR$，对A年B省的年龄别死亡率进行估算（表2-1）。

年龄组死亡率确定后，采取蒋氏寿命表计算预期寿命，初步测算A年B省预期寿命约为81.0岁，涨幅符合预期寿命的增长规律（每年增长0.2～0.4岁），确定预期寿命初步估算结果。初算结果产出后进行会商并最终确定。

表2-1　对数线性模型预测预期寿命的数据模板

年份	m0	m1	m5	m10	m15	…
2000	0.006	0.000 23	0.000 11	0.000 16	0.000 57	…
…	…	…	…	…	…	…
2018	0.005 29	0.000 27	0.000 11	0.000 14	0.000 48	…

（2）自助法（Bootstrap）：基于既往年份寿命表，使用二项分布随机抽样进行100 000次模拟年龄别死亡率下的预期寿命，基于Bootstrap计算其2.5%、50%和97.5%分位数作为预期寿命测算结果的中位数和95%分位数区间。本次初测A年B省预期寿命的置信区间为80.95（80.63，81.28），即B省样本中，预期寿命的中位数为80.95岁，下界为81.28岁，上界为80.63岁，确定预期寿命初步估算结果和波动范围。

2. 核实测算

（1）人口与死因数据来源与数据收集核实：预期寿命初测工作完成后，在完成死亡数收集后进行预期寿命的实测工作。人口数据和死亡数据是计算B省预期寿命的关键，数据收集的完整性、数据来源的全面性、数据质量的可靠性，直接影响B省预期寿命指标计算和原因分析的科学性和准确性。

人口数据由国家统计局提供，人口普查年份由普查数据汇总产生，非人口普查年份由国家统计局根据普查数据和抽样调查数据推算产生。死亡数据由死亡医学证明信息、全员人口信息、户籍注销信息、社保终止信息等多来源数据校核汇总，上述不同来源信息的相互验证与补充为提高死亡与死因数据的准确性与完整性提供重要的数据支撑。

基于以上数据来源接收与整理人口和死因数据后，从数据完整性评价、数据准确性评价、死亡登记报告评价三个方面进行数据质量评价并进一步进行数据修正。

1）人口数据质量评价：人口数据质量评价方法包括数据内部核查、多指标组合的合理性检验、与其他来源数据对照、对总人口进行比对检验等。评价指标包括玛叶指数、惠普尔指数、漏报率等（详见第3章）。

基于B省实际数据情况，测算采用玛叶指数和惠普尔指数，根据不同年龄组的人口数，探索B省人口数据年龄结构的准确性（详见第3章）。分析结果显示，B省的人口数玛叶指数小于60，可以认为其人口数不存在年龄偏性。

2）死亡和死因数据质量评价：死亡和死因数据质量评价从死亡登记报告、数据完整性、数据可靠性三个方面评价展开。其中，死亡登记报告评价主要从覆盖率、报告率（粗死亡率）、死亡报告及时率等进行；可以使用死因诊断分级、医院编码不准确比例、死因诊断不明比例、死因诊断符合率、死因推断百分比、填报错误百分比等指标评价死因报告质量，进行数据可靠性评价。由于死因数据源于死亡医学证明数据库，该数据库已经历过上报时的质量控制，可以直接进行多源数据校核。

3）多来源数据校核捕获的死亡数据比对：基于A年B省数据实际情况，为提高该数据完整性，以人口基础信息库为平台，采用基于真实数据的评价——与多部门开展基于死亡医学证明个案的多来源数据校核捕获的死亡数据比对。

以A年B省多来源数据比对工作为例，多来源数据校核的死亡数据如文后彩图1所示。有43%的死亡被所有部门均捕获到。其中，卫生口径单独上报了3.5%，公安口径单独上报了3%，人社口径单独上报了1.3%，民政口径单独上报了0.83%。在总的整合数据中，公安口径上报占比为77.36%，卫生口径上报占比为92.8%，人社口径上报占比为63.32%，民政口径上报占比为76.7%。至少经过2个部门验证核实的死亡占比为91.37%，其中，至少经过公安和卫生两部门核实的死亡占比73%。

（2）预期寿命测算：基于多来源数据校核和人口数测算年龄别死亡率。考虑到部分县区可能因为人口基数较少，在进行数据分析时可能会出现因为样本量太小导致死亡率不稳定的情况。因此，参照国际做法，将婴幼儿死亡为0、粗死亡率低于3‰或人口数少于5000的县区排除。该省经过质控后没有县区删除（对于经过质控后有县区删除的省份数据，采用空间地理插补法，详见第4章）。年龄别死亡率确定后，采用简略寿命表对预期寿命进行测算：5岁以下分组方法为0岁一组，1～4岁一组，5岁以上以5岁为一组，85岁以上合计为一组，构建蒋氏寿命表。

考虑到寿命表的部分年龄组可能会存在一定的波动，高龄组死亡率可能会存在漏报的情况，对于寿命表的细微修匀和高龄外推，采用Kannisto高龄外推（将85岁以上年龄组死亡率数据替换为Kannisto死亡率）和Whittaker非参数法修匀两种寿命表修正方法，进一步修匀寿命表（详见附录A）。实际测算结果显示A年B省预期寿命为81.0岁，与预测结果一致。

（3）预期寿命测算结果分析：本次测算采用Arriaga分解法对B省户籍居民某年和既往年份死因监测数据进行预期寿命的年龄别和疾病别差异分解，计算不同年龄、不同疾病死亡率对预期寿命增量的贡献值和百分比，分析在A年B省预期寿命增长中的年龄别、疾病别的主要动力人群，识别影响预期寿命提升的潜在干预群体（详见第5章）。具体方法如下。

该测算结果显示，最近4年间，A年B省预期寿命提升了1.0岁。5岁以下儿童的死亡率下降对预期寿命增加的贡献率为4.30%，60岁以上老年组死亡率下降对预期寿命增加的贡献较大，累计贡献率为66.15%。从病种上看，循环系统疾病、呼吸系统疾病、可预防死亡、下降对预期寿命提高的贡献较大。高血压、神经系统疾病等的死亡率有所增加，分别拉低了B省预期寿命0.09岁、0.07岁。该测算探索了4年间B省居民不同年龄疾病谱变化对预期寿命的影响，对科学制定人群健康政策、合理配置卫生资源具有重要意义。

四、国际预期寿命报告

目前国际上包括WHO、欧盟及美国在内的多个机构、地区和国家针对预期寿命指标已经发布预期寿命报告，对调查和统计结果进行了详尽描述与分析。

（一）WHO预期寿命报告

WHO于20世纪90年代起将预期寿命指标纳入工作总规划，同时将其作为对各国卫生绩效考核的核心指标。WHO《世界卫生统计报告》中涵盖预期寿命报告，提供了对于不同国家、地区和人群预期寿命的最新数据和趋势分析，如WHO不同地区和全球的出生时预期寿命情况和60岁存活概率等。为政府、组织和研究人员提供了重要的参考资料，以便更好地了解健康不平等现象，并采取有针对性措施来提高全球健康水平。对于评估全球健康水平、制定公共卫生政策，以及推动社会发展具有重要意义。"世界卫生统计报告2024"（World Health Statistics 2024）发布在WHO官网，读者可通过以下链接https://www.who.int/data/gho/publications/world-health-statistics查询参考。

（二）欧盟预期寿命报告

预期寿命是欧盟地区长期监测的几个重要的经济社会和人口健康发展指标之一。欧盟统计局定期在其官网发布"死亡率和预期寿命统计"（Mortality and Life Expectancy Statistics），从不同成员国、不同性别角度，基于欧盟死亡人数、婴儿死亡率、出生时预期寿命、65岁时预期寿命、预期寿命的性别差距五个方面进行最新数据公布与趋势分析。读者可通过以下链接https://ec.europa.eu/eurostat/statistics-explained/index.php?title=Mortality_and_life_expectancy_statistics查询参考。

（三）美国预期寿命报告

1990年，美国联邦政府发布的国家健康规划"健康公民2000"（Healthy People 2000）明确指出，预期寿命作为评估人口健康状况的关键指标之一。美国国家卫生统计中心每年在其官网发布"国家人口动态统计报告"（National Vital Statistics Reports），如2021年最新报告具体内容包括用于编制2021年美国寿命表的数据和方法，不同族裔和性别的2021年寿命表、预期寿命最新数据与变化趋势等。读者可通过以下链接https://www.cdc.gov/nchs/data/nvsr/nvsr72/nvsr72-12.pdf查询参考。

第**3**章 数据质量评价

数据质量评价分析是用一定的理论、指标和方法，对不同来源的人口数据的质量进行审议和评定，以确定数据可使用程度。人口数据质量评价的范围是广义人口数据，不仅包括一般以绝对数形式出现的未经任何处理的人口原始数据和汇总数据，还包括由绝对数推导的人口学指标。

一、国际上对人口数据资料质量的评价

人口普查登记质量直接关系到人口普查的最终结果。研究和实践表明虽然各国政府在人口普查上投入了大量人力、物力和财力，但由于人口普查涉及面广、人口流动性大，以及调查员的素质培训、数据收集处理流程的质量控制等原因，在每次人口普查登记过程中，总会出现登记漏报、登记多报，以及登记中错报自己的年龄、性别、文化程度等人口统计特征信息的情况，导致人口数据质量的下降。

联合国统计司于1949年发布人口普查指导文件，并在之后1958年、1969年、1980年、1990年、1998年、2001年、2008年、2010年、2015年、2022年不断修改规范各国或地区人口普查质量评估方法，完善人口数据的实用性和国际可比性。此外，针对事后计数调查，联合国统计司于2010年邀请世界知名人口普查质量评估专家，包括加利福尼亚大学教授Watcher和Freedom，美国人口普查局专家Howard Hogan和Richard

Griffin, 哈佛大学教授Thurston, 英国统计局专家Owen Abbott等, 撰写人口普查事后质量评估著作《事后调查操作指南技术报告》(*Post Enumeration Survey —Operational Guidelines—Technical Report*), 为各国的人口普查登记质量评估学者提供指导和参考。

美国人口普查局每次人口普查后都进行质量评估。先后采用的评估方法有逆记录检查、行政记录检查、与当前人口调查比较、人口统计分析和事后计数调查。1950年人口普查后, 美国开始研究基于出生、死亡、迁移及其他资料的人口统计分析模型。该模型能够提供独立的不同年龄、不同性别和非洲裔-非非洲裔的真实人口数估计值及其普查净遗漏率估计值。1970年美国首次使用这个模型估计全国真实人口数及普查净误差率。1970年人口普查后, 美国开始积极研究事后计数调查评估方法, 并应用于1980年人口普查质量评估, 并在1990年、2000年和2010年对事后计数调查方法进行改进。1980年以后, 除美国外, 中国、阿根廷、巴西、日本、瑞士、澳大利亚、新西兰、英国、乌干达、南非、柬埔寨、越南、苏里南、奥地利、哥伦比亚等诸多国家也开始使用以双系统估计量为核心的事后计数调查估计人口普查净误差。

加拿大每隔5年进行一次人口普查。自1961年人口普查起, 加拿大使用逆记录检查估计普查遗漏人口数。在1976年人口普查质量评估中, 加拿大首次引入"住宅分类调查"。其目的是对已经认定的无人居住住宅重新检查, 看其是否真的无人居住。之后不断完善, 在2011年使用住宅分类调查、逆记录检查和普查重复研究三种方法对加拿大人口普查的漏报和重报进行评估。

二、国际上对死亡与死因数据资料质量的评价

（一）WHO 对死因登记资料质量的研究

为了评价全球死因登记资料的质量，一些国际学者对死亡与死因数据资料的质量及质量评价方法进行探讨。1990年，Ruziicka 等最早采用5个指标评价了 WHO 收集的死因数据质量，在随后的2005年，Mathers 等学者对 WHO 成员提交的死因登记数据进行了质量评价，关注的维度包括全球死因监测覆盖率、国别死因监测数据的完整性和覆盖率、及时性、疾病编码和死因数据质量；同年，我国也在此基础上，对我国死因监测数据构建评价框架，包括：①代表性（generalizability）（覆盖率、完整性）。②可靠性（reliability）。③有效性（validity）。④政策相关性（policy relevance）（及时性、地区差异）。

WHO 在既往研究的基础上制定了"垃圾编码"（垃圾编码是指死因数据库中，有些记录的根本死因被填写为对于公共卫生统计不具有意义的编码，包括在医疗机构中有意义但不应作为根本死因的，如症状、体征、危险因素、后遗症等；实际应为死因链上中间原因的；实际应为直接死因的；疾病大类中不明确的编码），这为死因编码的质量提供了指标依靠。考虑到其他因素，如所使用的死因编码的类型、死亡登记的完整性以及可用数据更新情况，可以对死亡登记数据的总体质量进行大致分类。在死亡率的完整性或者覆盖率至少达到50%的国家中，其定义了如下三大类。

1. 高质量的数据　在这个类别中使用了国际疾病分类（International Classification of Diseases，ICD）中的 ICD-9 或 ICD-10 编码，数据的完整性＞90%，定义不清的编码仅出现在＜10%的登记中。

2. 中等质量的数据　在这个类别中，数据的完整性是70%～90%或

定义不清的编码出现在10%～20%的登记中，或完整性是＞90%和定义不清的编码出现在＜10%的登记中，但使用的是非ICD编码。

3. 低质量的数据 在这个类别中，数据完整性＜70%或定义不清的编码出现在＞20%的登记中。

基于以上标准，对2005年WHO报告的115个国家的死亡数据进行评估显示，只有64个国家死亡登记数据基本完整。2016年《世界卫生统计》报告，WHO成员中有完整死亡登记的国家仅占28%。死亡登记的覆盖范围从WHO欧洲区域的近100%到非洲区域的不到10%不等。有23个国家报告数据属于"高质量"，死因登记覆盖90%以上人群，死因编码不准确的比例低于10%，且使用ICD-9和ICD-10进行死因编码；有28个国家报告质量属于"低质量"（包括希腊、葡萄牙等高收入国家），死因登记人群覆盖率低于70%或者死因编码不准确的比例高于20%；其余55个国家报告数据属于"中等质量"。此外，有研究显示，许多低收入和中等收入国家缺乏全面覆盖人口的健全的民事登记和统计系统，无法登记和核证所有出生和死亡的关键特征。据估计，全球范围内，1/3的5岁及以下儿童没有进行出生登记，1/3的死亡未进行死亡登记，未被计入生命登记系统；一半以上WHO成员的死亡率和死因数据质量较差或缺失，对公共卫生政策和规划的参考价值有限。

（二）生命统计质量指数和全球疾病负担对死因登记资料质量的研究

2014年美国华盛顿大学学者Phillips DE等提出了生命统计质量指数（vital statistics performance index，VSPI）这一概念指标，以客观地衡量统计数据系统在生成可靠的死亡率数据中的性能。如今对全球公共卫生的监测及对卫生计划评估的重视不断增长，对于可靠、及时和全面的卫生信息（尤其是生命登记资料）的需求也将不断增长。VSPI将帮助各国和全球公共卫生界以可比的方式了解这些关键数据系统的运行状况，并帮助制定旨在使其更适合目标的策略。

VSPI由生命统计数据的6个维度组成，每个维度均由单独的经验指标进行评估。①死亡原因报告的质量，即垃圾编码在全部死因登记数据中所占比例。②年龄和性别报告的质量，即未指明年龄或性别或两者都未指明的记录在所有死亡报告中的百分比。③内部一致性，即报告的原因在生物学上合理的程度，指不可能在某一年龄−性别中发生的死亡记录在总死亡中的占比，如患有宫颈癌的男性或未满10岁因怀孕而死亡的女性。④死亡报告的完整性，是指实际监测到的死亡数在预期死亡人数中的占比。⑤特定原因的详细程度，对照全球疾病负担（global burden of disease，GBD）数据库给出的死因分类，该国家或地区记录的死因类别在全部GBD数据库死因类别的百分比。⑥数据及时性。

通过模拟生命登记系统数据在各个评价维度上和GBD数据库参考人群的差异程度，来评估死因数据在每个维度上的准确性，综合各维度准确性得到VSPI值。具体计算过程如下。

$$CSMF\ Accuracy = 1 - \frac{\sum_{j=1}^{k} CSMF_j^{true} - CSMF_j^{pred}}{2[1 - Minimum(CSMF_j^{true})]} \quad （公式3-1）$$

其中，CSMF为疾病别死亡占比（cause-specific mortality fractions），k为全部死因类别；通过CSMF Accuracy衡量各维度模拟CSMF和参考CSMF之间的总体差异，评估生命登记系统数据在各维度的准确性。CSMF^{true}为GBD数据库参考人群疾病别死亡占比，使用GBD数据库按照年份、性别和年龄估算的全球七个地区的疾病别死亡占比作为参考；CSMF^{pred}是指从GBD数据库参考人群中按照经验概率有选择地剔除死亡后计算得到的疾病别死亡占比。各个维度的CSMF Accuracy变量值相乘即为VSPI，反映生命登记数据的准确性。例如，若一个国家的生命登记数据有20%的垃圾编码，那么计算得到在垃圾编码这个维度的准确性为

87%。若该国数据的内部一致性较差，在某一年龄-性别中不可能发生的死亡记录（如男患女病）在总死亡中的占比为20%，则此维度的准确性为92%。若该国同时具有上述两种状况，那么在衡量该国该年人口死因的实际流行病学模式时，其VSPI为$0.87 \times 0.92 = 0.80$。

在2013年全球疾病负担研究中，对148个国家的死因数据库的VSPI估算显示，自2005年以来的全球平均VSPI为0.61，标准差为0.31（$n = 133$）。发达国家通常具有比发展中国家更高的VSPI。此外，Phillips DE的团队进行过计算，发现2000年—2012年，只有19.0%的全球死亡发生在具有良好生命登记资料系统（VSPI值大于或等于0.8）的国家。与1990年的18.9%和1980年的18.1%相比，几乎没有改善。相反，在2000年后67.4%的全球死亡发生生命登记资料系统性能不佳（低于0.5）的国家，较前十年的69.8%和20世纪80年代的72.7%有所降低。

三、数据资料评价方法

数据质量评价是确保数据可靠性和有效性的关键步骤，国际上主要采用四大类评价方法：数据内部核查、数据外部对照、间接估计检验和事后质量核查。数据内部核查确保数据基础的准确性，外部对照提高数据可信度，间接估计检验适用于复杂场景，而事后质量核查则保障数据在实际应用中的有效性，以下将对上述方法逐一进行介绍。

（一）数据内部核查

数据内部核查是一种通过检查数据内在规律性、逻辑一致性和合理性来评估数据质量的方法。这种核查方法主要基于数据本身的人口特点和规律，以确定数据是否存在异常、错误或不一致的情况。可核查的内容包括：①一致性核查，即确保不同指标之间的关系和逻辑的一致性，如年龄与出生日期的关系应符合规律。②逻辑关系核查，检查数据之间的逻辑关系，如人口流动与居住地等关系。③异常值核查，识别和处理可能存在的异常值，如年龄超出合理范围、人口数量异常增长等情况。核查的对象可以包括：①个体数据，如姓名、性别、年龄、婚姻状况等。②事件数据，对发生的人口事件，如出生、结婚、死亡等进行核查。

例如，一年中出生的婴儿应该在各个月份中大致均衡分布，如果发现某一月份的出生人数明显偏离平均水平，就可能存在数据异常；婴儿的出生性别比通常是男性较高，出现异常就可能是数据错误的迹象。再以年龄为例，年龄是描述人口结构的关键指标，其变化应当符合自然规律，而常见关于年龄数据的错误也较易发现，比如年龄堆积和年龄跨越。年龄堆积是指年龄分布中出现对某个特定年龄的过度报告或堆积，而其他年龄则相对较少报告的现象。通常人们在报告年龄时，可能会更倾向于选择某些特定的数字，如以0或5结尾的数字。这种行为可能导致在这些年龄点上出现明显的峰值，形成堆积现象。年龄跨越则是指在年龄报告中存在明显的错误，包括年龄的过高或过低报告，这可能由个体记忆失真、故意虚报、文化差异或其他因素引起。因此在处理此类数据时可以将数据按照不同的特征进行分类和组合，观察在不同条件下数据的分布情况，以帮助发现特定子群体中是否存在异常情况。

根据人口自身规律检查单项指标的合理性。由于人口变动本身受自然规律影响，人口自然特征具有一定稳定性，可以通过检验反映人口自然特征指标的合理性范围进行人口数据比对和质量检验。最典型的指标是出生婴儿性别比。在不允许个人主观意愿确定出生婴儿性别的前提下，如果观察足够多出生婴儿，其性别比是一个相对确定的数，一般为103 ~ 107。大于107说明该地区出生婴儿性别比偏高，小于103则认为该地区出生婴儿性别比偏低。由于男性死亡率高于女性，一般规律来说，从出生开始，随年龄增长，分年龄性别比呈下降趋势（图3-1）。

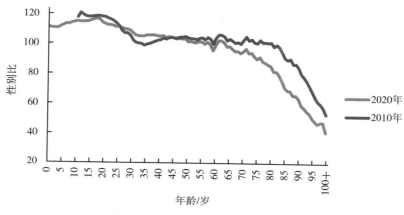

图3-1 两次普查分年龄性别比趋势

此外，还可以检查具有数量关系的相关指标是否一致。具体可包括：①出生和死亡人数，比如以1年作为常住人口时间标准（但注意，我国人口普查以6个月作为常住人口时间标准），普查时点前一年的出生人数－当年出生且在当年死亡的人数＝普查时点的0岁组人口数。②以户为单位的出生人数和同期内有生育行为的妇女人数。这两者理论上相等，可能受到一个妇女生育双胞胎或多胞胎，以及产妇死亡的影响而略有波动。③男女性人口年龄分布曲线，可检验年龄申报的准确性。一般来说，男女性年龄分布曲线呈某种程度吻合，曲线形状较为相似。也可以计算各年龄男女性人口比例进行比较，二者分布模式也应较为相近。

数据的逻辑核查。各数据源之间的属性值并不是相互独立存在的，通常都存在着一定的逻辑关系。数据不符合逻辑关系的情况将大大影响数据的可信度。例如，性别和死因，如男性患宫颈癌；年龄和死因，如新生儿疾病死亡出现在60岁组，死亡日期早于发病日期；年龄、文化程度、婚姻等也会出现逻辑不合理情况。对逻辑查错的记录，根据实际情况应作废或与原始记录核对进行改正。

数据超出设定范围或正常范围有两种情况：一种是数值型数据，也就是常说的极值情况，如年龄为180岁等的记录。对于这类数据，有设定范围或正常范围的根据给定的范围进行分析检测，以找出超出范围的记录，不能给定范围的数据根据统计中的可信区间来分析检测，找出超出可信区间的记录，然后根据具体的数据源进行相应的处理，如查找原始记录、原始调查表或替换处理等。另一种情况主要见于具有数据字典型数据，如性别的选项包括1男、2女、9不详，但却出现了3、4、6等这样的取值。对这类数据，将其与数据字典中的数据进行比较，找出超出数据字典的记录，然后根据数据字典进行替换校正处理。

数据缺失值判定。数据不完整是指数据集中属性值的丢失问题，也就是常说的数据缺失或空值情况。需要首先检测数据源中的不完整数据，判断数据的可用性，可从如下两个方面判断。①横向：如果一条记录属性值丢失的太多，或者剩余的属性中根本就不包含关键信息，则没有必要花费精力去补全该记录。②纵向：如果一个指标中存大量缺失值，且超过可接受的比例，那么该指标存在的意义将受到影响，应将该指标删除。推断缺失值的方法有两种。①人工处理法：对一些重要数据或者当不完整数据的数据量不大时应该采用这种方法。②常量替代法：对所有缺失的属性值用同一个常量来填充，如用"不详"或"缺失"。

（二）数据外部对照

数据外部对照是指通过与外部数据源进行比较，验证和核实原始数据的一种方法。这种方法可以同时揭示错报和漏报，还可以在错报中进一步区分毛误差和净误差。常见数据外部对照方式主要包括如下两种。

①交叉检查数据：即与其他相关数据进行对照，看是否存在一致性。例如抽样调查数据可与户口登记数据等其他部门数据进行比较，以确保数据在不同来源之间的一致性。②比较趋势和模式：即对比历史数据、行业标准或其他基准数据，以验证数据中存在的趋势和模式。这主要基于确认数据是否符合预期的发展方向，判定是否存在异常现象。例如，与情况相似的其他国家或地区的数据比较，比较时点相近的两次独立调查的数据，与模拟数据或模型数据进行比较等。

但需要注意的是，在进行数据对照时，需要遵循以下原则：①用于对照的数据必须具备可靠性，能够通过验证，否则将无法判断甚至可能将质量改进误认为是错误。②对照的来源应当多样化，并尽量避免与被评估数据有相关性。③确保调查统计口径和范围的一致性。避免在数据定义和分类、计算方法和标准、时间和空间范围等方面产生统计口径误差。例如历年人口普查、各年度抽样调查数据比较。

例如，人口行政记录比对，这种评估方法是从人口行政记录数据库中抽取人口行政记录样本，通过比对样本中人口行政记录名单与相应的普查人口名单，把样本中的未匹配人口的百分比作为覆盖误差估计值。

对上一次普查和两次普查间的留存人口数据进行比对。前提是需要找到在两次普查间变化存在规律的人口指标，比较有代表性的是总人口和分年龄人口。对总人口进行比对检验有2种方法。①平衡公式法：在两次普查间，只有出生、死亡和迁移对总人口产生影响。如果有两次普查的总人口以及其他登记资料中得到的普查间出生人数、死亡人数、迁入和迁出人数资料，就可以利用人口平衡公式进行比对。②复利公式法：利用复利效应计算人口增长的方法，即新出生人口成为未来的生育人口进而产生更多的人口增长，类似用投资中的复利公式进行推算。分年龄人口除了分年龄人口性别比数据比对外，还有对人口年龄结构的检验，即两次普查的人口年龄结构之间存在一定对应关系。例如，2010年20岁的人在2020年是30岁。由此可计算出两次普查间各同批人的存活率，并通过对存活率的合理性判断检验数据资料的一致性，评价数据质量。

死亡与死因数据进行外部对照，对于重点年龄段主要通过死亡概率内部关系及外部数据进行估计。婴儿死亡率是指某年活产儿中未满1周岁婴儿的死亡频率，以千分比表示。婴儿死亡率是死亡统计指标中较为敏感的指标，对预期寿命有重要影响。新生儿死亡率为一年中未满1个月就死亡的新生儿与当年出生人数的比值。但由于种种原因，婴儿死亡漏报现象严重，特别是新生儿死亡。可通过与当地社会经济、文化教育、卫生保健和人口健康水平相近的地区进行比较来评价当地婴儿死亡率、新生儿死亡率是否合理。性别、年龄、死因构成也是评价某地死因数据质量的重要指标，如某地死因数据中性别、年龄、死因构成明显偏离全国或相近地区的水平，则说明当地死因数据有偏差，需进行核实补充。

（三）间接估计检验

间接估计是一种统计学方法，用于估计无法直接观测或测量的变量，具体方式是通过观测与目标变量相关的其他可测量变量来进行推断。在人口学中，也常用于评估无法直接观测到或是数据缺失的人口变量。其核心仍然建立在人口学规律基础上，通过一系列假设条件的检验，对缺失人口变量进行推断。也正是因为条件假设的前提，此类方法通常针对特定数据或错误类型，缺乏普适性。

常见包括广义增长平衡法（general growth balance，GGB）和综合绝世后代法（或假想世代消亡法，synthetic extinct generations，SEG），两种方法都是用于评估死亡数据的间接估计方法，特别是用于估计漏报情况。GGB的核心思想是基于人口学规律，通过对死亡率和出生率在相当长时期内的稳定状态进行假设，即假设出生率和死亡率在相当长的时间内基本保持不变的情况下，对死亡数据进行推断。而SEG则是根据人口学规律，创建一个理想化的、相对稳定的封闭人口，其核心是如果未来年龄别的人口增长的影响能被确定，那么一个队列未来的死亡数就可被当前 a 岁以上各年龄上的死亡人数所替代。

但需要注意的是，由于间接估计检验具有较强局限性，在使用时应谨慎考虑特定场景的适用性。

对于死亡与死因数据的间接估计，GBD研究做了较多的探索，并且其方法也随着GBD研究的推进迭代在不断完善和拓展。在2019年全球疾病负担研究中，主要使用3个相关的死亡率模型，包括死因集合模型（Cause of Death Ensemble，CODEm）、时空高斯过程回归（Spatiotemporal Gaussian Process Regression，ST-GPR）和疾病建模元回归（DisMod-MR 2.1）。为了从不同质量的异源数据中估算特定病因死亡率，CODEm生成一系列不同的子模型，用以评估潜在协变量和响应变量之间的关系，然后根据样本外预测有效性从子模型中构建最终的集合模型。ST-GPR同时考虑空间和时间维度，纳入预测性协变量来补偿全球不同地区死亡数据可能的缺失或异质性。DisMod-MR 2.1是贝叶斯理论框架下的一款集成建模工具，加强了模型中发病率、患病率、死亡率之间的一致性关系，同时可使用协变量和时空信息生成分性别、年龄段、地区、年份的死亡率估计，相比传统Meta分析的优势主要体现在能够处理复杂随机效应、分层结构或者稀疏数据。

（四）事后质量核查

在人口普查后，对科学设计的随机抽样人口进行重新登记核查，假定事后质量抽样准确无误的情况下，通过对抽中样本原登记与重新登记的数据进行对比，发现原登记的误差及产生误差的原因。结合原登记与事后核查的信息进行综合评价，判别之前的人口调查数据质量。另外，有时候因受经费与人力限制，我们不可能实施事后质量抽样入户调查，而必须利用抽中单位的户籍资料或其他有关资料（如社会保险登记）进行核查。联合国统计司也建议各国使用类似的事后计数调查来估计普查覆盖误差，包括净误差及普查多报与漏报。

此外，随着大数据的广泛共享与应用，不同来源数据比对在基础数据质量提高方面所发挥的作用也得到越来越多的关注。在开展人口普查时，会同时辅助其他行政登记数据和抽样调查数据。例如，在普查登记人口文化程度时，会与教育部门统计的本地区学校在学或就学人口状况进行比对，又如民政部门统计的婚姻、民族人口，人力资源和社会保障部（简称"人社部"）统计的在业人口职业和行业状况等，都是常用的比较途径。但需要注意在两种数据比较过程中，由于资料来源的不同，产生差异的原因可能是多方面的，如调查范围不同带来的代表性误差、调查指标定义不同带来的系统性误差等，需要进一步甄别和调整。

为提高数据报告完整性，2018年起，国家卫生健康委以国家人口基础信息库为平台，与公安、民政、人社等部门开展了基于死亡医学证明个案的多来源数据比对工作。本书以2020年多来源数据比对工作为例，多来源校核捕获的死亡数据如文后彩图2所示。有18%的死亡被所有部门均捕获到。其中，卫生口径单独上报了11%，公安口径单独上报了10%，人社口径单独上报了6.8%，民政口径单独上报了2%。在总的整合数据中，公安口径上报占比为68.5%，卫生口径上报占比为72.4%，人社口径上报占比为47.2%，民政口径上报占比为48.8%。至少经过2个部门验证核实的死亡占比为70.2%，其中，至少经过公安和卫生两部门核实的死亡数为50.5%。

漏报是不可避免的、普遍存在的，各地网络直报死亡数往往低于居民实际死亡数，所以开展漏报调查很有必要。漏报调查是一种人群回顾性调查，一般由卫生健康委员会组织开展，在政府相关部门配合下，村/居委会工作人员或者社区卫生服务中心等基层卫生机构工作人员（在村/居委会等基层政府部门工作人员配合下），通过各种途径收集、整理调查地区的人口及死亡居民信息，与调查地区各级各类医疗卫生机构已经报告的死亡居民数据库进行对比分析，最终确定居民死亡漏报个案，计算得到调查地区漏报率，进而用得到的漏报率对调查地区的死亡率、预期寿命等健康相关指标进行校正。计算公式如下。

$$漏报率 = \frac{漏报数}{调查死亡人数} \times 100\% \qquad （公式3-2）$$

$$校正死亡率 = \frac{监测粗死亡率}{1-漏报率} \qquad （公式3-3）$$

在死因登记报告中，婴幼儿、孤寡老人及社会流动人口的死亡最易漏报，尤其是日龄较短的新生儿死亡，漏报率更高。控制婴儿、新生儿死亡漏报，是控制死亡漏报的关键措施之一。另外，当地公安部门的年报死亡数与卫生部门的"死亡医学证明书"数的符合程度，也可参考应用。

此外，还可以采用基于经验模型的评价，利用不同模型寿命表对死亡数据完整性进行评估。具体包括寇尔－德曼（Coale-Demeny）模型寿命表、布拉斯－罗吉特（Brass-Logit）模型寿命表、里德曼（Lederman）模型寿命表（详见第4章）。同时，对于数据整体完整性的评价，还可采用Adair经验公式法（详见第4章）。

四、数据资料评价指标

（一）完整性

完整性是指调查监测系统所覆盖区域中被调查监测到的群体和此区域总体的比例。调查监测系统完整性不仅是评价报告质量的一个重要指标，更是影响监测调查数据综合应用的重要前提，与报告网络是否健全、报告的补漏途径是否充分、调查机构人员素质、调查数据的质量控制等有密切关系。

1. 人口　保证人口普查数据真实可靠、准确完整，是人口普查的核心要求，也是衡量普查成功与否的重要标准。

对于人口普查这类无需依据抽样比对总体进行推断的"普遍调查"，漏报率是衡量其数据质量高低的重要指标之一，国际上一般以3%作为标准，低于3%为质量较好的普查。以我国人口普查为例，从第三次全国人口普查开始，历次人口普查漏报率分别为0.056%、0.07%、1.81%、0.12%和0.05%。

2. 死亡和死因　数据完整性是死亡数据能够正确应用的前提条件。在死因监测系统覆盖的地区，由于受多种原因影响，不少死亡案例常被漏报（如风俗习惯、政策法律、登记程序等因素），影响了死因登记数据的完整性。

（1）覆盖率：是指某个国家或者地区死因监测系统覆盖区域的人口除以总人口的比例。我国覆盖率以县区和单位报告率进行评价，原则上所有县区及属地所有医疗机构均为应报单位，通过以上提及的全国疾病监测点系统和国家卫生健康委死因登记系统收集的数据进行归纳整理与分析。大部分省（自治区、直辖市）覆盖率以省级地市级较高，乡县级有待提高。

全球大部分国家的死因监测系统覆盖率都很难达到100%，一方面是资金和人员的限制，因而难以在经济落后地区建立起完善的监测系统；另一方面是已经建立起的死因监测系统仅仅服务本辖区的法定居民，从而忽略掉部分外来人口。在发展中国家，死因监测系统只监测了部分的地区和人群（重点省份或者重点都市、特定人群），贫困地区人口往往被排除在外。研究显示，我国人口2014年和2015年死亡登记系统的数据完整性分别为56.1%和58.1%，605个死因监测点的死亡登记报告数据完整性分别为74.2%和73.5%。

（2）报告率（粗死亡率）：指某地某时期（通常是一年）平均每千人口中收集到的死亡数，反映当地居民总的死亡水平。在我国，粗死亡率应符合当地人口和社会经济水平，一般不低于6‰。

（3）"死亡医学证明书"填报完整率：无缺漏项、网络报告数据无缺漏项即为填报完整。计算方法如下。

$$完整率＝\{1-[（证明书缺漏项）（无调查记录数）（网报缺漏项数）得分]的均值\}×100\%　　（公式3-4）$$

（4）身份证号码填写完整率：鉴于个人身份证号码在多源数据比对中的重要作用，应评价身份证号码填写完整率。报告地区一定时期内填写正确身份证号码个案数占同期死亡个案总数的比例。身份证号码完整性评价一般参照《公民身份号码》（GB 11643—1999），通过计算机数据库查询程序来完成。计算方法如下。

$$身份证号码填写完整率＝\frac{正确身份证号码个案数}{死亡个案总数}×100\%$$

$$（公式3-5）$$

（二）准确性

1. 人口

（1）玛叶指数：年龄申报误差（age misreporting）主要由无意识与有意识两方面的误报造成的。在很多社会里，人们的年龄概念很差，没有牢记自己出生年月的习惯。他们往往通过生理外观、家庭生命周期甚至自然景观变化等十分粗略的标志来判断年龄。当调查员问及他们的年龄时，由于被调查者本来对自己的年龄就模糊不清，因而随口报出自己比较喜好的数字，如10岁，15岁等以0或5结尾的数字，这就是所谓数字偏好（digit preference）。数字偏好的结果必然使这些以0或5结尾的年龄人数偏多，称为"年龄堆积"（age heaping）。而其他一些年龄人数则减少。

玛叶指数的取值范围是0～90。当玛叶指数为0时，表示年龄数据不但无任何误报堆积现象，而且完全符合关于生育、死亡、迁移在过去很长时期内稳定不变，无不规则波动的理论假设。当玛叶指数为90时，说明所有人都申报为以同一数字结尾的年龄，这当然是不可能出现的。一般来说，玛叶指数小于10的人口年龄申报质量较好；玛叶指数大于20的人口年龄申报质量被认为很差，是不可接受的，必须对数据予以调整后才能使用。而玛叶指数在10到20之间被认为基本可以接受，其5岁组年龄数据是可用的，但单岁年龄数据则不一定完全可用。玛叶指数的优点是清楚明了，易于计算，便于比较；缺点是当人口年龄构成受到过去生育高峰、战争、灾荒或迁移高峰影响时，玛叶指数值会受到影响而不能客观反映年龄申报的准确程度。

在预期寿命测算工具中，提供了使用玛叶指数的测算方法，使用者可以上传不同年龄组的人口数，即可测算得到人口的玛叶指数。

（2）惠普尔指数（Whipple index）：如前所述，许多社会都有对以0或5岁结尾年龄的"偏好"而造成"年龄堆积"现象。惠普尔指数正是为测量这种对以0与5结尾的数字偏好与年龄堆积而设计的。一般认为年轻与年老人的年龄申报可能受到求职、求婚、服兵役（如多报或少报年龄以逃避服兵役）与虚荣心（老者为尊）等的影响，而有意识地夸大或缩小年龄。为了比较准确地衡量因对0与5结尾数字的偏好造成的年龄堆积，只利用23岁至62岁的年龄数字来计算惠普尔指数。

$$惠普尔指数 = \frac{23-62岁总人数}{\frac{1}{5} \times 25,30,35,\cdots,60岁人数之和} \times 100$$

（公式3-6）

如果一个人口的年龄结构不受过去年份生育、死亡、迁移大起大落的影响，当没有任何0岁与5岁的数字偏好造成的年龄堆积时，惠普尔指数应为100。当所有人都申报以0或5结尾的年龄时，惠普尔指数为500。可见，惠普尔指数的取值范围是100～500。表3-1给出了联合国发表的关于评价年龄申报质量的惠普尔指数标准。

表3-1　联合国关于年龄申报质量评价的惠普尔指数标准

质量	惠普尔指数
很准确	＜105
较准确	105～＜110
大致合格	110～＜125
较差	125～＜175
很差	≥175

与玛叶指数类似，惠普尔指数也可能因过去生育高峰、战争、灾荒或迁移高峰影响而不能客观反映因数字偏好造成的年龄堆积现象的严重程度。当然，它也是一种清楚明了、易于计算且便于比较的指标。

修正的惠普尔指数进一步扩充了结尾数字，计算所有十位数字（0～9）的年龄堆积。取值越接近0，数字分布越均匀；越接近1，则越有可能有年龄堆积的数字偏好。

在预期寿命测算工具中，同样嵌套了惠普尔指数与修正惠普尔指数的部分，使用者可以上传不同年龄组的人口数（与玛叶指数使用格式相同），即可测算得到人口的惠普尔与修正惠普尔指数。

（3）年龄准确性指数：以上几个指数都是针对单年龄分组的资料进行的检验。出生人数的不同会导致各年龄人口数量存在一定的差异，如果将几个年龄合为一个年龄组，就会在一定程度上消除年龄结构上的差异。下面所讲的年龄准确性指数是对5岁一组的年龄进行检验。

年龄准确性指数是从各年龄的年龄比中计算出来的。年龄比（age ratio，AR）的定义是给定的年龄组除以该组及与其相邻的两个年龄组人数之和的1/3，再乘以100。

$$AR = \frac{{}_5P_a}{\frac{1}{3} \times ({}_5P_{a-5} + {}_5P_a + {}_5P_{a+5})} \times 100 \qquad （公式3-7）$$

这里，${}_5P_a$ 为以年龄a为下限，以5个年龄为一组的人口。假定年龄组人口分布是线性的，那么在符合假定条件的情况下，AR 的值应该等于100。对整个年龄分布准确性的检验，将通过计算各个年龄比与100的平均离差得到。

（4）性别比：在反映人口的自然特征方面，出生婴儿性别比是重要指标之一。男性出生婴儿和女性出生婴儿的比例是一个比较确定的数。一般来说，平均每出生100名女性婴儿，便相应有103～107名男性婴儿出生，即出生婴儿性别比一般为103～107。如果一个地区的出生婴儿性别比大于107，说明该地区出生婴儿性别比偏高，反之，如果小于103，则认为该地区出生婴儿性别比偏低。由于男性死亡率高于女性，所以从出生开始，随着年龄的增长，分年龄性别比将不断下降。这是一般的规律。但是某年不同年龄的性别比如果不符合这一规律，就要做进一步的分析，可能是登记存在误差，也可能实际情况就是如此。如果是实际情况，则一般为历史遗留下来的问题。

总人口性别比反映的是总人口中男性与女性之间的比例关系。从世界上看，大部分国家的总人口性别比为95～102。如果性别比低于90或高于105，则说明情况异常，需要深入分析原因。由于各国和地区人口迁移状况及死亡水平不同，一般来说，发达国家或地区的总人口性别比较低，而比较落后或欠发达国家或地区的总人口性别比较高。

我国不同类型地区的总人口性别比差异较大：农村（县）人口的性别比往往较低，为93～107；相反，城镇人口的性别比却比较高，一般为105～140；城镇人口性别比则居农村（县）和城镇人口性别比之间，为100～120。产生这一现象的原因主要是流动人口、迁移人口以及人口结构的影响。

相对于出生婴儿性别比来说，出生率和死亡率受社会经济因素的影响更大一些，但仍表现出一定的规律性。从我国目前的情况看，大多数地区的人口出生率为10‰～25‰。死亡率则更加稳定，一般为4.5‰～8.0‰。由于我国人口年龄结构随着时间的推移将逐步老龄化，因此即使分年龄死亡率不断下降，人口死亡率仍可能出现上升趋势。

对于发现的不合理之处，除非能用令人信服的理由给出解释，否则就要对资料本身的可靠性提出怀疑。数据分析时要谨慎解读结果，必要时重新调查该阶段人口比例是否正常。

（5）联合国综合指数：是指联合国于1952年推出的检验年龄和性别的准确性指数。联合国综合指数通常使用5岁年龄组数据，将0～74岁分为15个组，包含性别比分析和年龄比分析两部分。在性别比（sex ratio，SR）分析中，首先计算分年龄组性别比。

$$_5SR_a = \frac{_5P_a^M}{_5P_a^F} \times 100 \qquad （公式3-8）$$

其中，$_5SR_a$表示$a\sim a+5$岁人口性别比；$_5P_a^M$表示$a\sim a+5$岁男性

人口数，$_5P_a^F$ 表示 $a \sim a+5$ 岁女性人口数。然后计算相邻年龄组性别比离差的绝对值，进行加总平均后得到性别比指数 $SRIndex = \dfrac{\sum\left|_5SR_{a+5} - _5SR_a\right|}{14}$。在计算性别比指数时，需要对相邻两组性别比进行相减，因此，第一组 $0 \sim 4$ 岁无法计算，只能得到14个年龄组的加总平均。在年龄比分析中，需要分性别计算年龄比指数。以男性为例，首先计算年龄比 $_5AR_a^M = \dfrac{_5P_a^M}{\frac{1}{3} \times (_5P_{a-5} + _5P_a + _5P_{a+5})} \times 100$。然后计算各年龄组年龄比与离差的绝对值，最后进行加总平均得到男性年龄比指数 $ARIndex^M = \dfrac{\sum\left|_5AR_a^M - 100\right|}{13}$。同样在计算年龄比指数时，由于分母中包含相邻两个组的数值，因而第一组（$0 \sim 4$ 岁）和最后一组（$70 \sim 74$ 岁）无法计算，最后只有13个年龄组的加总平均。在计算出性别比指数和年龄比指数后计算联合国综合指数，计算公式如下。

$$联合国综合指数 = 3 \times SRIndex + ARIndex^M + ARIndex^F$$

（公式3-9）

联合国性别年龄准确性指数是对人口性别年龄结构的一种综合性检验。当联合国综合性指数小于20时，说明资料是准确的；$20 \sim 40$ 为资料不够准确，但可以接受；大于40说明资料非常不准确，不可接受。

2. 死亡和死因 死因资料的可靠性与资料来源、医疗技术发展水平、专业人员的事业心与工作责任感、疾病的诊断单位和诊断级别等多种因素有关。可以使用死因诊断分级、医院编码不准确比例、死因诊断不明比例、死因诊断符合率、死因推断百分比、填报错误百分比等指标评价死因报告质量。

（1）死因诊断分级：使用"死因诊断分级"评价死因报告的可信度。

由于有相当比例死亡发生在家中，死因诊断发生错误的机会很大，对我国监测系统报告的死因诊断的可靠程度可以根据诊断分级的情况来判定诊断的正确性。诊断依据分为如下四级。第一级：即诊断依据有尸检、病理报告；第二级：有理化实验检查作为诊断依据；第三级：医生根据临床症状确定诊断；第四级：属于死后推断。

不同原因的死亡诊断依据不同。一般来说，肿瘤的诊断依据多为第一级和第二级诊断，占75%；心血管疾病、呼吸系统疾病的诊断，属于第一级和第二级的，只占30%～40%；感染性疾病、围生期疾病有第一和第二级诊断依据的为20%～30%。除肿瘤外，其他疾病根据临床症状进行诊断的占50%以上。不同地区的死因诊断的分级也有差别，以下为某年某地不同疾病的死因诊断依据分级情况。

表3-2　某年某地不同类别疾病的诊断分级的比例

单位：%

分级	传染性疾病	肿瘤	心血管疾病	呼吸系统疾病	消化系统疾病	泌尿生殖系统疾病	围生期疾病	合计
Ⅰ级	2.59	30.22	1.10	0.76	3.26	1.87	1.29	9.26
Ⅱ级	65.58	54.03	56.09	61.07	62.13	66.47	42.03	56.39
Ⅲ级	25.06	12.45	28.85	28.65	25.63	24.85	49.98	24.12
Ⅳ级	5.50	2.61	12.47	8.51	7.90	5.75	6.02	9.03
不详	1.27	0.69	1.49	1.10	1.08	1.07	0.69	1.20
总计	100.00	100.00	100.00	100.00	100.00	100.00	100.00	100.00

（2）根本死因编码的准确性：根本死因是指最早发生的病而引起其他疾病的有因果关系的死亡原因，对死亡起主导作用。由于它的存在、发生及发展，逐渐形成一连串的病态事件，并最终导致死亡。根本死因编码不准确率就是根本死因编码不准确的死亡数与全部死亡数的比率。

当今所有死亡病例根本死因按照ICD-10进行编码。根据2005年WHO标准，常见根本死因编码不准确主要包含以下5种情况。①死因不明（症状或体征）：根本死因编码以"R"开头。②伤害无外部原因或意图不明：根本死因编码为Y10-Y34、Y87.2以及S和T类。③心血管疾病缺乏诊断意义：根本死因编码为I47.2、I49.0、I46、I50、I51.4、I51.5、I51.6、I51.9、I70.9。④肿瘤未指明位置：根本死因编码为C76、C80、C97。⑤呼吸衰竭、肝衰竭：根本死因编码为J96、K72。其余定义为"无明显错误"。

中国疾病预防控制中心在对全国死因网络报告的质量控制要求中，将以上五类编码定义为错误编码，但其他没有明显编码错误者仍有可能存在着死因诊断、死因链逻辑和死因编码方面的错误，仍需进一步完善。

（3）多死因链填写率：报告地区一定时期内填写一个以上死因链个案数占同期死亡个案总数的比例，由于个体死亡原因的复杂性以及死因链信息采集的完整性，该值不应过大或过小，应在0～1之间的一个合理范围内。计算方法如下。

$$多死因链填写率 = \frac{填写一个以上死因链个案数}{同期死亡个案总数} \times 100\%$$

（公式3-10）

（4）死因诊断不明比例：反映每100名死亡者中死因不明的例数。死因不明的百分比高，资料的可靠性差。对死因不明应控制在一定的范围内，也要实事求是，不是越低越好，应反映客观实际。一般死因不明比例有随着老年人口比重增加而上升的趋势。计算方法如下。

$$死因诊断不明比例 = \frac{死因诊断不明死亡例数}{死亡总数} \times 100\%$$

（公式3-11）

（5）死因诊断符合率：反映每100名死亡登记报告的病例与医院诊断的符合比例，统计结果直接反映死因登记报告的可靠程度。计算方法如下。

$$死因诊断符合率 = \frac{与医院诊断符合的死亡例数}{调查的登记报告死亡例数} \times 100\%$$

（公式3-12）

（6）死因推断百分比：反映每100名死亡者中生前未就诊或虽就诊尚缺乏诊断依据而死后推断的死亡人数，它反映资料的可靠程度，死因推断比例大，资料的可靠性差。计算方法如下。

$$死因推断百分比 = \frac{死后推断死亡人数}{死亡总数} \times 100\%$$ （公式3-13）

（7）填报错误百分比：即经县级疾控部门核对，发现死亡证明书中逻辑错误或其他错误（如以症状代替死因等）占全部死亡例数的百分比。计算方法如下。

$$填报错误百分比 = \frac{错填的死亡例数}{经核实的全部死亡例数} \times 100\%$$ （公式3-14）

（8）网络报告一致率："死亡医学证明书"各项与网络上报内容一致即为合格。计算方法如下。

$$网报一致率 = \frac{证明书填写与网络报告一致的报卡数}{抽取总数} \times 100\%$$

（公式3-15）

（三）及时性

1. 死亡报告及时率　医疗卫生机构在签发"死亡医学证明书"15日内完成网络报告第一联信息。计算方法如下。

$$报告及时率 = \frac{在15日内及时上报的死亡卡数量}{报告卡片总数} \times 100\%$$

（公式3-16）

2. 死亡审核及时率　疾控机构在"死亡医学证明书"网络报告后7日内完成信息的审核。计算方法如下。

$$审核及时率 = \frac{在7日内审核的死亡卡数量}{报告卡片总数} \times 100\%$$

（公式3-17）

第4章 数据修正

一、人口数据修正

预期寿命研究中，人口数据的质量至关重要，在应对人口数据中不同程度误差的情况下，必要时需采取适当的调整措施，以保证研究的准确性和可靠性。在人口数据质量问题的处理中，主要有以下几种方法。

（一）对明显数据错误的修正

对于明显的数据错误，一种常见的方法是图解手工修匀法。在人口统计数据中，当整个数据均存在程度不等的缺陷时，我们就可使用修匀法对数据进行综合调整。图解法简言之就是通过手工描绘曲线逼近观察点，修正曲线使之平滑，然后再根据曲线中各点计算对应数据，以消除数据缺陷和随机干扰所造成的误差。这种方法的优点在于操作简单易行，特别适用于数据错误较为明显的情况。以寇尔描述的中国人口变动图为例（图4-1），根据普查数据推算的人口存活率点与点出现较大波动，尤其是在年轻人群中，说明数据存在一定缺陷。而合乎逻辑的调整应是从图中点值拟合出一条光滑曲线，如图所示。然而，图解手工修匀法也存在两个主要缺点：一是主观性较大，不同人对同一组数据的修正曲线可能会有所差异；二是精度较低，因为修正后的数据需要通过肉眼在坐标图上进行判断，容易引入观察误差。

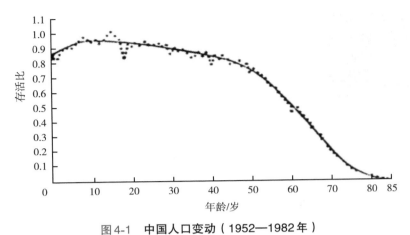

图 4-1　中国人口变动（1952—1982 年）

资料来源：A. Coale "Rapid popalation change in China，1952—1982" NAP，1984.

（二）对年龄申报质量的修正

1. 插值法（interpolation）　是一种通过利用已有的数据点，在其之间进行估算，填充缺失值或平滑曲线的方法。插值法可应用于人口统计数据，用在连续年龄或时间段内进行数据的估算和修正，以减少由于缺失数据或时间序列中的不连贯数据点而引起的数据质量问题。例如平滑时间序列，当已知时间点上的人口数据在时间上变化较为平滑、连续时，插值法可用于估计未知时间点上的人口数；还可用于填补历史数据和估计短期趋势。

但需要注意的是，插值法对可能存在的异常值较为敏感，异常值可能导致插值结果的不准确性。此外，插值法假设数据在时间上平滑变化，对于波动较大的数据可能效果不佳。

常见的插值法有 4 种。①线性插值：假设在相邻的已知数据点之间，变量的变化是线性的。根据这个假设，使用线性方程来估算两个已知数据点之间的缺失值。②拉格朗日插值：基于拉格朗日多项式，通过已知数据点构造一个多项式，然后使用该多项式估算未知位置的值。③样条插值：通过在相邻数据点之间使用低次数的多项式进行插值以实现平滑插值。常见的样条插值方法包括线性样条插值和三次样条插值。④克里金（Kriging）插值，属于地理学统计插值，也可以应用于人口数据的插值。它考虑了空间相关性，通过在已知数据点之间建立协方差函数来估算未知位置的值。

　　例如，只有5岁年龄组的累积数据，但分析研究确实需要单岁年龄别数据，则可利用插值法对合并后的5岁数据进行插值处理得到单岁年龄别数据。

　　假设 $_5F_x$ 表示的是5岁年龄组均值（如生育率）：

$$F(x) = 5\sum_{y=0}^{x-5} {}_5F_y \qquad （公式4\text{-}1）$$

$_5F_x$ 表示的是5岁年龄组的人数：

$$F(x) = \sum_{y=0}^{x-5} {}_5F_y \qquad （公式4\text{-}2）$$

　　$F(x)$ 表示的是到 x 岁（确切年龄）这一点时（不包括 x，即 x 岁以下）的累积值。

　　由于只有5岁年龄组的 $_5F_x$，因只能得到0，5，10…岁的累积值 $F(x)$。但可以通过插值法，在保持数据本身原有模式的前提下，估计出各5岁区间内的单岁累积值 $F(x)$，即通过 $F(0)$，$F(5)$，$F(10)$ …估计出 $F(1)$，$F(2)$，$F(3)$ …。

　　插值法有线性插值法与非线性插值法之分。绝大多数人口数据都不宜直接用线性插值法（有的通过如logit或双对数log-log之类转换后可用线性内插），而非线性内插法的公式较多（如二次多项式、三次多项式、指数函数），并已有专门的计算机软件。

通过插值法求出各单岁累积值 $F(x)$ 之后，即可以估算单岁年龄别率或人数 $f(x)$：

$$f(x) = F(x+1) - F(x) \qquad （公式4-3）$$

在应用插值法时，需要综合考虑拟插值修匀数据的分布趋势（即曲线的形状），以及前人对同类数据插值处理的经验，选择一种合适的方法。有时可能需要尝试几种相似的方法，比较它们的修匀效果，然后决定使用哪一种。此外，将不规则的单岁数据按5岁分组，再求取累积值的方法仅适用于频率或人口数，而不适用于发生率、风险率和概率，因为对发生率、风险率和概率求取累积值是没有意义的。

案例分析

插值法基于已知年龄数据的趋势和分布，对缺失或不完整的数据进行估计，以填补缺失值或完善数据集。年龄插值法的核心思想是利用已知数据点之间的关系，进行线性或非线性插值，从而推断缺失或不完整的年龄数据（示例见图4-2）。

假定给出0，1～4，5～9，…，85～89，90及以上某个人口的年龄结构，可用插值法（常用的插值方法包括线性插值、多项式插值、样条插值等）估计其每个年龄占总人口的比重。主要步骤如下。

第一步，计算中间年龄：对于每个年龄组，计算该组年龄范围的中间值。例如，1～4岁的中间年龄为2.5，5～9岁的中间年龄为7，以此类推。以样条插值为例：使用样条插值方法来估计年龄组的人口数量。样条插值能够更好地拟合数据的曲线特性，可以使用各种数学和统计软件来执行样条插值，如Python的SciPy库、MATLAB、R等。

第二步，计算比重：对于每个年龄组，计算该年龄组的人口数量占总人口的比重。

第三步，验证和调整：验证插值结果的准确性和合理性。可以与已知数据进行比较，检查插值结果是否与实际情况相符。如果插值结果不够准确，可能需要调整插值参数或其他方法来改进结果。

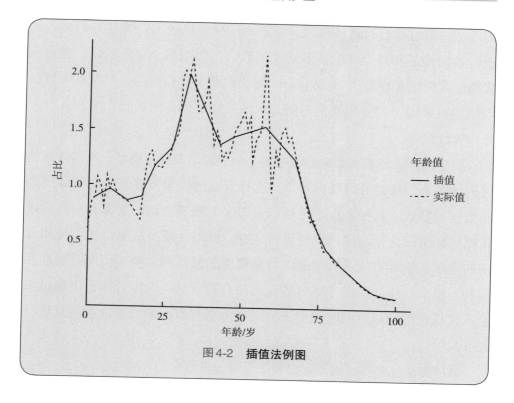

图4-2 插值法例图

2. 平移法　通过观察多次普查间人口构成数据也可以评价和调整人口数据。例如，通过两次相隔5年的人口普查结果的比较，假定没有国际性人口迁移，前者普查时x至$x+4$岁的人与后者$x+5$至$x+9$岁的人之比为年龄段存活概率之比$_5L_x/_5L_{x+5}$。若新一次的人口普查结果得到的分布与前次普查结果的关系稳定，即该比值符合期望值，说明数据质量较好。结合对数字偏好、年龄堆积等的调整，对于连续多次的人口普查，使用平移法可以找到一个年龄误报的规律，得到年龄申报错误的分布曲线，从而实现对误报数据的修正。

（三）对数据漏报、缺失的修正

1. 模型拟合法　是一种利用数学和统计模型来估算或拟合人口数据

的方法。通过拟合合适的模型，能够更准确地描述人口变化的趋势，并进行数据修正和补全。包括多项式函数、指数函数、对数函数、生命表模型、人口增长模型（如 Gompertz 增长模型）等在内的人口统计和数据模型均可以用于拟合和修正不同需求的人口数据，例如死亡率和人口年龄构成数据等。

模型拟合法其基本思想是通过建立一个数学或统计模型，来描述数据之间的关系，从而进行数据调整。选择合适的模型需要考虑到实际问题和数据的特点。其优点在于它可以考虑多个变量之间的关系，而且可以根据实际情况选择不同的模型进行调整。此外，模型法可以通过使用复杂的数学和统计方法，对数据进行高精度的预测和调整。但同时也存在限制，模型的建立需要考虑到数据的特点和背景，否则可能会出现过拟合或欠拟合的问题。同时模型法的应用需要对数据的可靠性和质量进行充分的评估。

具体方法在本章"模型寿命表法"部分进行介绍。

案例分析

以 Logit 模型调整年龄数据为例，即根据实际数据构造寿命表与模型寿命表进行比较，探究其中的差异。logit 转换又称对数单位转换，$\text{logit P} = \ln\left(\dfrac{p}{1-p}\right)$，由于需要采用基于最小二乘法的线性模型，其因变量取值范围是所有的实数，但死亡率的取值范围是 0～1，需要使用 logit 转换，将死亡率的取值范围拓宽到实数。原理上任意两张寿命表中在满 x 岁以前的人口数据 $w(x)$，实行 logit 转换后，两张寿命表之间存在一种线性关系。在一般情况下，绝大部分数据应该在一条直线上，只可能会出现极少数数值偏离线性趋势。通过 logit 转换修正年龄数据时，可以找到实际人口与参照人口累积年龄分布间的线性关系。主要步骤为：

第一步，对实际人口数据和参照人口数据分别进行 logit 转换。

第二步，在同一张图上绘制实际人口数据和参照人口数据的logit转换值，形成散点图。每个散点代表一个年龄组，横坐标表示实际人口数据的logit值，纵坐标表示参照人口数据的logit值。

第三步，使用统计软件拟合散点图上的线性回归线，即寻找一个线性方程，使实际人口数据的logit值与参照人口数据的logit值之间的关系达到最佳拟合。

第四步，通过线性回归的系数，计算一个修正因子，用于调整实际人口数据。这个修正因子可以将实际人口数据按照参照人口数据的线性关系进行调整。

2. 缺失数据处理 在人口数据不完整，存在缺失数据时，对于缺失数据的处理方法，学者们提出了不同的建议以确保研究结果的可靠性和准确性，尽管失访率较低时对研究的影响较小，但适当处理缺失数据仍然十分重要。某些数据在收集的过程中，规则上允许存在空值，此时我们并不需要处理，或只需要根据规则最后进行统一转换即可。比如收集个人信息，填报单位和职位时，失业人群没有这样的信息，则可能留空。

在处理不应答问题时，有两种常见的方法：加权和插补。加权法处理缺失值主要适用于调查中的不应答情况，在中国老年健康调查（Chinese Longitudinal Healthy Longevity Survey，CLHLS）中，为了解决不应答问题，通常会根据实际应答人数的年龄、性别和城乡分布以及所调查的地区的特点设计权重。这种权重设计能够在一定程度上弥补因不应答而引起的偏差。插补法处理缺失值则主要用于问卷调查中的不应答问题。当缺失比例小于2%时，建议采用属性的集中趋势度量（均值/中位数/众数）进行插补，是个简单易行的办法。如对于连续型数据，通常使用平均值和中位数，对于离散型数据则一般使用众数。这类度量值很好地承载了总体的信息，虽然无法复现或者说会抹去原来这个样本的某些特征，但并不会影响整体的拟合效果，不失为一种稳健的填补方法。如果数据量不少，根据当前已有数据与其他属性值的关系，可以通过建立回归模型来拟合缺失的属性值，涉及分类属性时，可以构建Logistic回归模型，如果数据随时间呈现某种趋势或带有季节性变化，我们还可以建立时间序列模型来进行预测；当缺失比例大于5%时，用多重插补替代。

（四）对数据结构可比性的修正

标准化法是一种将不同时间、地区、人群等的人口数据进行比较和分析的方法。通过标准化，可以使不同的人口数据具有可比性，从而更好地进行统计分析、研究和应用。可分为直接标准化和间接标准化两个方面：直接标准化是指通过使用已知分布情况的一个标准人口数据进行调整；间接标准化是通过使用已知分布情况的一个参考组进行调整，而不是使用标准人口数据。常用的标准化法如下。①总人口标准化法：将不同地区或不同时间点的人口数据标准化为相同年份或基准年份的总人口数。②年龄标准化法：将不同地区或不同时间点的人口数据标准化为相同年龄结构的人口数据。③性别标准化法：将不同地区或不同时间点的人口数据标准化为相同性别比例的人口数据。

案例分析

以直接标准化为例，即应用已有的标准人口分布来调整不同人口数据。例如，比较A和B两个城市的人口结构，已知A和B城市的分年龄人口结构，利用国际标准人口分布，按照直接标准化方法，具体步骤如下。

第一步，计算城市A和B中每个年龄组的比例。

第二步，使用标准人口分布，计算每个年龄组在标准人口分布下的期望值。

第三步，计算调整系数，即期望值/实际值。

第四步，将调整系数应用于城市A和B的人口数据，得到调整后的人口数据。

二、死亡率数据修正

对死亡水平的研究和参考，必须建立在所获取的死亡数据真实、准确、可靠的基础上。在利用人口调查数据进行寿命、死亡水平等相关分析之前，对所得数据的质量进行评估是人口分析的基本要求。而死亡率的数据质量会受到多种因素的影响，如社会背景、调查活动的资金投入、调查地点的人口流动、样本数量、数据统计方法、调查人员素质、数据收集与处理方式、被调查者的意识观念等。不仅存活人口数据信息的重报、漏报和误报会影响死亡水平，死亡人口部分的数据质量也是左右死亡分析准确性的关键因素。

以往的研究经验中，学界普遍认为造成死亡数据质量缺陷的主要原因有两个方面：一是死亡人数漏报，即在规定的报告时间内有关死亡的信息存在遗漏；二是死亡年龄误报，即报告的死者年龄与其实际年龄不相符。为校正上述数据质量问题，人口学、流行病学等不同领域专家研究形成了捕获再捕获、模型寿命表（如布拉斯－罗吉特模型寿命表）等方法，以期通过模型对数据质量问题进行校正，更加准确地反映人群的真实健康水平。

（一）捕获－再捕获法

在常规死亡报告中，漏报在所难免，如果采用死亡监测等单一来源的数据直接计算死亡率，可能会对真实死亡水平造成低估，要想获得区域内准确人群的死亡水平，需要对单一来源数据进行漏报调整。漏报调整是在常规死亡报告的基础上，利用漏报调查数据，对常规死亡报告的漏报率进行估计，通过漏报率对死亡率进行调整。在实际工作中，我们常用捕获－再捕获（capture-recapture methods，CRM）（简称"C-R法"）和倾向评分法（propensity score method，PSM）（简称"PS法"）两种方法来估计漏报率。

1. 基本思想 C-R法是根据两个或两个以上独立样本来估计生物群体大小的一种方法。它最早应用于生态学领域，野生动物学家用其估计限定区域内某种野生动物（如鱼、鸟、昆虫）的数量。其原理是从总体为N的生物种群中随机捕获一个样本，对其进行标记后释放到原生物种群中去，然后从该生物种群中随机捕获第二个样本，记录第二次捕获样本中的第一次被捕获的个体数，最后用第一个和第二个样本的个体数及第二个样本中的第一次被捕获的个体数来估计在两次捕获中均没有出现的个体数，从而达到估计整个生物种群大小的目的。这种方法后来被用于研究人类疾病和健康问题，其理论和方法随着生物统计学的发展而逐步完善，近30年来C-R法在流行病学疾病监测方面得到了广泛应用，被用来估计出生率、死亡率和疾病的发病率等。

C-R法应用到死因监测漏报率的估计原理为：假设人群总死亡数为N，我们从这个群体中随机捕获1个含量为M的样本作为第一个样本，即常规死因监测报告中所获得的死亡数，这些死亡能够被标记并回到原来的总群体中去；随后再通过独立的死因监测漏报调查从总群体中随机捕获含量为n的第二个样本，即在漏报调查中所获得的死亡数，其中带有标记的（即在常规死因监测中已经报告过的）个体数为m（图4-3）。

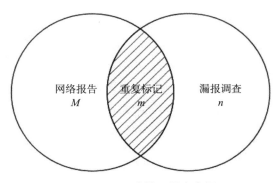

图4-3 C-R法的两样本来源

我们使用查普曼（Chapman）等提出的公式 $\dfrac{m}{N} = \dfrac{M}{N} \times \dfrac{n}{N}$ 来计算总死亡数 N，其中 M 为网络报告死亡数，n 为漏报调查死亡数，m 为重复标记数。实际操作中应用 $N = \dfrac{(M+1) \times (n+1)}{m+1} - 1$ 来计算总死亡数，避免因没有样本被重复标记而无法估计漏报的情况，漏报率的计算公式为

$$p = \frac{N-M}{N} \times 100\%。$$

2. 适用条件　C-R法原理和分析均较为简单，被认为是传统计数方法的一种很好的替代方法，在疾病监测领域已广泛用于估计漏报人数及评价监测系统的完整性。但C-R法在使用上也有一些重要的条件和限制。为了真实估计研究群体，应用两样本C-R法通常需符合下列4个假设条件：①研究期间研究人群保持恒定，即人群是封闭的。②标记不应丢失，以保证再捕获与捕获的个体能相匹配，即两样本中共同的个体能被鉴别。③所有个体都有同等概率作为不同样本被捕获。④两样本是独立的。然而，在现实场景下，上述4个假设条件难以达到。

在应用C-R法时，易使估计值发生偏倚的原因主要为样本间的相关性和样本间的异质性。相关性是指个体在一个样本中出现与否会影响其出现在另一样本中的概率。异质性是指样本中个体的捕获概率会随年龄、性别、死亡地点和死亡原因等特征的不同而改变，它们都可引起相依偏倚，即若来源间存在正相关，个体在一个样本中出现，其在另一个样本中出现的概率会增大，则使用C-R法会低估群体总数；若来源间存在负相关，即个体在一个样本中出现，其在另一个样本中出现的概率会降低，则使用C-R法会高估群体总数。

案例分析

在《应用捕获-再捕获法估计5岁以下儿童死亡漏报率及死亡率》一文中,沈阳市疾病预防控制中心探索用C-R法估计5岁以下儿童死亡漏报率和死亡率,并评价卫生部门收集5岁以下儿童死亡资料的准确程度。主要利用内蒙古喀喇沁旗卫生和计生两部门1997—2000年的5岁以下儿童死亡登记资料,通过核查,用C-R法估计儿童死亡漏报率及C-R法校正的死亡率与卫生部门报表和两部门合并资料计算的死亡率进行比较。具体方法如下。

研究假设研究地区5岁以下儿童死亡总数为N,将卫生部门与计生部门登记的5岁以下儿童死亡资料分别作为两个来源的样本,卫生部门登记的5岁以下儿童死亡数为M,计生登记的5岁以下儿童死亡数为n,两部门共同登记的人数为m,依照Chapman等提出的无偏估计公式估计研究地区5岁以下儿童死亡总数为:

$$N = [(M+1)(n+1)/(m+1)] - 1 \qquad (公式4-4)$$

$$Var(N) = (M+1)(n+1)(M-m)(n-m)/(m+1)^2(m+2)$$

$$(公式4-5)$$

漏报率等于估计的群体总数和上报人数的差值与估计的群体总数的百分比。

第一来源样本(卫生部门)的漏报率为:

$$\frac{N-M}{N} \times 100\% \qquad (公式4-6)$$

第二来源样本(计生部门)的漏报率为:

$$\frac{N-n}{N} \times 100\% \qquad (公式4-7)$$

两来源样本合并后的漏报率为:

$$\frac{N-(n+M-m)}{N} \times 100\% \qquad (公式4-8)$$

符合率等于上报数与估计群体总数的比值,符合率与漏报率的关系是:

$$符合率 = 1 - 漏报率 \qquad (公式4-9)$$

利用该方法，得到以下结果：该研究地区1997—2000年5岁以下儿童死亡数为399人，卫生部门的漏报率为24.8%，并且存在死亡儿童年龄越低死亡漏报率越高的现象；卫生部门1997—2000年表登记的5岁以下儿童平均死亡率为22.97‰，估计5岁以下儿童死亡率为30.55‰，高于将两部门资料合并得到的儿童死亡率28.56‰。因此，可以利用卫生和计生部门现有的信息依靠C-R法校正因漏报而造成的数值误差，获得较准确的儿童死亡率，但在使用时必须注意其使用的前提条件，不能盲目地套用公式。

（二）改进的捕获-再捕获法

如上所述，传统的捕获-再捕获法的成立受到假设条件的局限：总体封闭性、个体同质性、个体空间分布基本均匀、样本独立性。

在现实场景下，上述4个假设条件难以达到。为满足实际应用的需要，将该方法进行了改进，利用倾向评分理论在个体层面探讨被捕获概率，进而估算人群的真实死亡水平和漏报情况。

1. PS法　PS法是由Rosenbaum和Rubin在20世纪80年代提出的。2000年之后，这一方法日益受到人们的关注。国际上越来越多的研究者将PS法应用到流行病学、健康服务研究、经济学以及社会科学等许多领域。

PS法是在现有观察到某些协变量（混杂因素）的情况下，通过建立一个模型，计算出研究对象接受处理（是否漏报）的条件概率。Rosenbaum和Rubin发现，对于倾向评分相同的两个个体，其协变量的分布也趋于一致，可以认为个体背景的条件也相同，如性别、年龄、死亡地点、职业等，两个个体接受处理（漏报）的概率接近随机。如果两个研究个体具有相同的倾向评分，一个是处理组（即漏报），一个是对照组（非漏报），那么可以认为接受处理（发生漏报）的概率是随机的。但是，假设是有条件的，即在计算倾向性评分的过程中使用的协变量必须考虑了所有的混杂因素。而在实际工作中，很难将所有的混杂因素纳入模型，所以要尽可能地根据专业知识收集到尽可能全面的主要混杂因素。

在漏报调查的数据分析中，希望可以利用漏报调查的数据获得具有某类特征的人群（不同性别、年龄、死亡原因、死亡地点等）发生死亡漏报的可能性，从而对死亡率进行校正。如果漏报在某类人群里是随机发生的，将是否漏报作为应变量，将性别、年龄、职业、受教育水平，死亡原因、死亡地点等可能造成漏报的混杂因素作为协变量，建立 Logistic 回归模型，就可以估计出在具有某一类相同条件下的人群出现漏报的概率。如果建立模型时使用了尽可能多的影响漏报的协变量，那么采用 PS 法建立的模型就可以准确地估计出这一类人群发生漏报的概率，从而可以估计出这类人群的漏报率。

2. PS 法与 C-R 法结合的改进方法　为满足真实数据需求，校正死亡率可能存在的漏报，国际上采用 PS 法和 C-R 法相结合的方法对人群死亡率进行调整。使用年龄、性别、城乡等协变量，预测每个个体被不同系统捕获的概率，进而估计人群真实死亡水平和漏报情况。

> **实例分析**
>
> 　　国家卫生健康委统计信息中心联合北京大学北京国际数学研究中心在 2019 年的一项研究，利用死亡医学证明数据和全员人口数据对人口死亡信息登记管理系统数据报告的完整性进行了估计，具体方法如下：
>
> 　　假设 p_{1i} 是第 i 个人被第 1 个系统记录的概率，p_{2i} 是第 i 个人被第 2 个系统记录的概率，p_{12i} 是第 i 个人被两个系统同时记录的概率。
>
> 　　要求独立性假设 $p_{12i} = p_{1i}p_{2i}$ 对于每个 $i = 1, 2, \cdots, N$ 成立，其中 N 是要估计的总人数。这样，第 i 个人被至少一个系统记录的概率记为 $p_i = p_{1i} + p_{2i} - p_{1i}p_{2i}$。

这些被记录的概率可能跟其他一些协变量有关，常见的解释变量有性别、年龄、城乡、病因等，两个系统所采用的变量可以不完全相同，分别表示成 $X_{1i} = (X_{1i1}, X_{1i2}, \cdots, X_{1ih})^T$ 和 $X_{2i} = (X_{2i1}, X_{2i2}, \cdots, X_{2il})^T$，$i = 1, 2, \cdots, N$。假设以下 Logistic 回归模型：

$$\ln\left(\frac{p_{ji}}{1-p_{ji}}\right) = X_{ji}^T \beta_j, \, j = 1 \, or \, 2 \quad i = 1, 2, \cdots, n \qquad （公式4-10）$$

利用条件最大似然估计的方法，我们可以得到回归系数估计 $\hat{\beta}_1$ 和 $\hat{\beta}_2$，与一般的 Logistic 回归不同，条件似然函数适用于死亡个案至少能够被一个系统捕获的情况。条件似然函数的求解公式如下：

令 $N = (N_1, \cdots, N_N)^T$，并定义 K, N_1, 和 N_2。

$L(\beta \mid K, N_1, N_2; N) = \prod_{Ni=1} P(K_i = k_i, N_{1i} = n_{1i}, N_{2i} = n_{2i} \mid N_i = 1$，

当个体 i 仅在 j 系统中被捕获时（其中 $j = 1, 2$），$n_{ji} = 1$，否则 $n_{ji} = 0$。

当个体 i 同时被两个系统捕获时，$k_i = 1$，否则 $k_i = 0$。

通过将条件似然函数最大化，可以得到估计的参数 $\hat{\beta}_1$ 和 $\hat{\beta}_2$ (ref)。从而代入得到概率的估计 $\hat{p}_{1i}$ 和 $\hat{p}_{2i}$，以及 $\hat{p}_i = \hat{p}_{1i} + \hat{p}_{2i} - \hat{p}_{1i}\hat{p}_{2i}$。虽然总人数 N 是未知的，但是我们在估计概率时只用到了我们收集到的样本，其中 n 是两个系统合并后的所有记录到的个案总数。根据这些概率的估计值 $\hat{p}_i$，$i = 1, 2, \cdots, n$，可以给出总人数的估计量 $\hat{N}$，而且可以知道被不同系统记录的概率 $\hat{p}_{1i}$ 和 $\hat{p}_{2i}$ 与其他因素之间的关系。

$$\hat{N} = \sum_{i=1}^{n} \frac{1}{\hat{p}_i} = \sum_{i=1}^{n} \frac{1}{p_i(\hat{\beta})} \qquad （公式4-11）$$

利用该方法，团队估算出人口死亡信息登记管理系统的数据完整性在2014年和2015年分别为56.1%和58.1%；605个死因监测点的死亡登记报告数据完整性分别为74.2%和73.5%。发现了无论在全国范围或605个死因监测点，农村地区漏报均显著高于城市地区等特点。该研究为准确估计中国人口死亡率水平，提高基础数据质量提供了科学依据。

（三）模型寿命表法

死亡数据质量有其自身的特征，年龄别死亡率又有其自身规律。因而，可以借助数学模型实现对所获取的数据质量进行评估校验，并帮助我们在现有数据基础上尽可能提高数据的完整性和可靠性，为后续的研究打好基础。

在修正模型的选择问题上，通常要遵循的原则有：①选取符合当地死亡模式的模型寿命表或者标准死亡模式。②尽可能充分利用现有数据中质量高的部分。③模型参数是可获取的。④修正操作尽可能简练。

1. 定义与应用价值　尽管人口死亡水平变动由生理规律所决定，但人口死亡又会受到社会经济发展、人类自身行为的影响。长期以来，许多数学家、统计学家和人口学家试图依据生物学或者人自身存在的自然规律，找出能比较确切地描述死亡现象的数学模型，如数理统计学工作者比较熟悉的 Compertz 函数及 Logistic 曲线。然而，这些数学公式或者模型很多时候不符合实际，均未能得到对实际进行合理解释、准确预测的满意结果。

基于这一状况，20世纪50年代以来，随着国际人口学研究的蓬勃发展，特别是在对发展中国家死亡率的研究中，人口学家们越来越感到建立能反映死亡率一般特征的模型的重要性与迫切性。前人关于一些死亡率随年龄变化的分析函数研究证明，它们不能很好地与观测到的年龄别死亡率拟合。于是，一些人口学家自20世纪50年代开始研究，如何在大量基于比较可信数据的实际寿命表中抽象出能代表死亡率一般类型的"标准表"，即模型寿命表。

模型寿命表主要有3个方面的应用价值。第一，可以用于修匀质量欠佳的实际观察到的年龄别死亡率数据。由于年龄误报、死亡数漏报与随机误差等原因，有时实际观测到的年龄别死亡率曲线呈现严重的向上下方凹凸的不正常现象。由于模型寿命表是从大量质量较高的死亡数据中抽象出来的"模式",它可以用来修匀与改善实际观测到的质量欠佳的死亡率数据。第二,可以用于死亡率的间接估计。在社会经济发展相对落后地区或国家可能根本就没有整套年龄别死亡率,但是通过某些途径可以获得一些零星片断的死亡率数据,如婴孩死亡率或者某一特殊年龄段死亡率等。一般认为,部分年龄段死亡率的水平与其他年龄段死亡率的水平呈正相关关系。于是,可以根据已知的部分死亡率数据,借助模型寿命表产生全套年龄别死亡率,并编制出寿命表。第三,可应用于人口预测。对未来每一年龄死亡率分别预测的工作量太大,而且可能因各年龄的预测误差累积造成大的总误差,而利用模型寿命表,只需预测未来的0岁预期寿命,即可预测全套年龄别死亡率与存活概率。

由此可见,可采用模型寿命表来对死亡数据进行质量评估和修正。

2. 现有的不同模型寿命表

(1)联合国早期模型寿命表:1955年,联合国人口司以观测到的158张男性与158张女性寿命表为基础,率先提出了一组模型寿命表。这些寿命表收集自1900—1950年全球50个国家的官方发布,其中27个国家和190份寿命表来自欧洲。它假定每个年龄的死亡率是上一年龄死亡率的二次函数。这实际上是链式方法,二次函数的系数值通过回归分析技术求得。因此在资料有限时,根据这一方法,只要有了婴儿死亡率就可以推断出各年龄别死亡概率。这类模型寿命表并未得到广泛应用,因为它有三个主要缺点:第一,链式方法使任何一岁死亡概率的误差都会影响到比它大的所有年龄的死亡概率,这就形成了误差积累。第二,在作为数据基础的158张男性与158张女性寿命表中,有不少表的精度不高,影响到参数估计的可信度。第三,只有一组表,无法反映死亡的区域差异。

(2)寇尔-德曼区域模型寿命表:1966年,美国的寇尔与德曼编制了《分区模型寿命表与稳定人口模型》一书,通过收集到的192张比较可靠且具有广泛代表性的寿命表，构建了一种标准模型。即在原始数据基础上运用回归分析求出线性方程：$_nq_x = a_x + b_x e_{10}$ 或 $\ln {}_nq_x = a'_x + b'_x e_{10}$，其中 a_x、a'_x 和 b_x、b'_x 是通过选取的寿命表分区域拟合的系数。使用该模型可以得出每一类型的模型寿命表。

寇尔－德曼模型寿命表是国际上应用最多的一种模型寿命表，在人口学、经济学、统计学、公共卫生研究，甚至古人口研究中都有所使用。其优点是数据来源较可靠且经过筛选。将模型寿命表分为四类，可反映死亡率的区域差异。寇尔－德曼区域模型寿命表分为南、北、东、西四类区域。①南区模型寿命表：5岁以下及65岁以上死亡率较高，而40～60岁的死亡率较低。②北区模型寿命表：婴儿死亡率低，45岁或50岁以上的死亡率也较低。③东区模型寿命表：婴儿死亡率及50岁以上的死亡率较高。④西区模型寿命表：代表了除以上北、南、东模型以外的实际寿命表。其缺点是：第一，数据均取自20世纪60年代中期以前，未能反映近二十年来死亡率的变动。第二，数据的大部分取自欧洲等发达国家，对发展中国家的代表性有待评价。寇尔－德曼于1983年再版了他们的模型寿命表。第二版的各模型寿命表不仅将选用的寿命表数扩展到了326张，也将年龄上限由原来的80岁提高到100岁，以满足人类寿命不断延长的需要。然而这其中依然没有包含中国的数据，中国人口的发展特别是死亡模式变动可能具有独特性，因而这套表在这方面也存在缺憾。

案例分析

　　在使用寇尔－德曼模型寿命表对我国人口寿命进行估计时，通常选用西区模式，确定死亡水平（根据人口既往预期寿命水平选定），对男性和女性分年龄段的死亡率和存活概率进行分别估计。表4-1为联合国发布的寇尔－德曼模型寿命表中的西区模式（2010年），显示预期寿命在70.0～85.0岁的女性的0～130岁以上的各年龄别死亡率。

表4-1 联合国发布的寇尔－德曼模型寿命表中的西区模式（2010年）

预期寿命	70.0岁	72.5岁	75.0岁	77.5岁	80.0岁	82.5岁	85.0岁
0	0.032 251 99	0.023 626 93	0.017 335 19	0.013 019 87	0.010 135 89	0.007 805 55	0.005 853 67
1	0.002 024 80	0.001 240 82	0.000 831 91	0.000 620 24	0.000 499 34	0.000 390 40	0.000 292 87
5	0.000 691 81	0.000 461 67	0.000 324 39	0.000 243 97	0.000 193 12	0.000 148 57	0.000 110 02
10	0.000 557 17	0.000 375 68	0.000 264 75	0.000 198 22	0.000 155 10	0.000 117 82	0.000 086 13
15	0.000 905 73	0.000 616 82	0.000 439 04	0.000 330 46	0.000 257 20	0.000 193 22	0.000 139 44
20	0.001 271 27	0.000 870 79	0.000 623 85	0.000 471 34	0.000 367 29	0.000 275 91	0.000 199 12
25	0.001 518 21	0.001 067 23	0.000 771 99	0.000 582 19	0.000 450 82	0.000 337 88	0.000 243 84
30	0.001 828 83	0.001 319 77	0.000 964 34	0.000 725 61	0.000 557 94	0.000 417 06	0.000 300 96
35	0.002 349 50	0.001 754 26	0.001 304 10	0.000 982 37	0.000 750 33	0.000 559 21	0.000 403 51
40	0.003 193 06	0.002 489 61	0.001 897 13	0.001 437 90	0.001 091 91	0.000 811 28	0.000 585 36
45	0.004 653 36	0.003 805 39	0.002 991 00	0.002 296 02	0.001 738 96	0.001 288 99	0.000 929 99
50	0.006 887 26	0.005 760 33	0.004 589 47	0.003 538 68	0.002 674 47	0.001 979 81	0.001 428 37
55	0.010 324 09	0.008 829 34	0.007 148 95	0.005 559 65	0.004 203 61	0.003 109 74	0.002 243 55
60	0.016 350 38	0.014 147 80	0.011 530 26	0.008 978 94	0.006 776 40	0.005 008 40	0.003 613 25
65	0.027 067 11	0.024 040 11	0.020 091 61	0.016 001 21	0.012 311 96	0.009 291 04	0.006 860 90
70	0.045 951 80	0.041 582 26	0.035 410 11	0.028 708 64	0.022 491 20	0.017 327 35	0.013 096 82
75	0.077 437 83	0.071 443 50	0.062 050 59	0.051 276 32	0.040 930 92	0.032 198 97	0.024 911 17
80	0.129 893 16	0.122 248 50	0.108 422 12	0.091 447 98	0.074 435 03	0.059 802 48	0.047 357 80
85	0.206 261 20	0.197 656 19	0.178 915 11	0.154 125 35	0.128 039 01	0.105 094 48	0.085 187 36
90	0.305 161 47	0.296 678 06	0.273 640 63	0.240 818 99	0.204 404 63	0.171 480 65	0.142 277 84
95	0.425 203 25	0.417 947 05	0.392 249 58	0.352 819 69	0.306 329 09	0.262 783 66	0.223 178 04
100	0.559 241 28	0.555 486 43	0.531 831 83	0.491 819 68	0.441 126 01	0.391 356 52	0.344 176 61
105	0.683 671 65	0.683 234 84	0.664 402 75	0.629 376 06	0.581 830 08	0.532 977 79	0.484 824 70
110	0.786 391 63	0.788 263 92	0.775 294 75	0.748 721 70	0.710 368 55	0.669 476 78	0.627 918 37
115	0.862 465 96	0.865 332 70	0.857 408 52	0.839 440 57	0.812 152 66	0.782 370 82	0.751 627 95
120	0.914 396 48	0.917 292 88	0.912 887 14	0.901 707 00	0.884 007 78	0.864 508 57	0.844 399 04
125	0.947 903 33	0.950 354 89	0.948 087 38	0.941 508 50	0.930 721 58	0.918 860 88	0.906 814 61
130	0.968 743 27	0.970 623 68	0.969 538 65	0.965 804 50	0.959 484 47	0.952 605 11	0.945 800 70

（3）布拉斯－罗吉特模型寿命表系统：模型寿命表都是由许多"表"组成的。在应用到某一地区时，只能根据观测到的该地区的若干数据而套用某一张"表"或在某两张"表"中线性内插。这样，由于原始模型"表"的限制，该地区死亡率的特殊性不能得到较好反映。因此，人口学者们开始试图寻找在实际寿命表与标准寿命表之间是否存在着一种能用某种数学形式表述的关系。

人们发现，死亡率最高的地区的 $1 \sim 4$ 岁死亡概率与死亡率最低的地区相应死亡概率之比可高达16，而同样这两个极端地区的 $75 \sim 79$ 岁死亡概率之比却只有2。因此，要找出两个地区之间的年龄别死亡概率之间的直接的简单函数关系是不可能的。

布拉斯于1966年发现，不同寿命表年龄别存活概率在经过罗吉特转换之后存在线性关系。

记 x 岁的死亡概率 $q(x)$ 的罗吉特转换为 $\mathrm{logit}\, q(x) = y(x) = 0.5\ln\dfrac{q(x)}{1-q(x)}$，理论推理与经验性研究均证明公式4-12成立。这个公式称为布拉斯－罗吉特转换。

$$0.5\ln\frac{q(x)}{1-q(x)} = a + \beta\, 0.5\ln\frac{q_s(x)}{1-q_s(x)} \qquad （公式 4\text{-}12）$$

或

$$y(x) = a + \beta y_s(x) \qquad （公式 4\text{-}13）$$

其中，$q_s(x)$ 是标准寿命表中的 x 岁的死亡概率，$q(x)$ 是所研究地区的寿命表中 x 岁的死亡概率。斜率 β 与截距 a 在人口学中也都有着明确含义：β 表示死亡率年龄模式的差异，a 表示所研究人口的死亡率水平与作为标准的模型寿命表之间的差距。

在此公式中，死亡概率可被替换为存活概率，公式如下。

$$0.5 \ln \frac{l(x)}{1-l(x)} = a + \beta \, 0.5 \ln \frac{l_s(x)}{1-l_s(x)} \qquad （公式4\text{-}14）$$

其中，$l_s(x)$ 是标准寿命表中的存活概率，$l(x)$ 是所研究地区的寿命表中的存活概率。两公式表达形式不同，但两种方式是等价的。

应用布拉斯－罗吉特模型寿命表系统的步骤如下：

第一步，分别对观测或估算到的若干年龄的存活概率 $l(x)$ ［或死亡概率 $q(x)$］，以及标准寿命表（事先给定的）相对应的年龄 $l_s(x)$ ［或 $q(x)$］进行罗吉特转换，即求出 $y(x)$ 与 $y_s(x)$。

第二步，在坐标上以 $y(x)$ 与 $y_s(x)$ 为横、纵坐标描点，如果所描出的各点大致在一条直线上，则进而求出回归直线的斜率 β 与截距 a。如果描出的各点分布散乱，则须回头检查使用的数据的可信度。

第三步，求得可信的斜率 β 与截距 a 后，即可构建得到布拉斯－罗吉特转换模型。在此基础上，根据已经掌握的标准寿命表中年龄别 $l_s(x)$ ［或 $q(x)$］，求解方程，从而对所研究地区的寿命表，也就是那些在完整性上存在缺陷的寿命表进行重新估计和修正。

案例分析

下面以 H 省 2020 年人口普查数据为例，介绍使用布拉斯－罗吉特模型修正死亡数据的原理与具体步骤。

在使用布拉斯－罗吉特模型寿命表系统修正中国死亡数据时，常选取 1982 年第三次全国人口普查的死亡数据构建标准寿命表。第三次普查内容增加到 19 项，并第一次使用计算机进行数据处理。与前两次人口普查相比，1982 年人口普查是中国现代人口普查工作发展过程中的一个里程碑，代表了中国在搜集人口统计数据方面的巨大进步，具有深远意义，人口年龄与性别分布均有较高的准确性和一致性，可以直接作为反映实际死亡水平的指标予以分析。

一般而言，低龄组和高龄组比较容易出现死亡漏报现象，中间年龄段群体多为在校学生或在岗职工，社会联系比较紧密，死亡漏报可能性最小。以这部分年龄组的年龄别死亡概率与1982年人口普查年龄别死亡概率进行关联，建立起线性方程，通过求解方程对低龄组和高龄组死亡概率进行评估校正。

1. 首先根据原始调查数据，构建全省寿命表。以0～14岁数据为例，H省2020年年龄别平均人口与年龄别死亡人口如表4-2所示。

表4-2　2020年H省0～14岁死亡人口数据

年龄/岁	合计平均人口/人	合计死亡人口/人	女性平均人口/人	女性死亡人口/人	男性平均人口/人	男性死亡人口/人
0	338 502	786	162 557	322	175 945	464
1	754 946	216	361 841	89	393 105	127
2	808 520	123	388 003	46	420 517	77
3	1 011 803	149	486 010	67	525 793	82
4	1 010 221	90	479 842	35	530 379	55
5	843 909	113	397 672	53	446 237	60
6	1 211 118	99	568 241	41	642 877	58
7	1 130 746	119	529 371	37	601 375	82
8	1 245 230	117	580 447	56	664 783	61
9	1 158 596	131	538 406	40	620 190	91
10	1 088 181	117	505 379	43	582 802	74
11	1 135 004	134	528 892	55	606 112	79
12	1 077 880	155	504 074	64	573 806	91
13	997 040	189	467 981	70	529 059	119
14	1 009 484	222	474 575	68	534 909	154

第一步，对数据进行整理，计算得到相应的年龄别死亡率，公式为：

$$_nm_x = \frac{_nd_x}{_np_x} \times 1000‰ \qquad\text{（公式4-15）}$$

式中，n表示年龄间隔，$_nm_x$为年龄别死亡率，$_nd_x$为年龄别死亡人数，$_np_x$为年龄别平均人口数。由公式可容易求得H省全省单岁组年龄别死亡率，如0岁不分性别死亡率即为$m_0 = \frac{786}{338\,502} \times 1000‰ = 2.32‰$。

第二步，根据所求年龄别死亡率，求出单岁组死亡概率。求死亡概率的关键是求出各年龄死亡人口在当年内平均存活的时间长度（a_x）。这里使用寇尔－德曼经验公式及联合国经验公式分别对0～4岁和15岁及以上a_x作出估算。5～14岁a_x设定为0.5。计算方法为：

$$a_0^{男} = 0.0425 + 2.875\,m_0 \qquad\text{（公式4-16）}$$

$$a_x^{男} = 1.653 - 3.013\,m_0, x \in [1, 5) \qquad\text{（公式4-17）}$$

$$a_0^{女} = 0.05 + 3.00\,m_0 \qquad\text{（公式4-18）}$$

$$a_x^{女} = 1.653 - 3.013\,m_0, x \in [1, 5) \qquad\text{（公式4-19）}$$

$$a_x^{合} = \frac{a_x^{男} \cdot d_x^{男} + a_x^{女} \cdot d_x^{女}}{d_x^{女} + d_x^{女}}, x \in [0, 5) \qquad\text{（公式4-20）}$$

$$a_x = 0.5 - \frac{5}{12}\left(m_x - \ln\frac{m_{x-1}}{m_{x+1}}\right), x \in [15, 100) \qquad\text{（公式4-21）}$$

在此基础上通过公式转换可以得到年龄别死亡概率q_x：

$$q_x = \frac{m_x}{1 + (1 - a_x)m_x} \qquad\text{（公式4-22）}$$

第三步，根据年龄别死亡概率，通过公式求解留存人数（l_x）、留存人年数（L_x）、累计留存人年数（T_x），最终测算出人口的平均预期寿命（e_x）。公式为：

$$l_0 = 100\,000, \quad l_{x+1} = l_x - d_x \qquad\text{（公式4-23）}$$

$$d_x = l_x \times q_x \qquad\text{（公式4-24）}$$

$$L_x = l_{x+1} + a_x \times d_x \qquad \text{（公式4-25）}$$

$$T_x = \sum_{X}^{\infty} L_x \qquad \text{（公式4-26）}$$

$$e_x = \frac{T_x}{L_x} \qquad \text{（公式4-27）}$$

通过以上方式即可得到原始寿命表，其中H省不分性别寿命表（节选0~14岁）如表4-3所示。

表4-3 H省不分性别寿命表

年龄/岁	p_x	d_x	m_x	a_x	q_x	l_x	D_x	L_x	T_x	e_x
0	338 502	786	2.32	0.05	0.002 32	100 000	232	99 780	8 175 297	81.75
1	754 946	216	0.29	0.40	0.000 29	99 768	29	99 751	8 075 517	80.94
2	808 520	123	0.15	0.40	0.000 15	99 739	15	99 730	7 975 767	79.97
3	1 011 803	149	0.15	0.40	0.000 15	99 724	15	99 715	7 876 036	78.98
4	1 010 221	90	0.09	0.40	0.000 09	99 709	9	99 704	7 776 321	77.99
5	843 909	113	0.13	0.50	0.000 13	99 701	13	99 694	7 676 617	77.00
6	1 211 118	99	0.08	0.50	0.000 08	99 687	8	99 683	7 576 923	76.01
7	1 130 746	119	0.11	0.50	0.000 11	99 679	10	99 674	7 477 240	75.01
8	1 245 230	117	0.09	0.50	0.000 09	99 669	9	99 664	7 377 566	74.02
9	1 158 596	131	0.11	0.50	0.000 11	99 659	11	99 654	7 277 903	73.03
10	1 088 181	117	0.11	0.50	0.000 11	99 648	11	99 643	7 178 249	72.04
11	1 135 004	134	0.12	0.50	0.000 12	99 637	12	99 631	7 078 606	71.04
12	1 077 880	155	0.14	0.50	0.000 14	99 625	14	99 618	6 978 975	70.05
13	997 040	189	0.19	0.50	0.000 19	99 611	19	99 602	6 879 357	69.06
14	1 009 484	222	0.22	0.50	0.000 22	99 592	22	99 581	6 779 755	68.08

2. 将数据质量较高的1982年中国人口普查的死亡数据作为第一阶段死亡关联模型中的标准数据，通过上述原理建立布拉斯-罗吉特转换模型，来修正2020年H省死亡数据。

$$\frac{1}{2}\ln\frac{q_x}{1-q_x}=\alpha+\beta\times\frac{1}{2}\ln\frac{q_x^{1982}}{1-q_x^{1982}} \qquad \text{（公式4-28）}$$

模型中，参数可以借助统计软件进行求解，如SPSS。通过统计软件给出的统计指标，判断所建立的模型合适时，该模型系数才能被采纳。

这里通过使用20～64岁年龄别死亡概率，得到了合适的方程系数。如表4-4所示，该模型系数通过了显著性检验，可以采用。

表4-4　模型参数

模型	未标准化系数	标准错误	标准化系数	t	显著性
α	−0.214 08	0.079 74	--	−2.6847	0.01
β	1.118 698	0.028 363	0.986 46	39.442 45	0.00

使用通过显著性检验的模型参数，最终修正得到的H省2020年不分性别寿命表（节选0～14岁）如表4-5所示。

表4-5　H省2020年不分性别寿命表（节选0～14岁）

年龄/岁	q_x'	l_x'	D_x'	L_x'	T_x'	e_x'
1	0.014 56	100 000	1456	98 620	7 778 421	77.78
2	0.002 70	98 544	266	98 384	7 679 801	77.93
3	0.001 72	98 278	169	98 176	7 581 417	77.14
4	0.000 98	98 108	97	98 050	7 483 241	76.28
5	0.000 73	98 012	71	97 969	7 385 191	75.35
6	0.000 56	97 941	55	97 913	7 287 222	74.40
7	0.000 45	97 886	44	97 864	7 189 308	73.45
8	0.000 35	97 842	35	97 825	7 091 444	72.48
9	0.000 28	97 808	28	97 794	6 993 619	71.50
10	0.000 23	97 780	22	97 769	6 895 825	70.52
11	0.000 23	97 758	22	97 746	6 798 056	69.54
12	0.000 19	97 735	18	97 726	6 700 310	68.56
13	0.000 20	97 717	19	97 707	6 602 584	67.57
14	0.000 17	97 697	16	97 689	6 504 877	66.58

（4）里德曼模型寿命表：里德曼（Ledermann）与布瑞斯（Breas）于1959年在154张实际寿命表的数据基础上进行了因子分析。他们发现如下五个因子对寿命表影响最大：①死亡率一般水平。②儿童与成人死亡率的关系。③老年死亡率类型。④5岁以下的死亡率类型。⑤5岁到70岁之间男、女死亡率的差别。1969年，里德曼用回归方法，在上述分析的基础上导出了模型寿命表。运用他的寿命表，可求出死亡概率的期望值与标准差，这使应用者可以了解估计值与实际值可能发生的偏差程度。

里德曼在构造他的模型寿命表时，先使用男、女数据算出适应于男、女合一的回归方程系数，然后根据他所发现的男、女死亡率之间的关系而分别估算出男、女模型寿命表。但是这个关联在许多情况下是存在局限性的。此外，在将里德曼模型寿命表应用到发展中国家时，所需要的数据往往不易取得，因而限制了这套寿命表的推广。

（5）联合国发展中国家模型寿命表：联合国20世纪50年代开发的寿命表、寇尔－德曼模型寿命表和里德曼－布瑞斯模型寿命表只包括很少发展中国家的数据，又因为在研制这些模型寿命表时处于20世纪50－60年代后期，绝大多数发展中国家均没有像样的人口统计资料。由于这一先天不足，它们并不能很好地反映发展中国家的死亡率类型。因此，在60年代后期以来发展中国家人口数据逐渐增多的背景情况下，联合国人口司于1982年公布了一套专为发展中国家编制的模型寿命表。

联合国人口司对当时收集到的发展中国家的实际寿命表进行了深入细致的数据评估与筛选。最后选用了36张男性与36张女性实际寿命表。它们分别来自10个拉丁美洲国家、11个亚洲国家与1个非洲国家。

联合国的这组为发展中国家设计的模型寿命表，兼有寇尔－德曼区域模型寿命表的聚类分区优点，以及里德曼－布瑞斯寿命表系统能反映研究地区死亡率特征的优点。这组模型寿命表分为5个类型。①拉丁美洲类型：与寇尔－德曼模型寿命表比较，本类型具有较高的婴儿、儿童死亡率与青年死亡率，而老年死亡率却相对较低。②智利类型：具有特别高的婴儿死亡率。③南亚类型：具有特别高的15岁以下的死亡率以及相对较高的55岁以上的死亡率。而青年与中年死亡率却相对较低。④远东类型：具有很高的老年死亡率。⑤一般类型：是以上四种类型的寿命表数据集的平均，与寇尔－德曼模型寿命表的西区类型非常接近。

使用者根据所研究地区死亡特征，在以上五个模型寿命表区域类型中选择一个比较接近的类型。再根据能代表所研究地区死亡水平的若干观测数据，套用选中区域类型中的某一张相应死亡水平的寿命表或在两张寿命表中线性内插。如果所研究地区的死亡类型与所选中的最接近的区域类型之间仍有显著差异，使用者可根据联合国发展中国家模型寿命表文字说明中提供的基本方程式与有关的回归系数以及相应的观测数据，估算出更贴合于所研究地区死亡类型特征的寿命表。

（6）蒋正华等创制的中国区域模型寿命表：由于我国在1982年以前存在人口数据贫乏的历史原因，迄今国际流行的几种模型寿命表均没有包括中国大陆人口的死亡数据，而中国大陆约占世界人口的1/5。1990年，以蒋正华为代表，由国务院人口普查办公室与四川省经济委员会计算中心人员参加的课题组，利用我国大量原始死亡数据，创制了中国区域模型寿命表，为我国不同地区评价修匀与估算年龄别死亡率提供了一个有力的工具。

中国区域模型寿命表的原始数据取自1957年以来各种规模的人口数据，包括全国第三次人口普查数据，历年人口死亡资料，全国癌症调查汇总资料等。经过分析比较，这些数据被分为可信、比较可信、一般可信及不可信四种。利用通过筛选得到的可信及比较可信的原始数据，以及聚类分析的方法，在兼顾死亡模式的相似性与地区的相近性的要求下，中国区域模型寿命表分为西南、华中与华东、华北、东北，以及新疆五个类型（或称区域）。各区域模型寿命表代表的死亡模式特征如下。

1）西南区：婴儿死亡概率较低，11～40岁死亡概率较高，50岁以上死亡概率较低。

2）华中与华东区：婴儿死亡率较低；0岁预期寿命小于60岁时，1岁组死亡概率较低，5岁后死亡概率较高；0岁预期寿命接近或高于70时，25～45岁组死亡概率相对较低。

3）华北区：当0岁预期寿命小于60岁时，婴儿死亡概率较高；1～50岁死亡概率较低，60～80岁死亡概率较高。

4）东北区：婴儿死亡率接近或稍低于全国平均水平，1～30岁组死亡概率较低，40岁后死亡概率较高。

5）新疆区：婴儿和1岁组死亡概率很高；50岁后死亡概率较低；0岁预望寿命低于60岁时，5岁后死亡概率却相对较低；0岁预期寿命接近或超过70岁时，20～40岁死亡概率超过平均水平。

虽然蒋正华等所制中国区域模型寿命表完全采用了本土的人口和死亡数据，使用了以1982年普查结果为代表的较高质量人口数据，但由于其主要是建立在中国第三次人口普查结果的基础上，其死亡水平要远高于当今情况，因而不能很好地反映我国如今，尤其是一些预期寿命较高的地区的寿命情况。2016年蒋正华组织更新了该模型生命表，将年龄组由85岁扩展到130岁，预期寿命由85岁扩展至100岁，简略表扩展至完全表。

$$e_{xi} = \alpha + \beta \times \ln \left({_n}q_{xi} \right) \quad (i = 60, \ 61, \ \cdots, \ 100) \quad （公式4-29）$$

（7）其他模型寿命表：除上述经典模型寿命表外，国际人口学界发展了一些新的模型寿命表，如Murray模型寿命表（2003年）、Clark-Sharrow模型寿命表（2011年）、Wilmoth模型寿命表（2012年）、发展中国家死亡率数据库（Developing Countries Mortality Database，DCMD）模型寿命表（2018年）及Clark模型寿命表（2019年）等。这些新模型寿命表对基础数据进行了重要更新，大多基于人类死亡率数据库（Human Mortality

Database，HMD），使用方法不尽相同，但更能反映现代死亡率水平。

这些新的模型寿命表可分为两类：①参数模型。Murray模型寿命表基于布拉斯-罗吉特模型的改进估计，以美国1900年的寿命表为标准表进行预测，改进后模型得以通过5岁和60岁的存活人数的两个指标估计完全的寿命表。2009年，基于HMD的男女各719张实际寿命表，Wilmoth建立了同样也是双参数的对数二次模型，通过死亡率和婴儿时期死亡概率生成了模型寿命表。Clark模型寿命表基于奇异值分解法估计，以及DCMC表采用Variable-r模型、存活模型计算得到两种老年死亡概率以改进Wilmoth模型寿命表估计，这些新的寿命表模型均使用了连续的而非离散的参数来描述死亡模式和死亡水平。②分区模型。代表是Clark-Sharrow模型寿命表。其以HMD男女各844张寿命表为基础，采用高斯模型聚类方法以确立死亡模式，依靠婴儿或儿童死亡信息，又或成年死亡信息判定相近的死亡模式。

上述模型可以基于相同的参数输入条件进行对比运用，除DCMD模型寿命表可以使用三参数外，参数一般使用单参数或双参数。当为双参数时，常见的是婴儿死亡率（$_1q_0$）或5岁以下儿童死亡率（$_5q_0$）与其他参数如成年死亡率（$_{45}q_{15}$）或预期寿命（e_0）搭配。鉴于我国现有应用，Murray模型寿命表和Wilmoth模型寿命表的估计结果相近，而Clark-Sharrow模型寿命表虽然在HMD数据的拟合中表现较好，但在拟合1981年中国人口死亡数据时却表现一般，因此，在使用上述方法时应尽可能以多方法进行交叉评估。

最后，上述方法均有已开发好的软件包以帮助实现。其中，Murray模型寿命表可以通过Stata统计软件的软件包Modmatch实现，Wilmoth模型寿命表可以通过R软件的软件包MortalityEstimate实现，Clark-Sharrow（2011年）模型寿命表可以通过R软件的软件包Lifetables实现，Clark（2019年）模型寿命表可以通过R软件的软件包svdComp5q0实现。

案例分析

　　北京大学社会学系基于2010年中国第六次人口普查数据，根据城乡数据结构和质量的特点，采用模型寿命表方法，从内部关系出发，基于模型寿命表建立死亡概率与预期寿命之间的关系，在确定这种稳定的关系上，从可接受的现实数据求解出相应的预期寿命，进而利用对应的模型寿命表，得到修正的婴儿死亡率、1～4岁死亡概率。具体做法如下。

　　第一步，从模型寿命表中建立关键"变量"之间的关系。在编制寿命表中，年龄别死亡概率是建立寿命表的基础，直接影响预期寿命，某年龄预期寿命是该年龄别死亡概率的函数，即 $e_{xi} = f(q_{xi})$。按照死亡水平的不同假设，通过对关键变量关系的拟合优度和平稳性进行检验，最后作出以下最佳的模型选择。

$$e_{xi} = \alpha + \beta \times \ln(_nq_{xi}) \quad (i = 60, 61, \cdots, 100) \quad （公式4-30）$$

　　其中，x 为年龄，n 为组距，i 为模型寿命表中死亡水平。

　　第二步，根据公式4-30，以中外模型寿命表为标准，如以蒋正华等新版模型寿命表为例，可求解80岁以下的分年龄组方程（男女各五类），并计算出每一组方程确定系数。

　　第三步，借用这些关系模型，从现实已知的、相对准确的年龄别死亡率（死亡概率），即10～14岁死亡概率出发，计算出目标预期寿命，然后找到相对应模型寿命表中的死亡水平，或求解出相应的模型寿命表水平。

　　第四步，从相应的模型寿命表中，获得0岁、1～4岁的死亡概率，利用插值法求得相应预期寿命的0岁和1～4岁的死亡概率。

（四）两次普查间的留存分析

　　留存分析法，有的学者又称之为存活分析法，或队列人口一致性分析法，或年龄移算倒推法。其原理就是将人口的出生和死亡看作随时间变化的函数，过一年人就会长一岁，其间会伴随着发生人口死亡、育龄妇女生育与新生儿出生等事件。其主要优点是基于人口变动的内生机理，移算原理严谨且具有相当高的准确性，在人口研究中应用十分广泛。

留存分析的适用基于3个假定条件：①不存在人口迁移。②没有年龄误报。③两次普查的死亡登记完整率相同。该方法的基本逻辑是两次普查期间，假设没有人口迁移和年龄误报的情况下，特定年龄组的人口在第一次普查（t）年时为x岁，在年后的第二次普查时（$t+m$）年必然为$x+m$岁。利用t年和$t+m$年的两次人口普查时的有关分年龄人口数据、分年龄死亡数据来评估$t+m$年人口普查时的死亡数据的准确性，或者判断$t+m$年人口普查是否存在死亡漏报。第二次普查时x岁人口数与第一次普查时x岁人口数之比被称为x岁至$x+m$岁的存活比。通过设定两个时期的人口普查数据，计算出一套存活比。然后，将这套存活比与模型寿命表的值进行比较，以确定研究人口的寿命表。或者，可以通过确定这套存活比所对应的罗吉特转换系数，编制研究人口的寿命表。

王金营于2013年利用队列留存法和布拉斯－罗吉特模型寿命表法考察了1990—2010年历次普查数据中婴幼儿和老年人口死亡数据的漏报水平。具体做法为根据两次人口普查之间同一队列人口数，可以计算得到两次普查时点同一队列人口的留存概率。根据计算得到的队列留存概率，再根据分年龄留存概率随年龄增长递减的规律，可以计算得到$t+m$年$x+m-1$岁及以上分年龄的死亡概率。最后将推算死亡概率和普查死亡概率进行比较，如果推算死亡概率大于普查死亡概率，则表明$t+m$年的普查存在死亡漏报。否则，就不存在死亡漏报。

留存分析法虽然根据基本人口学关系推导而来，但在使用它进行低龄和老龄死亡概率修正时需要结合布拉斯－罗吉特模型寿命表系统，以此来避免可能产生的误差。同时，分析的可靠性和有效性也会受到两次普查数据的质量和一致性的限制。

案例分析

留存分析法在数据质量评估方面应用十分普遍。下面以2010年和2020年两次全国人口普查数据为例，选取有关分年龄人口数据、分年龄死亡数据，采用列克西斯队列法推算人口的留存概率和死亡概率，将推算数据与普查数据做比较，来评估2020年人口普查时死亡数据的准确性，并判断2020年人口普查中老年人口是否存在死亡漏报。具体方法如下。

假设2010年与2020年两次人口普查获得的50岁及以上人口的分年龄数据是准确的。评估年龄别死亡概率情况的计算步骤如下。

第一步，计算2010年x岁人口到2020年x＋10岁的留存概率：

$$_{10}p\,(x) = \frac{p\,(2020,\,x+10)}{p\,(2010,\,x)} \qquad \text{（公式4-31）}$$

第二步，计算2010＋i年x＋i岁未来1年的留存概率：

$$p\,(x+i) = p\,(x+i-1)\,*e^{-r\,(x,\,i)} \qquad \text{（公式4-32）}$$

依据联合国发展中国家模型寿命表一般模式和预期寿命增幅假定，可以计算得到，随着预期寿命的增长，年龄平均每增大1岁时留存率降低速度的幅度，即可寻找到$p\,(x+i)$与$p\,(x+i-1)$两者的等量关系，如下式所示。

$$p\,(x+i) = p\,(x+i-1)\,*e^{-0.5*r\,(x,\,i)} \qquad \text{（公式4-33）}$$

$r(x,i)$为待计算的参数，该值大小与估算的起点年龄有关，随年龄增长，r值会增大，同一年龄随时间推延，也会减少。各年龄别留存概率存在如下式的关系。

$$_{10}p\,(x+i) = {}_1p\,(x)\,*{}_1p\,(x+1)\,*\cdots*{}_1p\,(x+9) \qquad \text{（公式4-34）}$$

而$_{10}p\,(x+i)$、$_1p\,(x)$已知，代入后，即可求得参数r。

第三步，计算2020年初x＋9岁人口的死亡概率：

$$q^s\,(2020,\,x+9) = 1 - {}_1p\,(x+9) \qquad \text{（公式4-35）}$$

依据以上步骤，可以计算得到每个年龄的死亡概率，若计算得到的 $q^s(2020, x+9)$ 大于直接利用 2020 年人口普查时死亡数据得到的死亡概率，即可判定 2020 年人口普查死亡人口存在漏报问题。计算结果如图 4-4 所示。经过测算比对，2020 年推算得到的年龄别死亡概率大于 2020 年普查数据得到的死亡概率，可以判定 2020 年我国人口普查存在老年人口漏报的情况。

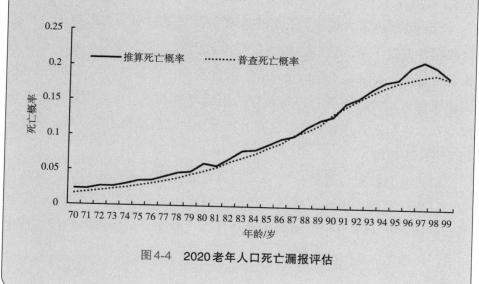

图 4-4　2020 老年人口死亡漏报评估

（五）内插/外推法

内插/外推法是用于估算数据或趋势的常见的数学和统计方法。在人口学和其他领域中经常用于填补数据空缺或预测未来趋势。在人口分析中，这种方法一般基于不同年龄组人口的死亡率或其他人口变动指标建模，将其视为关于年龄或时间的特定模型。内插法利用已知时点或年龄组的数据推断两点之间的缺失数据，而趋势外推法通过分析连续时间数据的规律来推断相邻其他时点的数据。

普遍的思路是利用数学方法和人口学静态统计数据建立人口模型，分析和模拟已有人口数据变化趋势，以此来推算区间或相邻时点的缺失值。在内插/外推法中，死亡率模型主要分为实证模型（如模型寿命表和相关模型）和函数（参数）模型，后者以年龄为自变量，年龄别死亡率为因变量，通过参数联系进行。这些参数往往具有明确的人口学和生物学意义。

实证模型涵盖大量参数，其中大多数能够通过对历史数据的分析进行确定并固定下来。这些参数中仅有少数仍然是未知变量，通常被称为输入变量。只要输入变量的值已知，就能得到一套完整的实证模型参数。实证模型可细分为两类：一是纯粹的模型寿命表，二是通过数学关系将模型寿命表与真实寿命表联系起来的模型，如之前提到的布拉斯－罗吉特相关寿命表模型。

函数模型在死亡数据分析中具有显著的优势，如形式简洁，概括性强，可操作性高，因此，在死亡数据的研究中扮演着重要的角色，尤其是在趋势模拟和平滑实际观测数据波动中。然而，函数模型的简洁性也带来了模型适应范围的降低。

（六）布拉斯增长平衡法

布拉斯提出利用增长平衡公式从死亡年龄分布中估计和调整成人死亡率：

$$\frac{N(x)}{N(x+)} = r + \frac{D^*(x+)}{N(x+)} \qquad （公式4\text{-}36）$$

其中，$N(x)$ 为确切年龄 x 岁的人口数，$N(x+)$ 为 x 岁及以上人口总数，r 为人口增长率，$D^*(X+)$ 为 x 岁及以上死亡人口总数。Brass 证明，上述公式对于封闭的稳定人口是完全成立的。假设 $N(x)$ 为某年进入 x 岁的人口，$N(x+)$ 为某年 x 岁及以上的总人口，对于 x 岁及以上的人口来说，$\dfrac{N(x)}{N(x+)}$ 可以解释为 x 岁及以上人口的"出生率"，$\dfrac{D^*(X+)}{N(x+)}$ 可以解释为 x 岁及以上人口的"死亡率"。根据稳定人口性质，x 岁以上的人口增长率 $r(x+)$ 与总人口增长率完全相等，上述公式将变为 x 岁及以上人口的增长平衡公式：出生率＝人口增长率＋死亡率。

除稳定人口假定外，布拉斯还设立了另外一个假定，即从死亡登记系统记录下的死亡人数的完整率在各个年龄组是同样的，即

$$D(x+) = CD^*(x+) \qquad\qquad （公式4-37）$$

上式中 C 为死亡登记完整率，为常数；$D(x+)$ 为 x 岁及以上实际死亡人数，$D^*(x+)$ 为从死亡登记系统记录下来的 x 岁及以上的死亡人数。令调整因子 $K = 1/C$，则可将公式修改为：

$$\dfrac{N(x)}{N(x+)} = r + K \times \left(\dfrac{D(x+)}{N(x+)} \right) \qquad\qquad （公式4-38）$$

这就是布拉斯增长平衡法的基本公式，其中 K 为死亡率调整因子，它的倒数 $1/K$，为死亡登记完整率。

在公式中，$\dfrac{N(x)}{N(x+)}$ 和 $\dfrac{D(x+)}{N(x+)}$ 之间是一种直线关系，调整因子 K 是这条直线的斜率，增长率 r 是直线的截距。因此，只要从实际数据中计算出 $\left[\dfrac{N(x)}{N(x+)}, \dfrac{D(x+)}{N(x+)} \right]$ 各个点的值，就可以确定直线斜率 K。换言之，可以由此公式计算得到死亡登记完整率。

但是，实际情况要复杂一些，在绝大多数情况下，所有的点不可能全落在一条直线上，甚至分布得很散，根本不构成直线的趋势，原因在于：①年龄误报引起的数据误差。②各年龄死亡登记人数的完整率不同。③所研究的人口不是稳定人口。由此可见，根据 $\left[\dfrac{N(x)}{N(x+)}, \dfrac{D(x+)}{N(x+)} \right]$ 画出

的散点图有助于人们判断是否符合增长平衡法的假定，或者判断这里违反假定的严重情况，也可以对调整因子K值的有效性进行评估。

在实际运用该法时，若仅有老年组的数据点或两端数据点偏离线性趋势，可将这些点排除。然而，若所有年龄点无法形成线性趋势，则增长平衡法失效，不可应用。通过线性拟合，可以同时获取调整因子和人口增长率。但需要注意的是，公式中的数值并非最佳估计，不宜轻率地将其应用于人口分析。

布拉斯增长平衡法的底限年龄可以设定在15或20岁，因此，近20年内因生育率下降引起的违反稳定人口假设的情况，一般不会对K值的有效性产生重大影响。但死亡率下降会对稳定人口假设产生影响，这会增加K值的估计误差。但模拟实验显示，当死亡率缓慢下降导致人口非稳定化时，K值的估计误差相对较小；只有在死亡率迅速变化的情况下，K值的估计误差才较大。死亡率下降会导致K值的高估，在死亡率下降的条件下，通常会低估死亡登记的完整性。

案例分析

吉林大学东北亚研究院基于2015年1%人口抽样调查数据，采用布拉斯增长平衡法对成人死亡率进行推算，具体步骤如下。

通过将部分出生率和部分死亡率放在同一张坐标图（图4-5）中，得到由各点确定的直线，进而得到直线的斜率和截距，也即调整因子K和增长率r的值。

直线拟合的时候采用"平均"线法。即把所得各点按年龄大小分成大体相等的两组，这条"平均"线就由这些点的横坐标（横轴各值）和纵坐标（纵轴各值）的平均数决定。得到K值后，将申报死亡率乘以K，就能得到经过调整的死亡率。

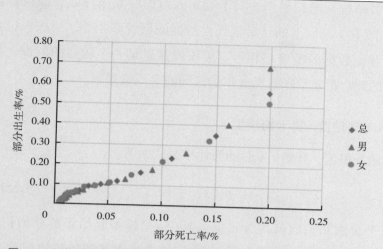

图 4-5　总体及分性别的部分出生率和部分死亡率决定的点的坐标图

　　通过"平均"线法得到的K值分别为：总人口2.41，男性2.57，女性2.35。尽管这种方法仍然存在一定局限性，但能够不依托于模型和数据选择，仅基于单个年份的数据实现对死亡数据的评估，并通过比较估算的结果来考察研究方法的适用性和稳定性，有助于评估我国普查死亡数据的质量。

（七）广义平衡增长法

　　布拉斯平衡增长法需要假设该人口为封闭的稳定人口。然而在现实世界中，要达到这样的条件是非常困难的。

　　20世纪80年代末，希尔（Hill）于1987年在布拉斯增长平衡法的基础上放宽稳定人口假设，形成广义增长平衡法，将基于稳定人口假设的方法推广至净迁移为0的非稳定人口。具体来说，广义增长平衡法基于两次普查数据的人口年龄结构和年龄别死亡人口数据，估计年龄别增长率，以此代替布拉斯增长平衡法对于稳定人口的假设条件。且假设最低年龄（5岁或15岁）及以上的年龄别死亡数据的覆盖率相等，历次人口普查的年龄别登记数据的覆盖率相等。应该说这也是一个较强的假设，可以把估计出的死亡覆盖率理解为此年龄区间的平均覆盖率。

（八）冈珀茨－梅卡姆模型

冈珀茨提出，年龄x岁时的死亡率公式如下。

$$\mu(x) = \alpha e^{\beta x} \qquad (公式4-39)$$

两个参数和的取值均为正值。其中α是模型起始年龄处的初始死亡率。可以反映该人口的基本死亡水平。β是死亡率随年龄的相对变化率。β越大则说明该群体的死亡率随年龄上升越快。然而，更深入的研究揭示出，该模型在估计年轻的成年人（40岁以下）死亡率时存在低估，而在估计80岁以上的高龄老年人死亡率时存在高估。

为解决低龄组死亡率低估问题，梅卡姆于1860年通过对人类过去150多年质量较高的人口数据进行研究分析，在考虑个体虚弱度异质性后，在冈珀茨模型基础上加上一个常数项，得到梅卡姆模型。

$$\mu(x) = \alpha e^{\beta x} + \gamma \qquad (公式4-40)$$

在这个模型中，常数γ主要解决低估婴幼儿死亡率问题，又称背景死亡率，反映一个人口各年龄段共同面临的死亡风险。该模型能够正确反映成人高龄阶段死亡率上升减缓的趋势，因此，在成人死亡率（30～80岁）方面可以实现很好的拟合。但高龄老年人的死亡率被高估问题仍未得到解决。

案例分析

中国医学科学院基础医学研究所团队联合中国疾病预防控制中心在2009年的一项研究中运用广义增长平衡法估计1991—1998年全国综合疾病监测系统的居民漏报水平，具体方法如下。

广义增长平衡法基本公式是以死亡率为自变量，以进入率和增长率差值为应变量的一元线性方程：

$$n^*(x) - r^*(x+) = [\ln(k_1/k_2)]/t + [(k_1 k_2)^{0.5}/c] d^*(x+)$$

（公式4-41）

式中，t代表两次调查的时间间隔；k_1和k_2分别代表第一次和第二次调查人口的完整性；c代表死亡报告的完整性；$n^*(x)$是指在这段时间内，进入年龄x岁及以上的人口比例；$r^*(x+)$是指x岁及以上的人口增长率；$d^*(x+)$为x岁及以上死亡率。在该模型中，对k_1和k_2有一个约定，若$k_1/k_2 > 1$，说明$k_1 > k2$，则令$k_1 = 1$，$k_2 = 1/(k_1/k_2)$；若$k_1/k_2 = 1$，说明$k_1 = k_2$，则令$k_1 = k_2 = 1$；若$k_1/k_2 < 1$，说明$k_1 < k_2$，则令$k_1 = k_1/k_2 = 1$。

该研究通过上述公式计算出总漏报率，各年龄别漏报情况通过绘制散点图来表达。以进入率和增长率的差值$[n^*(x) - r^*(x+)]$为纵坐标，死亡率$[d^*(x+)]$为横坐标，绘制散点图。判断通过监测获得的实测值与通过方程估算出来的y值之间拟合的程度，这两类散点重合得越多，说明拟合的程度越好，即说明漏报率越低；反之，则说明漏报程度较高。

利用此方法，该研究计算出1998年人口相比于1991年上报的人口完整性为87.29%。1991—1998年死亡漏报率为11.7%，各年龄别的漏报程度不高。

中国人民大学人口与发展研究中心李婷等在2023年的一项研究中使用1982—2020年全国人口普查数据，应用广义增长平衡法考察1990—2020年我国人口普查中死亡数据的覆盖率。具体方法如下。

在广义增长平衡法假设条件成立的情况下，人口增长率为出生率和死亡率共同决定，这一关系同样适用于x岁及以上人口，即$r = b(x+) - d(x+)$。其中，$b(x+)$表示x岁人口占x岁及以上人口的比重，$d(x+)$表示x岁以上人口的死亡率。在假设年龄别死亡漏报程度相同的条件下，这一关系可以变换为$b(x+) = r + d'(x+)/c$。其中，

$d'(x+)$ 为根据观测人口的死亡申报数据估算的 x 岁及以上人口的死亡率，c 为死亡数据的覆盖率。因此，为估算成人死亡数据的覆盖率，只需要确定 $d'(x+)$ 与 $b(x+)$ 的关系。

该研究计算过程如下：估算两次人口普查时点间的死亡人口数量总数；分别计算两次普查时点年龄别累计人口数量，将累计迁移人口数假设为0；计算历年人年数；计算 x 岁人口数、$b(x+)$、$d(x+)$ 和 $r(x+)$；以 $b(x+) - r(x+) + nm(x+)$ 为因变量，$d(x+)$ 为自变量拟合直线并基于拟合直线的截距 a 和斜率 b 估算登记死亡人数的覆盖率 c。如果假设基准普查年份的登记死亡人数准确，那么 c 就能作为对后一普查年份死亡登记覆盖率的估计。

该研究结果显示，1990—2020年普查5～79岁男性人口死亡数据的平均覆盖率由84.25%波动下降为79.86%，女性由81.16%持续下降为71.71%。

尽管广义平衡增长模型放宽了布拉斯平衡增长模型对于稳定人口的假设前提，但保证模型准确性仍然需要满足一定的条件：首先是封闭的人群，其次是分年龄别人口和死亡覆盖率相对稳定，最后是人口和死亡的年龄记录要准确。因此，广义平衡增长模型法对于年龄是否报告错误非常敏感，且这种方法仅适合于成年人死亡漏报的估计，对于婴儿死亡漏报的估计不适用。

（九）Adair经验公式

2018年，人口学家Adair和Lopez根据经验数据，开发了一套死亡登记完整率 C_{jk}^{ALL} 的估计算法；需要使用每千人口粗死亡率 $RegCDR$、65岁以上人口占比 $\%65_{jk}$、5岁以下死亡概率 $5q0_{jk}$ 和5岁以下死亡率完整性 C_{jk}^{5q0} 和年份 k 进行估算。公式如下。

$$\text{logit}\ (C_{jk}^{ALL}) = \beta_0 + RegCDRsq_{jk} \times \beta_1 + RegCDR_{jk} \times \beta_2 + \%65_{jk} \times \beta_3 + \ln$$
$$(5q0_{jk}) \times \beta_4 + C_{jk}^{5q0} \times \beta_5 + k \times \beta_6 + e_{jk} + \gamma_j \qquad (\text{公式4-42})$$

其中，j表示不同国家的随机截距项。在软件中，嵌入中国的随机截距：全人群为 $-0.480\ 19$，男性为 $-0.623\ 76$，女性为 $-0.392\ 23$。使用者可以在网站中选择Adair-Lopez算法模块，上传自己根据数据测算的每千人口粗死亡率、65岁以上人口占比、5岁以下死亡概率和5岁以下死亡率完整性和对应年份，即可估计省份、地市或县区的漏报率，作为数据完整性的提示。

实例分析

　　一般而言，从现有文献和官方信息中分析中国人口普查和抽样调查死亡登记完整性的先验信息是相当困难的事情。Adair经验公式提供了一种方法，可以通过参考数据和已掌握数据对死亡漏报情况进行识别。该方法是将某事件登记数与参考数比较，参考数来自能够代表该事件真实情况的其他数据。

　　广东医科药大学使用该法估计得到漏报率，再按漏报率上调死亡率，实现对死亡数据的修正。具体而言，该研究基于广东省疾病预防控制中心死因监测系统的户籍人口数据和死亡数据，分别计算2014—2018年各监测点居民粗死亡率和65岁以上人群占总人口的比例，并利用寿命表计算各监测点5岁以下儿童死亡率，最终根据漏报率计算模型估计广东省2014—2018年各个监测点的漏报率，并据此漏报率回填得到实际死亡人数，如表4-6所示。

　　浙江大学公共管理学院同样借助此法，以经过质量筛查的健康计量与评估研究所（Institute for Health Metrics and Evaluation，IHME）（2020年）和联合国儿童死亡率估算机构间小组（United Nations Inte-Agency Group for Child Mortality Estimation，UNIGME）（2020年）数据作为参考，计算了人口普查和抽样调查中0岁和1～4岁死亡数据的漏报情况，以此作为先验信息。

表4-6　2014—2018年广东省28个国家疾病监测系统创伤性脑损伤粗死亡率

单位：1/10万

人口学特征	2014年		2015年		2016年		2017年		2018年		合计	
	死亡人数[1]	粗死亡率	死亡人数[1]	粗死亡率	死亡人数[1]	粗死亡率	死亡人数[1]	粗死亡率	死亡人数[1]	粗死亡率	死亡人数[1]	粗死亡率
性别												
男	1915	16.63	2882	23.31	2189	17.68	2294	18.44	2126	16.92	11 406	18.62
女	763	7.02	1043	8.91	915	7.75	1075	9.02	967	8.02	4763	8.16
年龄/岁												
0～4	64	5.03	86	7.50	50	3.83	65	4.50	61	4.13	326	4.91
5～14	74	2.77	72	2.53	70	2.57	67	2.31	63	2.11	346	2.45
15～24	329	9.15	479	11.22	304	8.55	269	7.86	195	5.83	1576	8.66
25～44	628	8.85	920	12.22	652	7.98	624	7.80	585	7.24	3409	8.77
45～64	784	14.47	1165	21.23	945	15.48	1053	16.92	979	15.53	4926	16.68
65～74	310	23.63	448	33.23	401	30.48	441	31.59	424	29.10	2024	29.64
≥75	489	48.69	755	52.44	682	66.92	850	87.43	786	79.99	3562	65.74
城乡												
城市	940	9.62	1057	10.22	1039	9.87	1153	10.70	1073	9.76	5262	10.04
农村	1738	13.79	2868	20.89	2065	15.11	2216	16.31	2020	14.82	10 907	16.23
死亡的外部原因												
交通事故	1546	6.91	2344	9.74	1812	7.49	1839	7.55	1647	6.69	9188	7.68
跌倒	843	3.77	1262	5.24	1079	4.46	1320	5.42	1259	5.11	5763	4.82
暴力/打击	162	0.72	104	0.43	76	0.31	96	0.40	55	0.22	493	0.41
其他	127	0.57	215	0.89	137	0.57	114	0.47	132	0.54	725	0.61
合计	2678	11.97	3925	16.30	3104	12.83	3369	13.83	3093	12.56	16 169	13.52

注：①漏报调整后的脊髓损伤死亡人数。

（十）地理空间预报法

现有的死亡率数据因其来源的多样性及统计方法的差异，不同地区的数据质量良莠不齐。在此背景下，传统的数据分析方法往往采取统一的规律对数据进行调整，可能无法准确反映特定地区或群体的实际死亡情况。能够融入空间位置和解释变量的地理空间预报法克服了这一限制，它基于数学和空间统计学原理，依托高质量数据样点的空间特性和影响死亡率的关键变量信息，推断出其他区域低质量或未知数据点的死亡率，更精确地揭示不同地理位置之间的死亡率差异。

根据样点数据、辅助数据和专业知识反映的总体性质，选择合适的插值方法至关重要。空间插值方法种类繁多，每种方法都有其特定的适用范围。正确匹配总体性质、样本条件与对应的最优预报方法，是实现精准死亡率估算的关键步骤。在选择样本推断总体的模型时，需要遵循"空间统计三位一体框架"，此框架在地理、环境、生态、流行病和健康等领域均有应用，并获得了国际同行的广泛认可。

1. 空间统计三位一体框架 数据样点来源总体的空间分布并非随机，而是呈现出空间统计性质，主要体现为空间自相关性（spatial autocorrelation，SAC）和空间分异性（spatial stratified heterogeneity，SSH）。SAC指在地理空间中一个地点的属性值可能会影响其附近地点的属性值，即相邻地区的观测值往往更为相似，如一个区域的空气质量不佳往往意味着其相邻区域也面临同样的问题，这种现象被称为"空间自相关"。SSH指不同地理类型或区域之间属性值的差异，如城市和农村地区死亡率存在明显差异。

样本推断总体的空间模型选择需要遵循"空间统计三位一体框架"（spatial statistic trinity，SST）（Wang et al，2020）和"地理信息空间抽样与统计推断"（GB/Z 33451—2016）。其原理是样本推断总体的误差由总体（population）性质、样本（sample）条件、估计量（estimator）及其相互作用三位一体所决定的（图4-6）。

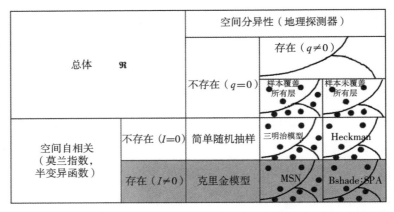

图4-6　基于SAC（阴影填充的单元格）和SSH（由曲线划分的单元格）的空间模型选择

图4-6是空间统计三位一体框架查表。其中"行"表示总体是否存在SAC，用莫兰指数或半变异函数进行判断，如$I=0$或$I\neq0$分别表示不存在或存在SAC，存在SAC的总体用阴影表示；"列"表示总体是否存在SSH，用地理探测器q统计判断，如$q=0$或$q\neq0$分别表示不存在或存在SSH；空间分层（strata）用曲线多边形示意。又根据样本是否覆盖所有层划分为两列：点代表样本单元，所有层均有样本则样本无偏（右数第2列），有些层没有样本则样本有偏（最右列）。不同总体和不同样本条件的最佳估计量写在格子中，如简单算术平均法（Simple Average）是在SSH和SAC均不存在时推荐考虑的方法。

2. *模型选择与厘定*　样本推断总体的模型选择基于空间统计三位一体框架。首先对总体性质进行检验，再根据样本条件选择最佳空间推断模型，理论上可保证误差最小，由此选择的模型具有良好的可迁移性。

若总体特征表现为空间自相关性主导，选择克里金插值模型；如果空间分层异质性主导，选择三明治模型；当解释变量主导，选择贝叶斯层次模型为代表的基于解释变量的模型。而在多种特征都不是很明显的情况下，使用融合的思路：在每个估计单元（如插补的县区）以各模型方差反比加权的形式对多种方法的计算结果进行融合，从而得到最终结果。这样可最大限度地将不同方法的特点结合，得到最优估算结果。融合模型误差最小的前提是各模型无偏。

（1）克里金插值模型：克里金插值模型适用于空间自相关主导的总体，在有限区域内对区域化变量进行无偏最优估计的一种方法，属于地理学统计插值方法。该方法在二阶平稳假设前提下，根据已知观测点的数据或辅助变量和先验参数，构建半变异函数定量反映空间自相关性，将此带入克里金插值模型预测未知空间位置的属性值，以达到对不足或者缺失的数据进行估计的目的。

（2）三明治模型：三明治估算模型用于具有分层异质性总体的多单元报告空间估计（文后彩图3）。它由样本层（sampling layer）、知识层（knowledge layer/zonation layer）和报告层（reporting layer）三层组成，因此，被称为三明治估算模型。知识层是根据总体的空间分异性对研究区各单元分类，通常情况下分类遵循类内方差最小而类间方差最大的原则，同时兼顾各类内有样本。对总体的分类可以使用先验知识、历史数据或协变量建立，如气候带分区（regionalization）、城乡分类（classification）等。报告单元层由行政单位、格网或者其他根据研究需求的多边形组成，如全国2845个县域单元、1千米格网等。从样本层到知识层再到报告单元层，信息流（information flow）和误差流（error flow）携带着估计均值与采样误差逐层传递。三明治估算模型的优点在于可以用较少的采样量实现多单元报告，提供了一种非常直接且相对简单的方法以解决多报告单元的估算问题，并在多边形系统之间传输数据。

（3）贝叶斯层次模型：贝叶斯层次模型（Bayesian hierarchical model，BHM）适用条件是解释变量主导（Pearson相关系数显著）并且单调关系的研究对象。BHM可用于时空分布规律分析、空间插值和预测，在公共卫生领域广泛应用。BHM包括如下3个层次。

$$数据模型：Y_{it}\ (i,\ t)\ \sim\ P\ (y_{it}\ |\ \theta_{it},\ \Theta)$$
$$过程模型：\theta_{it} = S\ (i)\ +\ \omega\ (t)\ +\ \Omega_{it}\ (i,\ t)\ +\ \varepsilon_{it}$$
$$参数（超参数）模型：\Theta\ \sim\ P\ (\Theta)$$

其中，Y_{it} 和 y_{it} 分别为观测随机变量和样本数据；θ_{it} 为时空过程变量；$S\ (i)$ 和 $\omega\ (t)$ 分别测度总体空间格局和总体随时间变化趋势；$\Omega_{it}\ (i,\ t)$ 为时空局域效应；ε_{it} 为随机噪声；Θ 为（超）参数集。

BHM分析空间问题时，空间和时间的相关性以及时空过程中的不确定性通过先验知识的形式纳入分析，从而可定量估计出时空过程中的总体空间分布格局 $S\ (i)$、总体变化趋势 $\omega\ (t)$ 及每个统计单元所具有的局部变化 $\Theta_{it}\ (i,\ t)$，细致地刻画时空演变过程。

（4）全局模型融合方法：在以上方法无偏的前提下，对以上多种插值结果进一步融合，以降低误差。采用信息融合的方法，以每种插值结果方差反比作为权重，将每个研究单元各模型估计结果加权求和，得到各研究单元对应的最终预期寿命估计结果。

3. 精度评价　通常采用交叉验证的方法评价模型精度。交叉验证可分为2种：①k折交叉验证（k-fold cross-validation）。将训练集分割成 k 个子样本，1个子样本作为测试集，其他 k-1 个子样本作为训练集。循环重复 k 次，保证每个子样本作为一次测试集，平均 k 次的结果或使用其他结合方式得到估测精度，一般常用5折或10次交叉验证。②留一验证（leave-one-out cross-validation，LOOCV），即只使用原本样本中的一个样本单元作测试集，而剩余的所有样本单元作训练集。若样本量为 N，循环这个步骤 N 次，直到每个样本单元都作一次测试集。根据预期寿命的预测结果与实际观察值，计算平均绝对误差（mean absolute error，MAE）、均方根误差（root mean square error，RMSE）和决定系数（R-square，R^2），采用 R^2 较大且MAE、RMSE较小的方法的结果作为最佳模型结果。

案例分析

中国科学院地理科学与资源研究所201空间分析研究组在2022年的一项研究中利用从中国肿瘤登记年报中获取的242个样本县区乳腺癌发病率，采用三明治估算模型预测中国大陆2352个县区的乳腺癌发病率。具体过程如下。

乳腺癌是中国女性最常见的癌症，近几十年来已成为一个重大的公共卫生问题。本案例中，样本数据来自2014年中国癌症登记中心收集的125个城市肿瘤登记处和117个农村肿瘤等基础的数据（文后彩图4），肿瘤登记处覆盖了高癌症风险和低癌症风险的城市和乡村地区。

首先通过样本和辅助变量度量总体的空间相关性和空间分异性。

空间相关性度量：采用莫兰指数度量空间相关性。利用反距离权重构建空间权重矩阵来计算样本乳腺癌发病率的莫兰指数，结果为0.04（$P < 0.01$），表明乳腺癌发病率分布的空间相关性较弱，不适用基于空间相关性的估算模型。

空间分异性度量：城乡分层来构建知识层，利用地理探测器q统计量度量空间分析性（www.geodetector.cn），结果q值为0.52（$P < 0.01$），表明乳腺癌发病率分布具有显著的空间分异性。

基于以上分析，在空间相关性较弱、空间分异行显著的情况下，三明治估算模型更适用于估算中国大陆县区尺度乳腺癌发病率。在本案例中，样本层为242个城市和乡村，报告层为中国2352个县区。具体估算步骤如下。

第一步，构建知识层。将样点分为城市（$h=1$）和乡村（$h=2$）两层作为知识层，n_h为第h层的样本量，计算城市和乡村两个层中乳腺癌发病率的均值$\bar{y}_h$和方差$v(\bar{y}_h)$。

$$\bar{y}_h = \frac{1}{n_h} \sum_{i=1}^{n_h} y_{hi} \qquad (公式4\text{-}43)$$

$$v(\bar{y}_h) = \frac{\sum_{i=1}^{n_h}(y_{hi} - \bar{y}_h)^2}{n_h(n_h - 1)} \qquad (公式4\text{-}44)$$

第二步，计算每个报告单元（$r = 1$，2，3，…）中两个层（城市和乡村）的权重 W_{rh}。报告单元 r 的城市层权重 W_{r1} 为该报告单元的城镇化率，即报告单元 r 内的城市人口占总人口的比重。报告单元 r 的乡村层权重 W_{r2} 为 1 减去城镇化率。

第三步，估算每个报告单元乳腺癌发病率的均值 $\bar{y}_r$ 和标准误差 $s(\bar{y}_r)$，计算公式为：

$$\bar{y}_r = \sum_{h=1}^{L} W_{rh} \bar{y}_h \qquad \text{（公式4-45）}$$

$$s(\bar{y}_r) = \sqrt{\sum_{h=1}^{L} W_{rh}{}^2 v(\bar{y}_h)} \qquad \text{（公式4-46）}$$

各报告单元的均值和标准差如文后彩图 5 所示，乳腺癌发病率的取值范围为 17.54 ～ 31.56，华北和华东地区最高。

第四步，验证估算结果。采用交叉验证对估计结果进行验证，在本案例中。平均交叉验证估计（average lross validation estimate，ACVE）值为 8.68，表明模型验证结果良好。

以上过程均可在 R 中采用 "sandwichr" 包实现。

第5章 预期寿命应用分析方法

在预期寿命指标背后，蕴藏了丰富的医学、人口学相关信息，包括去死因寿命表，预期寿命差异分解（如年龄差异分解、疾病差异分解），预期寿命预测分析（如时间序列分析方法、灰色理论预测模型方法、间接预测法）等，可以为政府决策提供科学的循证依据。

一、去死因寿命表

去死因寿命表本质上是去递减原因寿命表在死亡研究中的具体应用，其目的是借助定量方式作出更为精细化的死亡分析，提供更细致的寿命数据，进而研究某种死因对居民死亡的影响。其基本思想是：去掉了一种递减原因后，如消除某一死因，则原死于该死因的人不死于该死因，相应就会带来存活概率的改善，寿命也会有所延长。显然，如果消除了对生命威胁大的死因，寿命就会延长更多。去死因寿命表的应用主要体现在流行病学领域，在实际应用过程中，通过排除某些死因的影响，更深入地了解某一特定死因对总体预期寿命的影响，以此实现对疾病严重性程度的分析。

根据去死因寿命表编制原理和实际操作经验可知，去死因寿命表具有以下优势：①通过合理地呈现某一死因对群体寿命的损耗和尚存人数，有效地展示了该死因对整个人口的影响程度。②去死因寿命表的指标不仅能够综合说明某死因对整体人口的影响，还能分别展示该死因对各年龄组人口的影响，提供更全面的信息。③该寿命表的指标不受人口年龄结构的影响，便于进行相互比较，使得跨群体或跨地域的分析更为准确。

案例分析 1

都匀市疾病预防控制中心在2019年收集2016—2018年都匀市居民死因监测工作报告数据，运用人口死因监测信息管理系统结合去死因简略寿命表等进行统计分析，计算去死因（脑血管疾病、心血管疾病、恶性肿瘤、慢性下呼吸道疾病及意外伤害）预期寿命，具体结果见表5-1。结果显示，对预期寿命影响最大的是脑血管疾病、心血管疾病、恶性肿瘤、慢性下呼吸道疾病及意外伤害，占全部死亡的86.67%，其中，意外伤害造成的死亡占全部死亡的8.55%。

表5-1　2016—2018年都匀市居民主要死亡因素对预期寿命的影响

疾病名称	性别	2016年		2017年		2018年	
		去死因增加寿命/岁	去死因增加寿命百分比/%	去死因增加寿命/岁	去死因增加寿命百分比/%	去死因增加寿命/岁	去死因增加寿命百分比/%
脑血管疾病	男	2.61	3.58	2.65	3.63	2.64	3.61
	女	2.5	3.11	2.52	3.13	2.49	3.1
	合计	2.65	3.34	2.64	3.31	2.67	3.36
心血管疾病	男	2.2	2.9	2.23	2.94	2.24	2.96
	女	3.26	3.97	3.3	4.12	3.29	4.1
	合计	2.71	3.43	2.7	3.41	2.72	3.45
恶性肿瘤	男	1.69	2.32	1.7	2.34	2.72	2.37
	女	1.37	1.67	1.39	1.71	1.38	1.69
	合计	1.58	1.96	1.59	1.98	1.62	2.13
慢性下呼吸道疾病	男	0.92	1.21	0.94	1.24	0.95	1.26
	女	1.13	1.33	1.22	1.41	1.19	1.37
	合计	1.07	1.3	1.1	1.39	1.19	1.42
意外伤害	男	1.12	1.39	1.12	1.39	1.14	1.43
	女	0.51	0.61	0.54	0.68	0.54	0.68
	合计	0.78	0.95	0.77	0.93	0.81	0.98

案例分析2

　　陕西省疾病预防控制中心慢性非传染性疾病预防控制所对陕西省居民心血管疾病的一项研究中，运用去死因寿命表计算去心血管病死亡后的预期寿命及增加年数。研究发现，男女去心血管病死因预期寿命分别为87.36岁和90.56岁，分别增加12.59岁和11.04岁；城乡居民去心血管疾病死因预期寿命分别为88.94岁和88.83岁，分别增加12.05岁和11.68岁。该研究通过分析心血管疾病对该省分城乡分性别群体的预期寿命的影响，进而确定疾病防治重点，为卫生部门和政策制定者提供更精确、更实用的信息和更有针对性的卫生干预建议。

二、预期寿命差异分解

（一）年龄差异分解

　　采用Arriaga死因分解法对一个时间段内预期寿命增量进行分解，将预期寿命增量（即总效应 $_iTE_x$）分解成3个部分：直接效应（ $_iDE_x$）、间接效应（ $_iIE_x$）和交互效应（ $_iI_x$）。同时，依据不同年龄组的总效应具有可加性，分析不同年龄组对预期寿命增量的贡献。计算公式如下。

直接效应：
$$_iDE_x = \frac{l_x^t\left(_ie_x^{t+n} - _ie_x^t\right)}{l_a^t} = \frac{l_x^t}{l_a^t} \times \left[\frac{T_x^{t+n} - T_{x+i}^{t+n}}{l_x^{t+n}} - \frac{T_x^t - T_{x+i}^t}{l_x^t}\right]$$

（公式5-1）

间接效应：
$$_iIE_x = \frac{_iCS_x \times e_{x+i}^t}{l_a^t} = \frac{T_{x+i}^t}{l_a^t} \times \left[\frac{l_x^t \times l_{x+i}^{t+n}}{l_{x+i}^t \times l_x^{t+n}} - 1\right]$$

（公式5-2）

其中，
$$_iCS_x = \frac{l_x^t \times l_{x+i}^{t+n}}{l_x^{t+n}} - l_{x+i}^t$$

（公式5-3）

交互效应：
$$_iI_x = _iOE_x - _iIE_x$$

（公式5-4）

$$其中，{}_iOE_x = \frac{{}_iCS_x \times e^{t+n}_{x+i}}{l^t_a} = \frac{T^{t+n}_{x+i}}{l^t_a} \times \left[\frac{l^t_x}{l^{t+n}_x} - \frac{l^t_{x+i}}{l^{t+n}_{x+i}} \right] \quad （公式5-5）$$

总效应：
$$ {}_iTE_x = {}_iDE_x + {}_iIE_x + {}_iI_x \quad （公式5-6）$$

方程中，l是寿命表中的生存人数，T是寿命表中的生存总人年数，${}_ie_x$是组内预期寿命，x是初始年龄，i是组间间隔年龄，t是比较n年变化时的起始年份，a是寿命表的初始年龄（计算0岁组寿命表，则$a=0$，即$l_0 = 100\ 000$），${}_iCS_x$为$x+i$岁时不同观察年份尚存人数的变化量。

在本模型中，80岁以上组死亡率变化对预期寿命的影响仅有直接效应，计算公式如下。

$$DE_x = \frac{l^t_x \times \left(e^{t+n}_x - e^t_x \right)}{l^t_a} = \frac{l^t_x}{l^t_a} \left(\frac{T^{t+n}_x}{l^{t+n}_x} - \frac{T^t_x}{l^t_x} \right) \quad （公式5-7）$$

（二）疾病差异分解

Arriaga死因分解法假设各年龄组（$x \sim x+i$）某死因别死亡率（m_a）的变化对预期寿命产生的影响 $\left[{}_iTE_{x(a)} \right]$ 与其对该年龄组总死亡率（m）的影响成正比，预期寿命增量的死因别分解公式如下。

$$ {}_nk_{ax} = \frac{{}_nm^b_{ax} - {}_nm^a_{ax}}{{}_nm^b_x - {}_nm^a_x} \quad （公式5-8）$$

$$ {}_nTE_{x(a)} = {}_nTE_x \times {}_nk_{ax} \quad （公式5-9）$$

方程中，${}_im_x$代表（$x \sim x+n$）岁人群的死亡率，${}_nk_{ax}$表示该年龄段内a对年龄别死亡率的影响因子，a和b分别代表不同时点。上标和下标为时间段和年龄组标识。

案例分析

　　天津市疾病预防控制中心在2021年的一项研究中利用死因分解法对天津市户籍居民1999—2018年死因监测数据进行分析，计算不同年龄、不同疾病死亡率对预期寿命增量的贡献值和百分比。具体方法如下。

　　第一步，预期寿命差异的年龄组分解：采用Arriaga分解法进行预期寿命年龄分解，将预期寿命差异（即总效应$_nTE_x$）分解成3个部分：直接效应（$_nDE_x$）、间接和交互效应（$_nOE_x$）。同时依据不同年龄组的总效应具有可加性，分析不同年龄组对预期寿命差异的贡献。开放年龄段的年龄组只有直接效应，因为没有后一个年龄组对其的间接和交互效应的影响。计算公式如下。

$$总效应：\quad _nTE_x = {_nDE_x} + {_nOE_x} \qquad （公式5-10）$$

$$直接效应：\quad _nDE_x = \frac{l_x^1\left(_ne_x^2 - _ne_x^1\right)}{l_0^1} = \frac{l_x^1}{l_0^1} \times \left(\frac{T_x^2 - T_{x+n}^2}{l_x^2} - \frac{T_x^1 - T_{x+n}^1}{l_x^1} \right)$$

$$（公式5-11）$$

$$开放年龄段的直接效应：\quad _nDE_{x+} = \frac{l_x^1}{l_0^1} \times \left(\frac{T_x^2}{l_x^2} - \frac{T_x^1}{l_x^1} \right) \qquad （公式5-12）$$

$$间接效应和交互效应：\quad _nOE_x = \frac{T_{x+n}^2}{l_0^1} \times \left(\frac{l_x^1}{l_x^2} - \frac{l_{x+n}^1}{l_{x+n}^2} \right) \qquad （公式5-13）$$

　　式中，e为预期寿命，l和T分别指寿命表中的尚存人数和生存总人年数，1和2分别指时期1和时期2，x是初始年龄，n是组间间隔年龄。

　　第二步，预期寿命差异的死因别分解：采用Arriaga分解法进行预期寿命死因分解，探讨各类主要死因以及心脑血管疾病的亚分类死因变化对人群预期寿命的影响。假设某一年龄的死亡率等于该年龄组不同死因死亡率之和，假定在$[x, x+n]$年龄段死因i死亡率变化对预期寿命产生的影响对与其年龄段总死亡率成正比。$_nTE_{xi}$乘以该年龄组某死因i对总死亡率的影响因子$_nk_{xi}$，即

$$_nTE_{xi} = {_nTE_x} \times {_nk_{xi}} \qquad （公式5-14）$$

　　式中，$_nk_{xi} = \dfrac{_nR_{xi}^2 {_nm_x^2} - {_nR_{xi}^1} {_nm_x^1}}{_nm_x^2 - {_nm_x^1}}$，$_nR_{xi}$是人口（时期）1或2从年龄$x$岁到

$x+n$ 岁某种死因 i 占总死因的比率。$_nm_x$ 代表 $[x \sim x+n]$ 岁人群的死亡率。

　　该研究结果显示，20年间天津市户籍居民0岁组死亡率下降对预期寿命增加的贡献率为19.17%，$\geqslant$55岁组居民死亡率下降对预期寿命的增加贡献较大，累计贡献率为67.38%。脑血管病、呼吸系统疾病、心脏病、围生期情况、先天畸形，以及损伤和中毒死亡率下降对预期寿命提高的贡献较大，贡献率分别为27.27%、21.37%、15.76%、12.22%、6.44%和4.86%。恶性肿瘤、损伤和中毒、糖尿病、神经系统疾病等死亡率的增加对$\geqslant$75岁人群寿命增长产生负向作用。该研究探索了20年间天津市居民不同年龄疾病谱变化对预期寿命的影响，对政府科学制定人群健康政策、合理配置卫生资源具有重要意义。

三、预期寿命预测分析

（一）时间序列分析方法

　　时间序列分析方法是一种根据预测项目的时间序列资料分析其发展变化规律，从而预测其未来的方法。优点是所需资料少，只要有预测项目的历史统计资料即可。缺点是没有考虑到有关变量的影响。这一类的具体方法很多，主要有长期趋势模型预测、自回归模型预测、移动平均数模型预测和指数平滑等。根据数据特点的不同，采用不同的时间序列模型以及参数。

　　时间序列分析方法突出了时间因素在预测中的作用，暂不考虑外界具体因素的影响。虽然预测对象的发展变化受很多因素的影响，但是时间序列分析实际上是将所有的影响因素归结到时间这一因素上，只承认所有影响因素的综合作用，并在未来对预测对象仍然起作用，而并未去分析探讨预测对象和影响因素之间的因果关系。此外，时间序列分析因突出时间序列暂不考虑外界因素影响，当外界发生较大变化时，往往会有较大偏差，因而时间序列预测法对中短期预测的效果要比长期预测的效果好。

差分自回归移动平均（autoregressive integrated moving average，ARIMA）模型是时间序列分析技术中应用最广泛的一种方法，理论比较成熟，综合考虑了序列的趋势变化、周期变化及随机干扰等方面，使得拟合结果在理论上更具说服力，在应用上实际可行，多用来进行中短期预测，近些年来该模型在医学上的应用日趋广泛。在应用中应注意：①建立模型前应进行平稳性和白噪声检验，只有序列达到平稳非白噪声的要求方可继续建立模型。②由于ARIMA（p，d，q）模型是对不规则因素进行分析，所以样本点不能过少，至少应在30个以上。当序列较短时，只能进行确定型时间序列分析。③模型拟合过程中，有时会出现拟合效果相近的不同模型，这时应选较简约的一个。

案例分析

　　长安大学团队应用上海市1978—2018年预期寿命数据为研究对象，利用ARIMA时间序列模型对上海市预期寿命进行短期预测。具体方法如下。

　　第一步，数据平稳性检验，即确定差分阶d值。数据建模之前，应对数据进行平稳性检验。其标准有两点：第一，一般p值小于0.1或0.05为标准，说明0.1或0.05水平下拒绝原假设，即序列平稳；第二，若序列不平稳，可进行一阶或二阶差分后，再进行ADF（augmented Dickey-Fuller）检验，直至序列平稳。

　　第二步，确定模型的阶数，即确定自回归阶p和移动平均阶q。定阶原则有以下三点：第一，若偏自相关函数（partial autocorrelation function，PACF）在p阶处截尾（某一滞后阶数后PACF为0），并且自相关函数（autocorrelation function，ACF）拖尾，则ARIMA模型可简化为AR（p）模型［AR为自回归（autoregressive）的英文缩写］；第二，若ACF在q阶处截尾（某一滞后阶数后ACF为0），并且PACF拖尾，则ARIMA模型可简化为MA（q）模型［MA为移动平均（moving average）的英文缩写］；第三，若ACF和PACF都显著拖尾，可选择ACF中最显著的阶数作为q值，选择PACF中最显著的阶数作为p值。

第三步，建立ARIMA模型。ARIMA模型的构建应符合模型参数、Q统计量和信息准则三项标准：第一，ARIMA模型要求模型残差为白噪声，即残差不存在自相关性，可通过Q统计量检验进行白噪声检验（原假设：残差是白噪声）；第二，Q6用于检验残差前6阶自相关系数是否满足白噪声，通常其对应p值大于0.1则说明满足白噪声检验（反之则说明不是白噪声）；第三，赤池信息量准则（Akaike information criterion，AIC）和贝叶斯信息量准则（Bayesian information criterion，BIC）值用于多次分析模型对比，此两值越低越好。

第四步，模型的检验和预测。应用上海市1978—2017年上海市人均预期寿命确定最优模型，用2018年的预期寿命进行组外回代以进行检验，计算预测误差并判断预测精度。最后，利用1978—2018年的数据对模型进行修正，预测未来5年上海市居民的预期寿命。

应用该方法，检验2018年上海市预期寿命的真实值与预测值的绝对误差为0.026岁、相对误差为0.03%。检验结果显示，ARIMA模型的预测效果良好，可用于对上海市人均预期寿命进行短期预测。预测2019—2023年上海市预期寿命分别为83.890岁、84.150岁、84.410岁、84.670岁和84.931岁，未来几年上海市预期寿命将呈现缓慢上升的趋势。

（二）灰色模型分析方法

灰色模型（grey model，GM）由我国华中理工大学邓聚龙教授在"控制论"和"信息论"的基础上于20世纪80年代初首次提出，是用时间数据序列建立系统的动态模型，把一组离散的、随机的原始数据序列经m次累加生成规律性强的累加生成序列，从而达到使原始序列随机性弱化的目的。然后对累加生成序列建模，最后进行m次累减还原成预测值。一般取$m=1$，进行一次累加生成序列建模，即GM（1,1）。由于它所需因素少，模型简单，目前在工程控制、经济管理、未来学研究、社会系统、生态系统及农林、水利、气象医学等领域都得到了广泛应用。

近年来，GM在医疗卫生管理、疾病预测预报及疾病控制等相关决策中取得了较大的突破。一批应用GM分析和解决医疗卫生管理中一些问题的学术著作和理论方法应运而生。GM（1,1）是灰色动态模型中应用最广泛的预测模型，主要用于对复杂系统某一主导因素特征值的拟合和预测，以揭示主导因素变化规律和未来发展变化态势。其优点在于：①需要数据少。只需要4个以上的等时空距的观测数据，不必明确原始数据分布的先验特征，不受典型的概率分布等种种条件约束。②预测方法本身可以减少时间序列的随机性。③可对于小样本、信息少、不确定系统进行预测。④计算十分方便，适用性较强，建模的精度较高，能较好地反映系统的实际状况，预测性能好。

案例分析

四川大学华西公共卫生学院研究团队利用2000—2015年四川省预期寿命数据，建立GM（1,1）进行预测。具体方法如下。

GM（1,1）是当前应用最广泛的一种灰色预测模型，由1个变量的1阶微分方程构成，通过将无规律的原始数据，经过累加、求均值等生成处理，弱化原始数据的随机性，使其成为较有规律的生成序列后再建模。

$$x^{(1)}_{(k+1)} = \left[x^{(0)}_{(k)} - \frac{u}{a}\right]e^{-ak} + \frac{u}{a}, k = 1,2,\cdots,n \qquad \text{（公式5-15）}$$

方程中a为发展系数，u为灰色作用量，均为未知参数，可通过构建白化微分方程和最小二乘法结得。为保证建立的灰色模型具有较高预测精度，通过计算后验差比C和小误差概率P检验。判别标准：若$C < 0.35$且$P > 0.95$，则模型精度为优；若$C < 0.45$且$P > 0.80$，则模型精度为良；若$C < 0.50$且$P > 0.70$，则模型精度为中；若$C \geqslant 0.65$且$P \leqslant 0.70$，则模型精度为差。若C值和P值没有达到良的要求，灰色预测值和实际值拟合较差，则模型需要进行残差修正。

GM（1,1）预测结果显示，预测2016—2020年四川省预期寿命将从76.5岁增加到77.6岁，到2020年时男性预期寿命将达到74.7岁，女性预期寿命达到81.1岁。按判别标准，预期寿命和分性别预期寿命所对应模型的预测精度均为优，预测值与实际值的吻合程度高。未来四川省预期寿命将继续增加，四川省2020年预期寿命可以达到全国目标。

（三）间接预测法

预期寿命的计算核心为年龄别死亡率，因此，通过预测年龄别死亡率可以间接预测预期寿命。应用ARIMA模型、GM、对数线性回归方法均可预测年龄别死亡率，近年更多学者应用Lee-Carter模型进行死亡率预测，该模型预测人口死亡率的优点为：①人口统计模型与统计时间序列方法相结合，避免了主观因素对于预测结果的影响。②预测是基于一个长期稳定的趋势，并提供预测的概率可信区间，提高了预测的精确度。

高龄人口死亡率一般采用Coale-Kisker方法、极值理论或Gompertz函数等方法对85岁及以上高龄人口死亡率进行拟合。

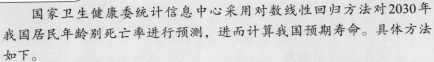

案例分析1

国家卫生健康委统计信息中心采用对数线性回归方法对2030年我国居民年龄别死亡率进行预测，进而计算我国预期寿命。具体方法如下。

以第四、五、六次人口普查完整寿命表中死亡率数据为基础，采用对数线性回归方法 $\ln(mortality\_n) = a_n + b_n * YEAR$，对2030年全国5岁以上人群年龄别性别死亡率进行估算。考虑几次普查婴儿死亡率均存在不同程度漏报，以联合国人口基金会预测的2030年婴儿死亡率及5岁以下儿童死亡率代替普查预测结果。将由此获得的2030年全国分性别各年龄组死亡率及死亡概率与普林斯顿模型寿命表（寇尔-德曼模型寿命表）进行比对，死亡曲线十分接近。

年龄组死亡率确定后，采用现时寿命表对预期寿命进行测算。按照寿命表中年龄分组方法的不同，可分为：完全寿命表和简略寿命表。考虑数据基础，本研究采用简略寿命表进行计算，5岁以下分组方法为0岁一组，1～4岁一组，5岁以上以5岁为一组，85岁以上合计为一组。

预测结果显示2030年我国预期寿命约为79.04岁（联合国人口司预测值为79.08岁），较2015年的76.34岁增长2.7岁。从我国预期寿命增长趋势看，2010—2030年预期寿命增幅与2000—2010年相比将有所回落，但依旧可保证每5年平均增长1岁的速度。

案例分析2

中国社会科学院人口与劳动经济研究所团队以经典的Lee-Carter死亡率模型为工具，采用中国1994—2019年死亡数据，构建Lee-Carter死亡率模型，研究中国预期寿命预测问题。具体方法如下。

Lee-Carter模型参数估计主要是采用经典的奇异值分解（singular value decomposition，SVD）方法（主要用于对矩阵进行降维和特征提取，Lee-Carter模型中用于分解对数死亡率矩阵，识别死亡率数据中年龄和时间的影响）、加权最小二乘方法和极大似然估计方法。在只有年龄别死亡率时间序列数据的情况下，也可以使用最小二乘方法进行参数估计。

经典Lee-Carter模型算法公式如下：

$$\ln(m_{x,t}) = \alpha_x + \beta_x k_t + \varepsilon_{x,t} \qquad (\text{公式5-16})$$

其中，$m_{x,t}$为t年的年龄别死亡率，α_x为年龄x死亡率的对数平均水平，k_t为人口死亡率随时间变化的速度，β_x为年龄因子对k_t的敏感度，$\varepsilon_{x,t}$为随机误差项。

采用 Lee-Carter 模型进行预期寿命预测需要完成四个步骤：①通过历史数据对 α_x、β_x 和 k_t 进行参数估计。②对 k_t 进行预测，预测的方法可以采用时间序列回归或自回归模型。③对年龄别死亡率进行预测，使用 α_x、β_x 和预测的 k_t 对 $_nm_{x,t}$ 进行预测。④通过预测 $_nm_{x,t}$ 得到预期寿命预测结果。

从 Lee-Carter 死亡率模型拟合效果来看，模型拟合年龄别死亡率平均相对误差较小的年龄组为 40～84 岁，0 岁组拟合效果较差。考虑到中国历史数据的质量问题，在建模过程中需防止模型对基础数据的过度拟合问题，现有数据和模型对预期寿命的估计或预测肯定是高估。

四、预期寿命影响因素探索

随着人群监测数据资料和队列研究平台的增加，研究者可以探索研究疾病的发生和死亡风险及生命质量的影响因素。预期寿命影响因素的探索可采用比较风险评估（comparative risk assessment，CRA）理论法、生存曲线下面积积分法和多状态寿命表法等。

（一）比较风险评估理论法

比较风险评估理论是预期寿命影响因素探索主要的研究方法，其基本原理主要基于理论最小暴露分布，即在其他独立危险因素暴露水平不变时，比较理论最低风险暴露分布与目标人群某种危险因素的实际暴露分布。进一步基于 WHO 推荐的方法，计算影响因素的人群归因分值（paf），公式如下。

$$\text{paf} = \frac{\sum_{i=1}^{n} p_i\,(RR_i - 1)}{\sum_{i=1}^{n} p_i\,(RR_i - 1) + 1} \qquad \text{（公式 5-17）}$$

其中，RR_i 为暴露水平为 i 时的相对危险度，p_i 为暴露水平为 i 时的人群暴露率，n 为暴露水平数。从总死亡数中去掉归因于该因素的死亡数，可计算出去除该影响因素后的年龄别死亡率，通过寿命表方法可进一步计算出去除该影响因素后的预期寿命。

案例分析

　　国家卫生健康委统计信息中心联合中国疾病预防控制中心用2013年中国慢性病及其危险因素监测数据和中国死因登记数据，估计中国不同地区、不同人群饮酒造成的预期寿命损失。

　　研究通过饮酒与疾病间的相对危险度（relative risk，RR）评价两者的关联强度，进一步通过比较风险评估理论法和寿命表法估计归因于饮酒的预期寿命损失。根据公式5-15计算饮酒的人群归因分值，进一步计算归因于饮酒的死亡人数和年龄别去饮酒死亡率，通过寿命表法最终计算出去除饮酒因素后的预期寿命。

　　结果显示（表5-2），去除饮酒因素后，我国预期寿命会平均增加0.43岁。若避免饮酒，西部地区居民获益最多，预期寿命可增加0.52岁，高于东部和中部地区居民；农村地区人群预期寿命增加0.48岁，城市居民增加0.31岁。

表5-2　去除饮酒对预期寿命的影响

项目	预期寿命/岁	去饮酒预期寿命/岁	去饮酒预期寿命提高岁数/岁
全国	75.78	76.21	0.43
城市	77.36	77.68	0.31
农村	75.10	75.58	0.48
东部	77.19	77.58	0.40
中部	75.83	76.23	0.40
西部	73.54	74.06	0.52

（二）生存曲线下面积积分法

基于Kaplan-Meier法等生存分析模型，以年龄为尺度，以死亡或患病为结局构建生存曲线，计算生存曲线下面积，估计累积生存概率，比较不同组别间的生存差异，从而得到影响因素对平均生存时间或无病平均生存时间的影响。生存曲线对应的函数称为生存函数（survival function），用s(t)表示，其定义为：s(t)是个体生存超过时间t的概率，对于研究中的第n个时间点t_n，生存概率计算公式为：

$$S(t_n) = S(t_{n-1})(1-\frac{d_n}{r_n}) \qquad （公式5-18）$$

其中，$S(t_{n-1})$指在t_{n-1}时间点的生存概率，d_n指在$n-1 \sim n$时间段内的死亡人数或发病人数；r_n指在时间点$n-1$时的存活人数。因此，两者的比值即在$n-1 \sim n$时间段内的死亡概率。

案例分析

　　北京大学团队基于CKB队列，探究固体燃料使用与吸烟对中国农村和城市人口30岁时预期寿命的影响。研究使用Kaplan-Meier生存曲线来比较不同暴露类别在基线入组后的生存概率。采用Royston-Parmar灵活参数模型（flexible parametric model，FPM），以年龄为时间尺度，估计各暴露因素与全因死亡之间的关联，并同时估计不同暴露人群30岁时预期寿命及其差异大小。寿命损失年数(即寿命差异)的计算涉及3步：第一，预测不同暴露人群的生存曲线。第二，计算生存曲线下面积（以1岁为间隔，从30岁积分至100岁）。第三，以不同暴露类别的生存曲线下面积之差计算生命损失年数。

　　结果发现，与使用清洁燃料者相比，使用固体燃料做饭或取暖者的预期寿命均有所降低。使用通风设备可部分、但不能完全抵消固体燃料对预期寿命的不良影响。在农村男性中，与使用清洁燃料者相比，使用固体燃料做饭或取暖者30岁时预期寿命可分别降低2.55岁和3.26岁，吸烟的效应则相对较小，预期寿命降低1.71岁；而在城市男性中，与从不吸烟者相比，当前吸烟者30岁时预期寿命降低3.06岁，使用固体燃料做饭或取暖的效应则相对较小，预期寿命分别降低1.28岁和1.90岁。女性结果与上述男性基本一致，但各因素效应值均稍低于男性。

（三）多状态寿命表法

多状态寿命表法多采用多状态马尔可夫模型（multi-states Markov model，MSM），利用纵向数据估计特定队列人群在一定时间段内健康状态的转换概率，并可对其健康状态的转换风险进行多因素探讨。MSM假设健康状态的转换只依赖于当前的状态，而与之前经历的状态无关；且允许不同健康状态的转换在观察期间内发生多次。多状态寿命表法考虑了不同特征人群的健康状态转换率，可更加精确地进一步分析健康生活方式等影响因素对预期寿命和无病生存的影响。

案例分析

贝尔法斯特女王大学团队基于欧洲和美国健康与老龄化队列联盟（consortium on health and ageing network of cohorts in europe and the united states，chances）数据，探究主要生活方式风险因素（独立或共同）对有/无心血管疾病的预期寿命的影响。

该研究采用MSM，描述个体在连续时间内在不同状态之间转换的过程，构建疾病-死亡模型。个体在时间t开始时状态为1［无心血管疾病（cardiovasc disease，CVD）］，后续可以转换到状态2（非致命性CVD事件）或状态3（全因死亡）（图5-1）。其中，有致命CVD事件（或死于任何原因）的人直接从状态1转换到状态3，而不会转换至状态2；有非致命CVD事件的人从状态1转换到状态2后，可以留在状态2，也可以进一步转换到状态3。研究采用比例风险模型，以极大似然法进行参数估计，进而得到不同特征人群的状态转换概率。转换率q_{ij}以比例风险方式受到个体特征的影响，公式为：

$$q_{ij}(z) = q_{ij}^{(0)} \exp(\beta_{ij}^T z) \qquad \text{（公式5-19）}$$

其中，q_{ij}为从状态i移动到状态j的瞬时风险；z为时间依存或恒定协变量。

使用获得的参数估计值评估50岁时改变一个/多个主要生活方式行为（吸烟、体育活动、体重指数和饮酒）对有/无心血管疾病的预期寿命影响。

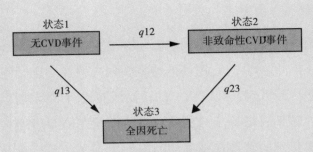

图 5-1　**多状态马尔可夫模型**

注：个体在时间 t 时处于三种可能状态之一：$x_i=1$（无CVD事件），$x_i=2$（非致死性CVD事件）或 $x_i=3$（全因死亡）。

结果发现，生活方式良好的50岁人群（超重但不肥胖、轻度／中度饮酒、不吸烟并参加剧烈体育活动）比生活方式不良的人（超重但不肥胖、轻度／中度饮酒、吸烟、不参加体育活动）预期寿命高7.4岁（特罗姆瑟男性）至15.7岁（埃斯特女性）。与常规体育锻炼、超重但不肥胖、适度饮酒的影响相比，不吸烟的人群总体预期寿命增加最多。

五、预期寿命空间分析

（一）全局莫兰指数——莫兰指数统计量

莫兰指数（Moran I）统计量主要指全局莫兰指数（Global Moran I）统计量，用于对数据的总体模式和趋势进行评估，反映某个指标在整个研究区域是否存在空间自相关特性。具体计算公式如下。

$$I = \frac{n\sum\limits_{i=1}^{n}\sum\limits_{j=1}^{n}W_{ij}(x_i-\bar{x})(x_j-\bar{x})}{\sum\limits_{i=1}^{n}\sum\limits_{j=1}^{n}W_{ij}\sum\limits_{i=1}^{n}(x_i-\bar{x})^2} \qquad （公式5-20）$$

I 为全局莫兰指数，x_i、x_j 分别为研究单元 i、j 的指标值，$\bar{x}$ 为研究区域内指标平均值，W_{ij} 是研究单元 i 和 j 的空间关系测度，相邻为1，不相邻为0。I 值大于0表示空间正相关，小于0表示空间负相关。

（二）热点分析——Getis-Ord Gi*统计方法

Getis-Ord $Gi*$ 统计方法进一步研究了空间上是否存在显著的聚集区域。该方法通过距离权重矩阵来计算局部空间自相关指标，从而识别空间数据中的热点（高值聚集区）和冷点（低值聚集区）。结合Getis-Ord $Gi*$ 统计方法可以确定某一地区与周围地区相比是否存在统计学意义上的显著高值或低值聚集。具体计算公式如下。

$$Gi^*(d) = \frac{\sum_{j=1}^{n} w_{i,j}(d) x_j - \bar{x} \sum_{j=1}^{n} w_{i,j}(d)}{s \sqrt{\dfrac{\left[n \sum_{j=1}^{n} w_{i,j}(d)^2 - \left(\sum_{j=1}^{n} w_{i,j}(d) \right)^2 \right]}{n-1}}} \quad \text{（公式 5-21）}$$

$$\bar{x} = \frac{1}{n} \sum_{j=1}^{n} x_j, \quad S = \sqrt{\frac{\sum_{j=1}^{n} x_j^2}{n} - (\bar{x})^2}$$

式中，x_j 代表研究单元的指标值；$\bar{x}$ 为指标均值，n 为研究单元的数量，w_{ij} 是第 i 个研究单元和第 j 个研究单元之间的空间权重，当两研究单元质心的欧氏距离 $d_{i,j} < d$ 时，$w_{i,j} = 1$，$d_{i,j} > d$ 时 $w_{i,j} = 0$。d 为每一个研究单元至少有一个邻居的距离阈值。若 $Gi^* \geq 1.65$（显著性水平 $\alpha = 0.05$），认为存在高值聚集区，即"热点"，当 $Gi* \leq -1.65$（显著性水平 $\alpha = 0.05$）时，认为存在低值聚集区，即"冷点"。当 $Gi*$ 不显著时，认为研究单元的指标值空间上呈现随机分布。

案例分析

　　了解和解释死亡或健康指标的空间分布至关重要。通过空间分析方法揭示2012年中国某区域县区尺度5岁以下儿童死亡率的空间分布（文后彩图6），深入了解空间分布特征和区域差异可为改善儿童健康状况提供科学依据。

　　首先，计算了整体区域的莫兰指数，以评估儿童死亡率的总体空间自相关性。结果表明，2012年研究区域内的5岁以下儿童死亡率存在显著的空间自相关性，莫兰指数值为0.36（$P < 0.05$），即该指标在空间上呈现出一定的集聚趋势。然后，利用热点分析方法进一步揭示研究区5岁以下儿童死亡率局部空间集聚的情况。结果如文后彩图7所示，西部地区一些县区呈现出高死亡率的集聚区，而东部地区的县区则呈现出低死亡率的集聚区。这些空间集聚区的存在可能与当地的经济发展水平、医疗卫生资源配置等因素密切相关。

参考文献

1. 吴倩叶，潘海峰. 人口统计学之父：约翰·格朗特 [J]. 中华疾病控制杂志，2020，24：617-620.

2. 吴士勇，蔡玥. 人均预期寿命指标应用与发展规律 [J]. 中国卫生信息管理杂志，2023，20（2）：169-176.

3. 蔡玥，崔翔，吴士勇. 我国分省预期寿命的变化趋势及原因分析 [J]. 中国卫生信息管理杂志，2023，20（2）：177-183.

4. 吴婷，安军，胡桂华. 人口普查质量评估方法 [J]. 中国统计，2019，（10）：47-49.

5. 胡桂华. 国外人口普查质量评估方法综述 [J]. 调研世界，2011，（11）：55-58.

6. 伍晓玲，张学高，赵飞，等. 我国生命登记信息共享与应用实践 [J]. 中国卫生信息管理杂志，2019，（2）：5.

7. 熊允发. 有关户口统计中人口数据调整的原则、方法探讨 [J]. 中国人民公安大学学报（自然科学版），1998：39-42.

8. 黄荣清. 被压缩后的年龄组人口数据的恢复 [J]. 中国人口科学，2002：6.

9. 符文华，康晓平，谷渊，等. 应用捕获-再捕获法估计5岁以下儿童死亡漏报率及死亡率 [J]. 中国卫生统计，2004：23-25.

10. 杨仁科，薛明，林秋实，等. 运用多源数据比对实现我国生命登记全覆盖的方法学研究 [J]. 中国卫生信息管理杂志，2019：192-197.

11. 李成，米红，孙凌雪. 利用DCMD模型生命表系统对"六普"数据中死亡漏报的估计 [J]. 人口研究，2018：99-112.

12. 张震，戴志杰，杨菁. 二维死亡模型对中国人口死亡模式的适用性研究 [J]. 中国人口科学，2017：81-91.

13. 李建新，刘瑞平，张莉. 中国城乡生命表编制方法探析 [J]. 中国人口科学，2018：62-72.

14. 蒋正华. 中国区域模型寿命表：简略寿命表拓展版 [M]. 北京：中国人口出版社，2016.

15. 王晓峰，赵腾腾. 间接估计技术在编制生命表中的应用 [J]. 统计与决策，2019：5-10.

16. 万霞，周脉耕，王黎君，等. 运用广义增长平衡法和综合绝世后代法估计1991—1998年全国疾病监测系统的居民漏报水平 [J]. 中华流行病学杂志，2009：927-932.

17. 李婷，董隽含. 1982—2020年中国人口普查死亡数据质量评估：基于广义增长平衡法和假想世代消亡法 [J]. 人口与发展，2023：13-26.

18. 李成，米红. 中国1982年后人口普查和抽样调查中死亡漏报的估计：基于Bayesian 分层回归模型［J］. 人口研究，2022：19-36.

19. 王劲峰，廖一兰，刘鑫. 空间数据分析教程［M］. 北京：科学出版社，2019.

20. 王德征，张辉，张爽，等. 1999-2018年天津市居民平均期望寿命变化分析［J］. 中华流行病学杂志，2021：814-822.

21. 赵妍. 基于ARIMA模型的上海市人均期望寿命预测分析［J］. 经济研究导刊，2021：64-66

22. 邓聚龙. 灰色控制系统［J］. 华中工学院学报，1982（3）：9-18.

23. 章文强，贺亚萍，杨单单，等. 四川省居民预期寿命趋势分析和预测［J］. 现代预防医学，2018：2791-2793，2803.

24. 蔡玥，薛明，王才有，等. 我国居民2030年预期寿命预测及国际间比较［J］. 中国卫生信息管理杂志，2017：82-87.

25. 王广州. 中国人口平均预期寿命预测及其面临的问题研究［J］. 人口与经济，2021：22-39.

26. 奕倩. 2014年～2018年广东省居民创伤性脑损伤与脊髓损伤死亡情况及变化趋势研究［D］. 广东药科大学，2019.

27. 张力，罗荣杰. 都匀市2016—2018年居民主要死因及去死因期望寿命分析［J］. 特别健康，2019（18）：45-46.

28. 邱琳，王维华，刘蓉，等. 2015—2020年陕西省主要慢性病早死概率［J］. 中华疾病控制杂志，2022，26（3）：337-342.

29. 国家卫生计生委统计信息中心，中国疾病预防控制中心. 中国居民预期寿命及危险因素研究报告［M］. 北京：中国协和医科大学出版社，2017.

30. 曾毅. 人口分析方法与应用［M］. 北京：北京大学出版社，1993.

31. 孟杰. 人口普查登记质量评估研究［D］. 天津财经大学，2016.

32. DV G. Graunt's life table［J］. Journal of the Institute of Actuaries，1950，76（1）：60-64.

33. BELLHOUSE D R. A new look at Halley's life table［J］. Journal of the Royal Statistical Society，2011，174（3）：823-832.

34. SINGER R B. The first mortality follow-up study: the 1841 Report of William Farr（physician）on the mortality of lunatics［J］. Journal of Insurance Medicine，2001，33（4）：298.

35. SCHOEN R. Calculating life tables by estimating Chiang's a from observed rates［J］. Demography，1978，15（4）：625-635.

36. NATHANKEYFITZ. A Life Table That Agrees with the Data［J］. Journal of the American Statistical Association，1966，61（314）：305-312.

37. RUZICKA L T，LOPEZ A D. The use of cause-of-death statistics for health situation as-

sessment: national and international experiences [J]. World Health Stat Q, 1990, 43 (4): 249-258.

38. MATHERS C D, FAT D M, INOUE M, et al. Counting the dead and what they died from: an assessment of the global status of cause of death data [J]. Bull World Health Organ, 2005, 83 (3): 171-177.

39. RAO C, LOPEZ A D, YANG G, et al. Evaluating national cause-of-death statistics: principles and application to the case of China [J]. Bull World Health Organ, 2005, 83 (8): 618-625.

40. ABOUZAHR C, DE SAVIGNY D, MIKKELSEN L, et al. Civil registration and vital statistics: progress in the data revolution for counting and accountability [J]. Lancet, 2015, 386 (10001): 1373-1385.

41. PHILLIPS D E, LOZANO R, NAGHAVI M, et al. A composite metric for assessing data on mortality and causes of death: the vital statistics performance index [J]. Popul Health Metr, 2014, 12: 14.

42. MIKKELSEN L, PHILLIPS D E, ABOUZAHR C, et al. A global assessment of civil registration and vital statistics systems: monitoring data quality and progress [J]. Lancet, 2015, 386 (10001): 1395-1406.

43. MURRAY C J, FERGUSON B D, LOPEZ A D, et al. Modified logit life table system: principles, empirical validation, and application [J]. Population studies, 2003, 57 (2): 165-182.

44. CLARK S J, SHARROW D J. Contemporary model life tables for developed countries [J]. An application of model-based clustering In center for statistics and the social sciences: University of Washington, 2011, 107: 1-38.

45. WILMOTH J, ZUREICK S, CANUDAS-ROMO V, et al. A flexible two-dimensional mortality model for use in indirect estimation [J]. Popul Stud (Camb), 2012, 66 (1): 1-28.

46. CLARK S J. A General Age-Specific Mortality Model With an Example Indexed by Child Mortality or Both Child and Adult Mortality [J]. Demography, 2019, 56 (3): 1131-1159.

47. WANG J, GAO B, STEIN A. The spatial statistic trinity: A generic framework for spatial sampling and inference [J]. Environmental Modelling & Software, 2020, 134: 104835.

48. WANG J F, ZHANG T L, FU B J. A measure of spatial stratified heterogeneity [J]. Ecological Indicators, 2016, 67: 250-256.

49. MORAN P A. A test for the serial independence of residuals [J]. Biometrika, 1950, 37 (1-2): 81-178.

50. MATHERON G. Principles of geostatistics [J]. Economic Geology, 1963, 58 (8): 1246-1266.

51. WANG J-F, HAINING R, LIU T-J, et al. Sandwich Estimation for Multi-Unit Reporting on a Stratified Heterogeneous Surface [J]. Environment and Planning A: Economy and Space, 2013, 45 (10): 2515-2534.

52. BERNARDINELLI L, CLAYTON D, PASCUTTO C, et al. Bayesian analysis of space—time variation in disease risk [J]. Statistics in Medicine, 1995, 14 (21-22): 2433-2443.

53. LIN Y, XU C, WANG J. sandwichr: Spatial prediction in R based on spatial stratified heterogeneity [J]. Transactions in GIS, 2023, 27 (5): 1579-1598.

54. ARRIAGA E E. Measuring and explaining the change in life expectancies [J]. Demography, 1984, 21 (1): 83-96.

55. SUN Q, SUN D, YU C, et al. Impacts of solid fuel use versus smoking on life expectancy at age 30 years in the rural and urban Chinese population: a prospective cohort study [J]. Lancet Reg Health West Pac, 2023, 32: 100705.

56. MOZUMDER S I, RUTHERFORD M J, LAMBERT P C. Estimating restricted mean survival time and expected life-years lost in the presence of competing risks within flexible parametric survival models [J]. BMC Med Res Methodol, 2021, 21 (1): 52.

57. HOU C, LIN Y, REN M, et al. Cognitive functioning transitions, health expectancies, and inequalities among elderly people in China: A nationwide longitudinal study [J]. Int J Geriatr Psychiatry, 2018, 33 (12): 1635-1644.

58. O'DOHERTY M G, CAIRNS K, O'NEILL V, et al. Effect of major lifestyle risk factors, independent and jointly, on life expectancy with and without cardiovascular disease: results from the Consortium on Health and Ageing Network of Cohorts in Europe and the United States (CHANCES) [J]. Eur J Epidemiol, 2016, 31 (5): 455-468.

59. LIM S S, VOS T, FLAXMAN A D, et al. A comparative risk assessment of burden of disease and injury attributable to 67 risk factors and risk factor clusters in 21 regions, 1990-2010: a systematic analysis for the Global Burden of Disease Study 2010 [J]. Lancet, 2012, 380 (9859): 2224-2260.

附录A　预期寿命测算工具包

为加强预期寿命测算工作，国家卫生健康委统计信息中心组织研究团队开发了《预期寿命测算工具包》。该工具包能够实现预期寿命基础数据质量评价、分析和预测，并嵌套国际相关数据库，供使用者明确其所在地区预期寿命水平的发展顺位，分析不同影响因素，预测预期寿命发展趋势。该测算工具能够为预期寿命分析提供统一、可靠的工具基础，满足预期寿命测算的及时性和规范性的需求。

一、预期寿命测算工具包的功能介绍

工具包包括预期寿命基础数据质量控制、预期寿命的计算与调整、预期寿命的分析和预测，以及国际预期寿命相关数据在内的四个模块。

通过检索国际常用的方法，在质量控制模块中嵌入玛叶指数、惠普尔指数、Adair-lopez算法和模型寿命表四个部分；在预期寿命测算模块中，嵌入了Kannisto高龄外推和Whittaker非参数法修匀两种寿命表修匀的方法；在分析和预测模块中，嵌入了Arriaga差异分解和对数线性模型外推；在国际数据库模块中，嵌入了WHO数据库、世界银行数据库、联合国人口基金会数据库、欧洲健康与预期寿命信息系统数据库、人口死亡率数据库等（见光盘）。

该工具包操作灵活，可以基于使用者的意见反馈对工具包的功能进行优化和升级。形成该工具包过程中梳理的相关方法和数据资源也将为健康预期寿命的测算提供基础。随着健康预期寿命测算机制的逐步完善，今后将在工具包中嵌入健康预期寿命的分析模块，供使用者测算健康预期寿命、分析健康预期寿命变化趋势，以及对健康预期寿命的变化原因进行差异分

附录A中图A-1～图A-8原图请扫描二维码（第138页）。

解。工具中相关的方法、上传示例数据及使用方法在工具包中均有展示和说明。使用说明文档如图A-1所示。以下对4个模块分别进行介绍。

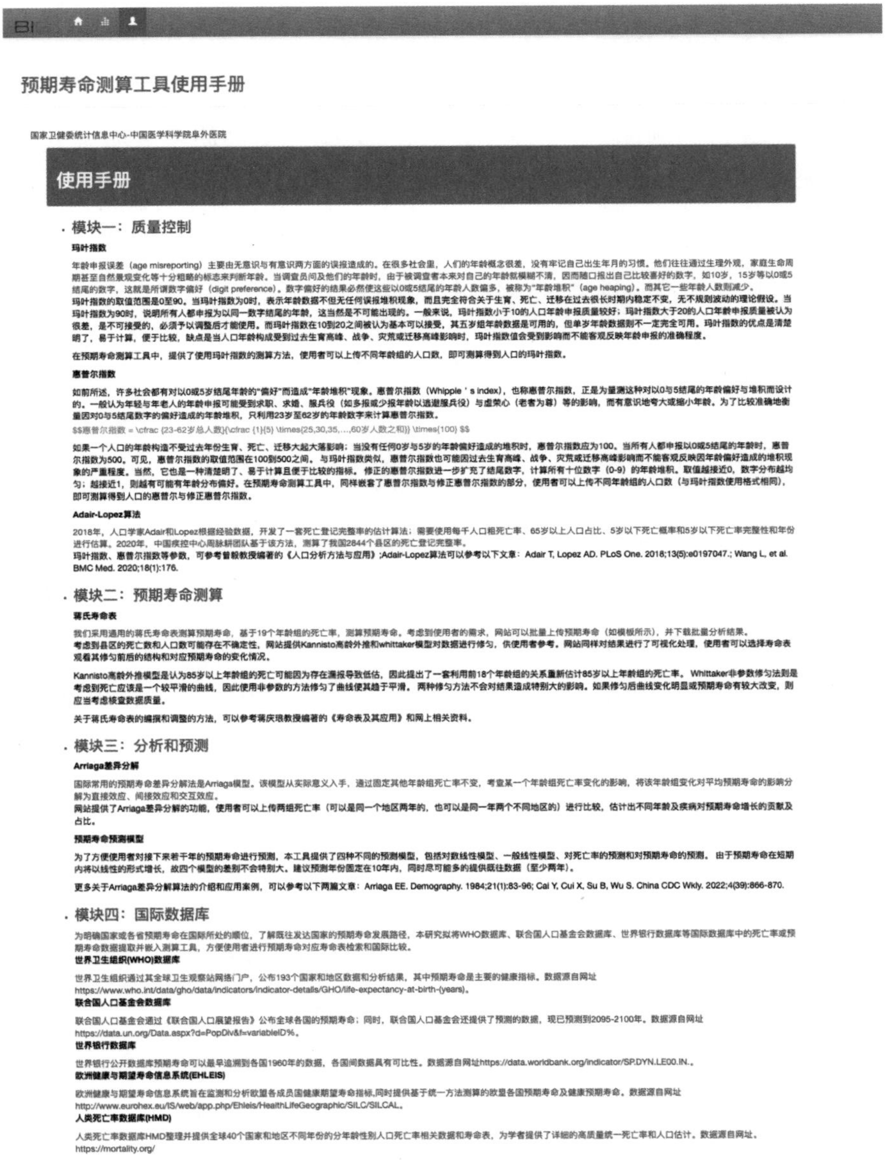

预期寿命测算工具使用手册

国家卫健委统计信息中心-中国医学科学院阜外医院

使用手册

模块一：质量控制

玛计指数

年龄申报误差（age misreporting）主要由无意识与有意识两方面的误差造成的。在很多社会里，人们对的年龄概念很差，没有牢记自己出生年月日的习惯。他们往往通过生理外观、家庭生命周期及至自然重视变化等十分细碎的标志来判断年龄，当调查员从他们的年龄时，由于被调查者本来对自己的年龄概模糊不清，因而随口报出自己比较喜欢的数字，如10岁、15岁等以0或5结尾的数字。这就是所谓的"数字偏好"（digit preference）。数字偏好的结果是必使这些以0或5结尾的年龄人数偏多，被称为"年龄堆积"（age heaping），而其它一些年龄人数则减少。当玛计指数的取值范围为0至90。当玛计指数为0时，表示年龄数据不但无任何误报堆积现象，而且完全符合关于生育、死亡、迁移大起大落影响；当玛计指数为90时，说明所有人都中报为以同一数字结尾的年龄，当然这是不可能出现的。一般来说，玛计指数小于10的人口年龄申报质量较好；玛计指数大于20的人口年龄申报质量被认为很差，是不可接受的。必须予以调整后才能使用。而玛计指数在10到20之间被认为基本可以使用。但是按年龄段误差是可用的。但是按年龄数据影响不一定完全可用。总之，玛计指数的优点是清楚明了，易于计算，便于比较。缺点是当人口年龄构成受到过去生育高峰、战争、灾荒或迁移净影响时，玛计指数就会受到影响而不能客观反映年龄申报的准确程度。

在预期寿命测算工具中，提供了使用玛计指数的测算方法，使用者可以上传不同年龄组的人口数，即可测算得到人口的玛计指数。

惠普尔指数

如前所述，许多社会都有对以0或5岁结尾年龄"偏好"而造成"年龄堆积"现象。惠普尔指数（Whipple's index）,正是为量测这种对以0与5结尾的年龄偏好与堆积而设计的。一般认为年轻与老年人的年龄申报可能受到求职、求婚、服兵役（如多报或少报年龄以适度度兵役）与虚荣心（老者为尊）的影响，而有意识地有大程度大概小年龄。为了比较准确地衡量因对以0与5结尾数字的偏好而造成的年龄堆积，利用年龄为23岁至62岁的年龄数字来计算惠普尔指数。

$$惠普尔指数 = \cfrac{23-62岁总人数}{\cfrac{1}{5} \times(25,30,35,...,60岁人数之和)} \times 100$$

如果一个人口申报构造不受过去年龄生育、死亡、迁移大起大落影响；当没有任何0岁与5岁的年龄偏好过成的堆积时，惠普尔指数应为100。当所有人都申报以0或5结尾的年龄时，惠普尔指数为500。可见，惠普尔指数的取值范围在100到500之间，与玛计指数类似，惠普尔指数也可能因过去的生育高峰、战争、灾荒或迁移净影响堆积而不能客观反映数字年龄申报造成的堆积现象的严重程度。当然，它也是一种清理的方式。易于计算使用的指标。修正的惠普尔指数进一步扩了结尾数字，计算所有十位数字（0-9）的年龄申报。其值越接近0，数字分布越均匀；越接近1，则越有可能有年龄堆积分布倾向。在预期寿命测算工具中，同样嵌套了惠普尔指数与修正惠普尔指数的部分，使用者可以上传不同年龄组的人口数（与玛计指数使用格式相同），即可测算得到人口的惠普尔与修正惠普尔指数。

Adair-Lopez算法

2018年，人口学家Adair和Lopez根据经验数据，开发了一套死亡登记完整率的估计算法；需要使用每千人口粗死亡率、65岁以上人口占比、5岁以下死亡概率和5岁以下死亡率完整性和年份进行估算。2020年，中国疾控中心殷鹏团队基于该方法，测算了我国2844个县区的死亡登记完整率。

玛计指数、惠普尔、惠普尔指数等参数，可参看翟教授编著的《人口分析方法与应用》;Adair-Lopez算法以可参考以下文章：Adair T, Lopez AD. PLoS One. 2018;13(5):e0197047.; Wang L, et al. BMC Med. 2020;18(1):176.

模块二：预期寿命测算

蒋氏寿命表

我们采用通用的蒋氏寿命表测算预期寿命，基于19个年龄组的死亡率，测算预期寿命。考虑到使用者的需求，网站可以批量上传预期寿命（如偶根所示），并下载批量分析结果。考虑县区的死亡数和人口数可能存在不确定性，网站提供Kannisto的外推和whittaker模型对数据进行平滑，供使用者参考。网站同样对结果进行了可视化处理，使用者可以选择寿命表观看其结构与前后的结构和对应期寿命的变化情况。Kannisto高龄外推模型是认为85岁以上年龄组的死亡可能因为存在漏报导致偏低，因此提出了一套利用前18个年龄组的关系重新估计85岁以上年龄组的死亡率。Whittaker参数修匀法则是考虑到死亡应该是一个较平滑的曲线，因此使用非参数的方法得到了曲线使其趋于平滑。两种修匀方法为均不会对结果造成特别大的影响。如果修匀后曲线变化明显或预期寿命有较大改变，则应当考虑检查数据质量。

关于蒋氏寿命表的介绍和调整的方法，可参看蒋庆琅教授编著的《寿命表及其应用》和网上相关资料。

模块三：分析和预测

Arriaga差异分解

国际常用的死亡寿命差异分解法是Arriaga模型。该模型从实际意义入手，通过固定其他年龄组死亡率不变，考查某一个年龄组死亡率变化的影响，将该年龄组变化对平均预期寿命的影响分解为直接效应、间接效应和交互效应。网站提供了Arriaga差异分解的功能，使用者可以上传两组死亡率（可以是同一个地区两年的，也可以是同一年两个不同地区的）进行比较，估计出不同年龄及疾病对预期寿命增长的贡献及占比。

预期寿命预测模型

为了方便使用者对接下来若干年的预期寿命进行预测，本工具提供了四种不同的预测模型，包括对数线性模型、一般线性模型、对死亡率的预测和对预期寿命的预测。由于预期寿命在短期内多以线性的形式增长，故四个模型的差别不会特别大。建议预测年份固定在10年内，同时尽可能多的提供既往数据（至少两年）。更多关于Arriaga差异分解算法的介绍和应用案例，可以参考以下文章：Arriaga EE. Demography. 1984;21(1):83-96; Cai Y, Cui X, Su B, Wu S. China CDC Wkly. 2022;4(39):866-870.

模块四：国际数据库

为明确国家或各省预期寿命在国际所处的顺位，了解既往发达国家的预期寿命发展路径，本研究将WHO数据库、联合国人口基金会数据库、世界银行数据库等国际数据库中的死亡率或预期寿命数据加入纳入到数据工具，方便使用者进行预期寿命对应寿命表检索和国际比较。

世界卫生组织(WHO)数据库

世界卫生组织通过其全球卫生观察站网络门户，公布193个国家和地区数据和分析结果，其中预期寿命是主要的健康指标。数据源自网址 https://www.who.int/data/gho/data/indicators/indicator-details/GHO/life-expectancy-at-birth-(years).

联合国人口基金会数据库

联合国人口基金会通过《联合国人口展望报告》公布全球各国的预期寿命；同时，联合国人口基金会提供了预测的数据，现已预测到2095-2100年。数据源自网址 https://data.un.org/Data.aspx?d=PopDiv&f=variableID%.

世界银行数据库

世界银行公开数据库预期寿命可以是早追溯到各国1960年的数据，各国间数据具有可比性。数据源自网址 https://data.worldbank.org/indicator/SP.DYN.LE00.IN.。

欧洲健康与预期寿命信息系统(EHLEIS)

欧洲健康与预期寿命信息系统旨在监测和分析欧盟各成员国健康期望寿命指标，同时提供统一方法测算的欧盟各国预期寿命和健康预期寿命。数据源自网址 http://www.eurohex.eu/IS/web/app.php/Ehleis/HealthLifeGeographic/SILC/SILCAL。

人类死亡数据库(HMD)

人类死亡数据库HMD整理并提供全球40个国家和地区34年份的分年龄性别人口死亡率相关数据和寿命表，为学者提供了详细的高质量统一死亡率和人口估计。数据源自网址 https://mortality.org/

图A-1　预期寿命测算工具帮助文档

二、预期寿命质量控制模块

数据质量是预期寿命测算的基础。预期寿命的测算是通过年龄别死亡率进行测算的。如果用于测算的死亡数和人口数的数据质量较差，会对预期寿命的准确度有较大的影响。尤其是对分省的测算中，数据质量是需要重点考量的对象。因此，本模块嵌入了玛叶指数和惠普尔指数，用于探索年龄结构的准确性；Adair-lopez算法用于估计死亡率的漏报情况；模型寿命表模块则用于对质量难以调整的基础数据，基于既往寿命表对其进行修正。对于寿命表的细微修匀和高龄外推，则在模块"预期寿命测算"中提供。

本模块的相关方法详见第3章和第4章。玛叶指数和惠普尔指数需要使用者自行上传不同年龄的人口数，示例数据表A-1所示。

表A-1　玛叶指数和惠普尔指数的示例数据

年龄/岁	计数
0	3 735 010
1	3 773 884
2	3 853 025
3	3 921 526
4	4 017 847
5	4 054 336
6	4 040 169
…	…

以玛叶指数为例，用户上传人口数据后，即可在交互界面得到玛叶指数的相关结果和解读（图A-2）。

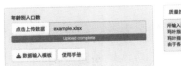 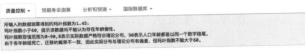

图 A-2　玛叶指数的分析界面示例

如图 A-3 所示，本模块的 Adair-lopez 算法和模型寿命表，可以基于用户提供的参数，产出对应的数据质量分析结果（漏报率）或模型寿命表。

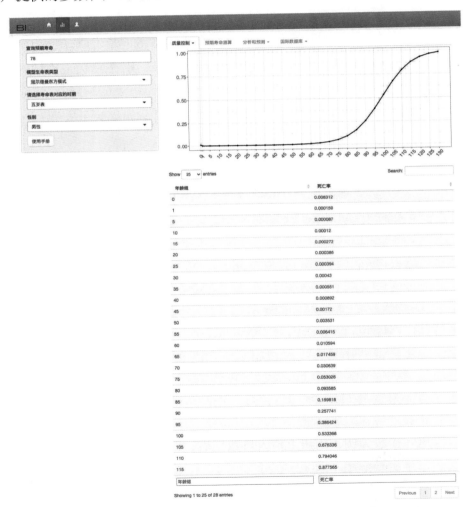

图 A-3　模型寿命表功能展示

三、预期寿命测算模块

作为国家衡量国民健康的重要指标，预期寿命测算的准确性和可比性极其重要。但由于不同机构所使用寿命表的年龄分组、不同年龄组的年龄组距a等不尽相同，造成了准确性与可比性的问题。为使预期寿命测算流程化、规范化，本模块基于蒋氏寿命表法，提供了测算预期寿命的标准方式和工具。同时，考虑到寿命表的部分年龄组可能会存在一定的波动，高龄组死亡率可能会存在漏报的情况，本工具也嵌入了修匀和高龄外推的方法对寿命表进行修正，并允许将结果批量输出和可视化展示（图A-4）。

本模块对应的方法学内容详见第1章。用户可以通过上传CSV文件，输入一组或多组符合要求的寿命表。通过点击式操作，可以对寿命表进行修匀和高龄外推、并且进行可视化展示。用户可以批量下载修匀后的测算结果。示例数据如表A-2所示。

表A-2　**预期寿命测算模块的示例数据**

年龄分组	死亡率1	死亡率2	死亡率3
0	0.068 44	0.078 518	0.066 552
1～4	0.006 51	0.013 686	0.005 174
5～9	0.001 96	0.008 382	0.001 238
...	...	...	...
80～84	0.126 77	0.129 887	0.125 932
85岁及以上	0.194 86	0.202 601	0.193 204

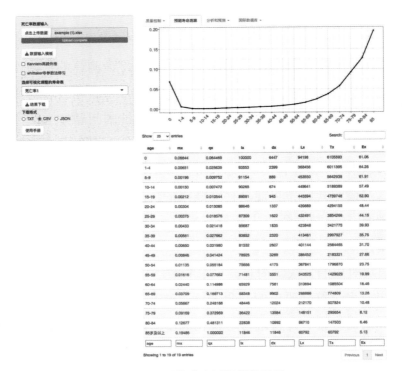

图 A-4　预期寿命测算模块展示

（一）预期寿命分析和预测模块

在得到较为准确的预期寿命后，解读预期寿命变化原因、预测预期寿命增长趋势是制定规划、优化政策、监测效果的重要依据。工具包引入Arriaga差异分解的方法，可用于分析在预期寿命的增长中的年龄别、疾病别的主要动力人群，识别影响预期寿命提升的潜在干预群体；引入预期模型用于开展预期寿命趋势外推，为分析预期寿命增长轨迹，制定规划目标提供依据。

本模块对应的方法学内容详见第5章。用户可以基于提供的模板（表A-3），上传两组寿命表和疾病别死亡率，进行预期寿命的年龄别和疾病别差异分解（图A-5）。相关结果可以用来解释两组寿命表之间预期寿命变化的年龄别、性别别原因。

表 A-3　预期寿命差异分解数据模板

年	agegroup	m_lifetable
2015	0	0.006
2015	1	0.000 23
2015	5	0.000 111
...	...	...
2015	80	0.068 37
2015	85	0.186 43
2020	0	0.005 29
2020	1	0.000 27
2020	5	0.000 11
...	...	...
2020	80	0.060 02
2020	85	0.189 73

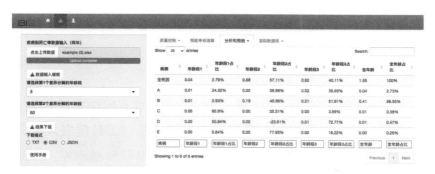

图 A-5　预期寿命疾病别差异分解结果展示

本模块同样提供了预期寿命预测的模块，使用者需要上传至少 2 年的寿命表，同时选择需要预测的时间段，可以根据其个人需求，选择 4 种预测模型，对短期的预期寿命进行预测（图 A-6）。示例数据如表 A-4 所示。

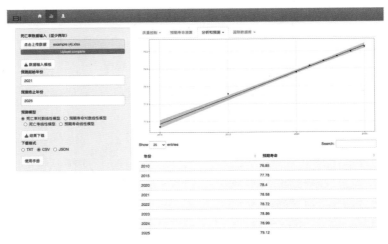

图A-6　预期寿命对数线性模型预测结果展示

表A-4　预期寿命预测数据模板

年	m0	m1	m5	m10	m15	...
2010	0.006	0.000 23	0.000 11	0.000 16	0.000 57	...
...	...	...	...	...	...	...
2020	0.005 29	0.000 27	0.000 11	0.000 14	0.000 48	...

（二）国际数据库模块

为了在测算结果的基础上，进一步明确国家或省份预期寿命在国际上所处的顺位，学习既往国家的预期寿命发展路径，工具包嵌入世界卫生组织数据库、联合国人口基金会数据库、世界银行数据库等，方便使用者进行国际比较。

数据库的介绍详见附录C、附录D。本模块无需额外的数据输入。使用者可以先选择目标数据库，再检索国家和年份，得到相关数据库中国际主要国家和地区的预期寿命。我们也嵌入了排名计算功能，使用者可以提供一个预期寿命值，测算出在不同的数据库、国家类别（如低收入、中收入等）的排名情况（图A-7）。

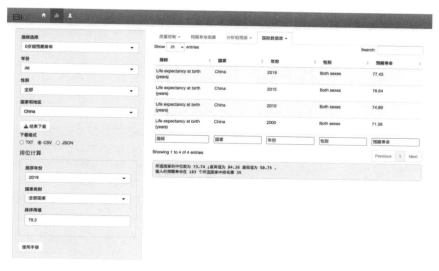

图 A-7　国际数据库检索模块展示

同时，本模块还支持使用者根据自己上传的预期寿命，寻找在人类死亡率数据库中对应的寿命表并下载（图A-8）。

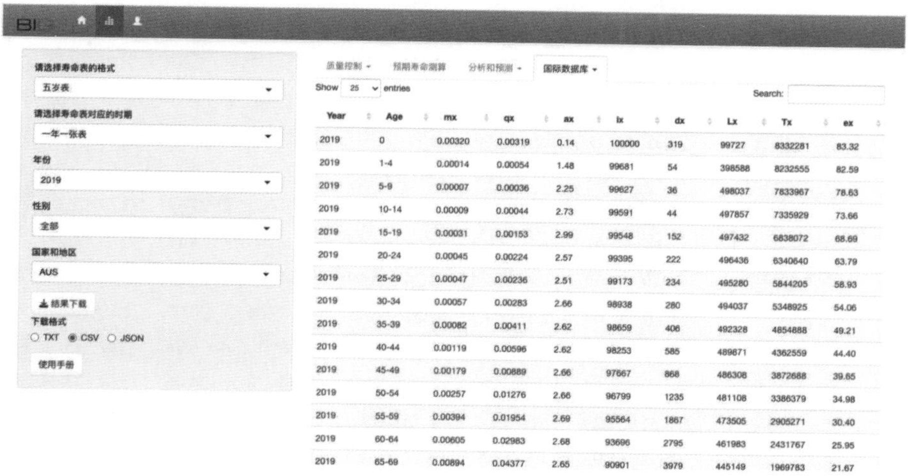

图 A-8　国际数据库预期寿命对应寿命表检索功能展示

附录B 4次全国人口普查预期寿命

单位：岁

代码	地区	1990年			2000年			2010年			2020年		
		合计	男	女	合计	男	女	合计	男	女	合计	男	女
	全国	68.55	66.81	70.47	71.4	69.63	73.33	74.83	72.38	77.37	77.93	75.37	80.88
11	北京市	72.86	71.07	74.93	76.1	74.33	78.01	80.18	78.28	82.21	82.49	80.43	84.62
12	天津市	72.32	71.03	73.73	74.91	73.31	76.63	78.89	77.42	80.48	81.3	79.32	83.4
13	河北省	70.35	68.47	72.53	72.54	70.68	74.57	74.97	72.7	77.47	77.75	75.2	80.52
14	山西省	68.97	67.33	70.93	71.65	69.96	73.57	74.92	72.87	77.28	77.91	75.64	80.47
15	内蒙古自治区	65.68	64.47	67.22	69.87	68.29	71.79	74.44	72.04	77.27	77.56	74.98	80.45
21	辽宁省	70.22	68.72	71.94	73.34	71.51	75.36	76.38	74.12	78.86	78.68	75.96	81.54
22	吉林省	67.95	66.65	69.49	73.1	71.38	75.04	76.18	74.12	78.44	78.41	75.62	81.4
23	黑龙江省	66.97	65.5	68.73	72.37	70.39	74.66	75.98	73.52	78.81	78.25	75.33	81.42
31	上海市	74.9	72.77	77.02	78.14	76.22	80.04	80.26	78.2	82.44	82.55	80.39	84.87
32	江苏省	71.37	69.26	73.57	73.91	71.69	76.23	76.63	74.6	78.81	79.32	77.02	81.83
33	浙江省	71.78	69.99	74.24	74.7	72.5	77.21	77.73	75.58	80.21	80.19	78.09	82.58
34	安徽省	69.48	67.75	71.36	71.85	70.18	73.59	75.08	72.65	77.84	77.96	75.52	80.72
35	福建省	68.57	66.49	70.93	72.55	70.3	75.07	75.76	73.27	78.64	78.49	75.81	81.55
36	江西省	66.11	64.87	67.49	68.95	68.37	69.32	74.33	71.94	77.06	77.64	78.08	80.52
37	山东省	70.57	68.64	72.67	73.92	71.7	76.26	76.46	74.05	79.06	79.18	76.46	82.11
41	河南省	70.15	67.96	72.55	71.54	69.67	73.41	74.57	71.84	77.59	77.6	74.59	80.84
42	湖北省	67.25	65.51	69.23	71.08	69.31	73.02	74.87	72.68	77.35	78	75.73	80.53
43	湖南省	66.93	65.41	68.70	70.66	69.05	72.47	74.7	72.28	77.48	77.88	75.36	80.75
44	广东省	72.52	69.71	75.43	73.27	70.79	75.93	76.49	74	79.37	79.31	76.75	82.22
45	广西壮族自治区	68.72	67.17	70.34	71.29	69.07	73.75	75.11	71.77	79.05	78.06	74.64	81.98
46	海南省	70.01	66.93	73.28	72.92	70.66	75.26	76.3	73.2	80.01	79.05	75.83	82.84
50	重庆市	−	−	−	71.73	69.84	73.89	75.7	73.16	78.6	78.56	75.86	81.64
51	四川省	66.33	65.06	67.7	71.2	69.25	73.39	74.75	72.25	77.59	77.79	75.01	80.93
52	贵州省	64.29	63.04	65.63	65.96	64.54	67.57	71.1	68.43	74.11	75.2	72.09	78.71
53	云南省	63.49	62.08	64.98	65.49	64.24	66.89	69.54	67.06	72.43	74.02	70.98	77.55
54	西藏自治区	59.64	57.64	61.57	64.37	62.52	66.15	68.17	66.33	70.07	72.19	70.27	74.75
61	陕西省	67.4	66.23	68.79	70.07	68.92	71.3	74.68	72.84	76.74	77.8	75.59	80.24
62	甘肃省	67.24	66.35	68.25	67.47	66.77	68.26	72.23	70.6	74.06	75.64	73.64	77.85
63	青海省	60.57	59.29	61.96	66.03	64.55	67.7	69.96	68.11	72.07	73.96	71.72	76.43
64	宁夏回族自治区	66.94	65.95	68.05	70.17	68.71	71.84	73.38	71.31	75.71	76.58	74.89	78.4
65	新疆维吾尔自治区	62.59	61.95	63.26	67.41	65.98	69.14	72.35	70.3	74.86	75.65	73.66	77.89

148

附录C 全球189个国家和地区预期寿命列表

单位：岁

地区/国家	指标	2000年			2010年			2015年			2019年		
		合计	男性	女性	合计	男性	女性	合计	男性	女性	合计	男性	女性
全球	预期寿命	66.80	64.40	69.30	70.50	68.00	73.20	72.30	69.80	74.90	73.30	70.80	75.90
	60岁预期寿命	18.80	17.20	20.40	20.10	18.40	21.70	20.80	19.10	22.30	21.10	19.50	22.70
非洲地区	预期寿命	52.70	51.10	54.30	59.50	57.70	61.30	62.60	60.50	64.70	64.50	62.40	66.60
	60岁预期寿命	15.50	14.30	16.80	16.80	15.50	18.00	17.40	16.20	18.50	17.90	16.70	19.00
美洲地区	预期寿命	74.10	71.10	77.10	75.40	72.50	78.40	76.80	74.10	79.50	77.20	74.50	79.80
	60岁预期寿命	21.10	19.40	22.50	22.10	20.60	23.50	22.50	21.00	23.80	22.70	21.20	24.00
东南亚地区	预期寿命	63.40	62.20	64.60	68.10	66.40	70.00	70.20	68.70	71.80	71.40	69.90	73.10
	60岁预期寿命	16.60	15.80	17.40	18.20	17.10	19.30	18.80	17.90	19.70	19.10	18.20	20.00
欧洲地区	预期寿命	72.50	68.40	76.60	75.70	72.10	79.30	77.10	73.80	80.30	78.20	75.10	81.30
	60岁预期寿命	19.60	17.40	21.50	21.30	19.20	23.00	21.90	19.90	23.60	22.50	20.50	24.30
东地中海地区	预期寿命	65.00	63.50	66.70	67.60	66.00	69.30	68.40	66.80	70.10	69.70	68.30	71.30
	60岁预期寿命	17.40	16.50	18.30	18.00	17.20	18.80	18.10	17.30	18.90	18.50	17.80	19.30
西太平洋地区	预期寿命	72.40	69.80	75.30	75.50	72.50	78.70	77.00	74.00	80.30	77.70	74.80	80.80
	60岁预期寿命	19.30	17.50	21.20	20.50	18.50	22.60	21.40	19.30	23.60	21.80	19.80	23.90
阿富汗	预期寿命	54.99	54.57	55.42	59.94	59.60	60.30	61.65	61.04	62.35	63.21	63.29	63.16
	60岁预期寿命	13.92	13.63	14.21	15.12	15.07	15.17	15.59	15.68	15.52	15.21	15.39	15.06
阿尔巴尼亚	预期寿命	73.55	70.65	76.92	76.25	74.23	78.31	77.84	76.10	79.69	78.00	76.25	79.91
	60岁预期寿命	19.00	17.10	21.21	21.31	19.94	22.63	21.13	20.13	22.15	21.03	20.22	21.94
阿尔及利亚	预期寿命	72.21	70.94	73.54	75.85	74.95	76.79	76.54	75.65	77.50	77.13	76.23	78.12
	60岁预期寿命	19.81	19.36	20.25	21.37	20.89	21.85	21.81	21.33	22.33	22.04	21.53	22.62
安哥拉	预期寿命	49.30	46.77	52.12	58.07	55.78	60.53	61.72	59.13	64.50	63.06	60.70	65.52
	60岁预期寿命	14.42	12.82	16.01	15.97	14.37	17.54	16.71	14.99	18.42	16.98	15.38	18.55
安提瓜和巴布达	预期寿命	74.56	72.00	76.95	75.95	73.56	78.25	76.14	74.43	77.76	76.45	74.88	77.96
	60岁预期寿命	20.27	19.12	21.32	20.50	19.14	21.77	20.43	19.59	21.20	20.59	19.81	21.31

续　表

地区/ 国家	指标	2000年			2010年			2015年			2019年		
		合计	男性	女性	合计	男性	女性	合计	男性	女性	合计	男性	女性
阿根廷	预期寿命	74.09	70.34	77.83	75.44	72.14	78.63	76.17	72.92	79.30	76.58	73.51	79.50
	60岁预期寿命	20.18	17.58	22.52	20.62	18.27	22.70	20.98	18.63	23.04	21.11	18.84	23.08
亚美尼亚	预期寿命	71.88	68.59	74.91	73.12	69.39	76.61	74.51	70.88	77.83	76.03	72.49	79.16
	60岁预期寿命	18.81	17.08	20.23	18.79	16.76	20.52	19.42	17.32	21.17	20.41	18.24	22.15
澳大利亚	预期寿命	79.69	77.13	82.24	81.90	79.84	83.99	82.28	80.41	84.17	83.04	81.25	84.84
	60岁预期寿命	23.11	21.22	24.85	24.74	23.29	26.13	25.01	23.72	26.27	25.62	24.37	26.83
奥地利	预期寿命	78.17	75.09	80.98	80.39	77.65	82.99	80.98	78.60	83.29	81.65	79.44	83.78
	60岁预期寿命	21.95	19.73	23.69	23.43	21.44	25.16	23.59	21.80	25.21	24.09	22.43	25.60
阿塞拜疆	预期寿命	65.52	62.57	68.50	69.03	66.29	71.83	70.67	67.94	73.43	71.43	68.78	74.09
	60岁预期寿命	16.61	15.12	17.88	16.36	14.95	17.64	16.62	15.14	17.95	17.06	15.65	18.32
巴哈马	预期寿命	70.94	67.64	74.19	72.96	69.64	76.25	72.92	69.73	76.08	73.21	69.85	76.59
	60岁预期寿命	19.95	18.25	21.37	20.70	19.01	22.22	20.88	19.30	22.28	20.84	19.12	22.39
巴林	预期寿命	70.47	69.55	71.77	74.52	73.85	75.34	76.46	75.87	77.27	75.81	75.04	77.02
	60岁预期寿命	14.97	14.46	15.61	17.82	17.38	18.27	19.67	19.39	19.95	19.01	18.72	19.36
孟加拉国	预期寿命	65.59	64.07	67.36	70.29	68.63	72.22	73.58	72.50	74.79	74.25	72.99	75.64
	60岁预期寿命	17.84	17.11	18.70	19.02	18.06	20.14	20.90	20.49	21.37	20.86	20.26	21.53
巴巴多斯	预期寿命	74.50	72.13	76.72	75.88	74.46	77.20	76.22	75.01	77.36	76.03	74.32	77.66
	60岁预期寿命	20.72	19.69	21.52	21.30	20.81	21.69	21.40	21.01	21.72	20.92	19.94	21.79
白俄罗斯	预期寿命	68.85	63.28	74.61	70.39	64.55	76.41	73.82	68.56	78.79	74.81	69.65	79.62
	60岁预期寿命	17.15	14.07	19.45	17.72	14.14	20.51	19.23	15.67	21.87	19.72	16.04	22.48
比利时	预期寿命	77.66	74.54	80.74	79.85	77.24	82.38	80.71	78.48	82.86	81.42	79.29	83.51
	60岁预期寿命	21.63	19.31	23.69	23.11	21.12	24.88	23.59	21.85	25.15	24.02	22.33	25.58
伯利兹	预期寿命	70.34	67.18	74.02	73.39	70.89	76.12	74.05	71.14	77.29	74.41	71.36	77.77
	60岁预期寿命	18.74	17.02	20.73	21.30	20.56	22.15	21.47	20.40	22.75	21.53	20.32	22.93
贝宁	预期寿命	56.59	54.31	58.77	60.47	58.03	62.88	61.96	59.66	64.25	63.43	61.19	65.66
	60岁预期寿命	16.08	14.49	17.41	16.69	15.16	17.97	17.01	15.62	18.21	17.40	16.13	18.52
不丹	预期寿命	65.70	64.88	66.59	71.01	69.87	72.35	72.15	71.05	73.45	73.11	72.03	74.39
	60岁预期寿命	17.95	17.71	18.23	18.89	18.42	19.48	19.16	18.72	19.72	19.36	18.89	19.95

续　表

地区/国家	指标	2000年			2010年			2015年			2019年		
		合计	男性	女性	合计	男性	女性	合计	男性	女性	合计	男性	女性
玻利维亚	预期寿命	66.02	64.81	67.25	70.34	69.44	71.25	71.52	70.59	72.45	72.14	71.15	73.13
	60岁预期寿命	17.80	17.19	18.36	18.53	18.16	18.87	18.51	18.07	18.91	18.56	18.04	19.06
波黑	预期寿命	75.42	72.60	78.03	76.19	73.85	78.47	76.32	73.94	78.65	76.75	74.38	79.09
	60岁预期寿命	19.58	17.68	21.10	19.73	18.22	21.03	19.85	18.27	21.25	20.16	18.59	21.56
博茨瓦纳	预期寿命	45.59	43.90	47.77	58.14	55.14	61.36	60.93	57.83	63.93	62.25	58.95	65.46
	60岁预期寿命	12.92	10.39	15.82	15.26	13.06	17.32	15.89	13.89	17.61	16.25	14.16	17.97
巴西	预期寿命	71.47	67.90	75.18	74.09	70.57	77.68	75.13	71.67	78.64	75.90	72.45	79.39
	60岁预期寿命	19.70	17.96	21.31	20.81	19.02	22.42	21.42	19.65	23.00	21.90	20.09	23.51
文莱	预期寿命	72.20	70.86	73.68	74.57	73.35	75.84	74.40	73.38	75.50	74.32	73.39	75.36
	60岁预期寿命	16.78	16.21	17.41	19.00	18.41	19.56	19.03	18.67	19.36	19.17	18.97	19.38
保加利亚	预期寿命	71.61	68.40	74.97	73.64	70.19	77.23	74.55	71.17	78.04	75.07	71.65	78.60
	60岁预期寿命	17.60	15.86	19.20	18.92	16.69	20.92	19.40	17.06	21.50	19.82	17.41	21.97
布基纳法索	预期寿命	51.64	49.92	53.14	58.59	56.19	60.79	60.92	58.24	63.45	62.70	60.06	65.23
	60岁预期寿命	15.52	14.10	16.62	16.17	14.53	17.43	16.44	14.75	17.76	16.82	15.23	18.06
布隆迪	预期寿命	43.78	41.79	45.85	58.60	56.86	60.32	62.05	59.84	64.26	63.84	61.55	66.14
	60岁预期寿命	12.97	11.77	14.03	15.61	14.24	16.83	16.18	14.85	17.39	16.47	15.22	17.63
佛得角	预期寿命	70.97	66.89	74.61	74.12	70.83	77.27	74.88	72.18	77.59	74.03	69.90	77.94
	60岁预期寿命	20.36	18.17	22.25	22.07	20.85	22.88	21.69	21.03	22.12	19.66	16.82	21.77
柬埔寨	预期寿命	58.68	56.03	61.24	67.22	64.19	70.01	69.17	66.20	71.89	70.12	67.23	72.75
	60岁预期寿命	15.81	14.41	17.07	17.22	15.52	18.61	17.57	15.83	18.94	17.74	15.93	19.11
喀麦隆	预期寿命	52.82	51.34	54.35	56.58	55.09	58.09	59.11	57.29	60.99	62.36	60.29	64.50
	60岁预期寿命	15.06	13.68	16.41	15.88	14.44	17.25	16.41	15.02	17.71	17.09	15.77	18.35
加拿大	预期寿命	79.10	76.54	81.55	81.31	79.26	83.27	81.76	79.88	83.58	82.24	80.40	84.05
	60岁预期寿命	22.51	20.54	24.27	24.35	22.84	25.70	24.72	23.34	25.98	25.15	23.84	26.38
中非	预期寿命	44.34	43.24	45.52	48.51	46.69	50.44	50.53	48.19	53.03	53.10	50.21	56.26
	60岁预期寿命	11.77	10.15	13.37	12.51	10.73	14.20	12.77	10.99	14.40	13.17	11.31	14.85

续　表

地区/国家	指标	2000年			2010年			2015年			2019年		
		合计	男性	女性	合计	男性	女性	合计	男性	女性	合计	男性	女性
乍得	预期寿命	51.08	49.26	52.98	55.65	53.93	57.43	57.91	56.22	59.63	59.63	57.95	61.34
	60岁预期寿命	14.95	13.75	16.11	15.63	14.58	16.64	16.16	15.21	17.05	16.54	15.68	17.34
智利	预期寿命	76.77	73.64	79.77	78.46	75.48	81.30	79.82	76.98	82.51	80.74	78.09	83.25
	60岁预期寿命	21.32	19.25	23.09	22.45	20.40	24.22	23.61	21.60	25.35	24.27	22.41	25.88
中国	预期寿命	71.58	69.34	74.15	74.89	72.26	77.94	76.64	73.85	79.87	77.43	74.73	80.49
	60岁预期寿命	18.43	16.92	20.09	19.58	17.86	21.52	20.58	18.65	22.74	21.06	19.19	23.08
哥伦比亚	预期寿命	73.75	69.71	77.85	77.09	74.00	80.15	78.35	75.63	81.01	79.31	76.69	81.87
	60岁预期寿命	21.74	20.29	23.06	23.03	21.64	24.27	23.42	22.00	24.68	23.96	22.48	25.27
科摩罗	预期寿命	61.51	60.15	62.86	64.98	63.60	66.35	66.45	65.07	67.84	67.39	65.92	68.88
	60岁预期寿命	16.34	15.56	17.03	17.60	16.92	18.21	17.92	17.22	18.54	18.13	17.44	18.75
刚果（布）	预期寿命	52.12	51.54	52.58	60.95	60.99	60.85	63.11	62.56	63.59	64.74	63.81	65.61
	60岁预期寿命	13.87	12.78	14.73	15.67	15.16	16.05	16.11	15.51	16.60	16.45	15.71	17.07
哥斯达黎加	预期寿命	78.00	75.47	80.63	79.56	76.98	82.22	80.78	78.16	83.47	80.85	78.31	83.44
	60岁预期寿命	22.38	20.78	23.96	23.97	22.49	25.40	24.87	23.32	26.36	25.03	23.58	26.40
科特迪瓦	预期寿命	50.33	48.94	52.31	56.62	54.81	58.94	60.20	57.98	62.96	62.92	60.53	65.81
	60岁预期寿命	14.50	12.91	16.81	15.65	14.26	17.52	16.39	15.07	18.14	17.08	15.84	18.69
克罗地亚	预期寿命	74.36	70.74	77.88	76.72	73.41	79.91	77.58	74.30	80.73	78.64	75.54	81.60
	60岁预期寿命	19.02	16.69	20.91	20.42	18.09	22.39	21.05	18.59	23.16	21.76	19.44	23.75
古巴	预期寿命	76.76	74.59	79.04	77.65	75.55	79.82	77.91	75.70	80.19	77.76	75.37	80.25
	60岁预期寿命	21.60	20.23	22.98	21.53	20.14	22.91	21.81	20.34	23.24	21.59	19.98	23.18
塞浦路斯	预期寿命	78.75	76.53	80.99	81.02	78.93	83.10	82.01	79.89	84.12	83.14	81.12	85.12
	60岁预期寿命	21.86	20.37	23.24	23.54	22.16	24.83	24.17	22.61	25.64	24.92	23.31	26.43
捷克	预期寿命	74.95	71.53	78.29	77.56	74.41	80.65	78.46	75.57	81.30	79.13	76.30	81.93
	60岁预期寿命	19.34	17.03	21.26	21.01	18.77	22.95	21.50	19.34	23.40	22.07	19.93	24.00
朝鲜	预期寿命	63.95	60.79	66.84	70.18	66.93	73.09	71.76	68.42	74.78	72.63	69.29	75.69
	60岁预期寿命	15.52	13.53	16.77	17.99	15.80	19.47	18.61	16.31	20.23	19.10	16.80	20.77
刚果（金）	预期寿命	52.44	50.46	54.49	57.51	55.65	59.42	60.44	58.25	62.73	62.35	60.00	64.82
	60岁预期寿命	14.88	13.28	16.38	15.49	14.14	16.77	16.25	14.93	17.52	16.63	15.35	17.88

续　表

地区/国家	指标	2000年			2010年			2015年			2019年		
		合计	男性	女性	合计	男性	女性	合计	男性	女性	合计	男性	女性
丹麦	预期寿命	76.93	74.66	79.13	79.17	77.20	81.10	80.59	78.80	82.35	81.32	79.59	83.02
	60岁预期寿命	20.63	18.97	22.08	22.19	20.76	23.50	23.16	21.78	24.45	23.59	22.26	24.85
吉布提	预期寿命	59.84	57.87	61.96	61.87	60.63	63.26	64.64	62.84	66.62	65.81	64.10	67.78
	60岁预期寿命	16.29	14.92	17.68	17.06	15.81	18.42	17.48	16.31	18.73	17.76	16.63	18.96
多米尼加	预期寿命	73.22	70.22	76.66	73.17	70.43	76.14	71.75	68.62	75.20	72.84	69.76	76.19
	60岁预期寿命	22.42	20.74	24.38	21.38	19.98	22.85	20.24	18.55	22.02	20.65	18.99	22.36
厄瓜多尔	预期寿命	74.53	71.91	77.27	75.02	72.31	77.86	77.18	74.92	79.50	78.45	76.41	80.50
	60岁预期寿命	21.94	20.75	23.09	21.62	20.44	22.77	22.53	21.40	23.61	23.20	22.04	24.31
埃及	预期寿命	69.82	67.29	72.42	70.20	67.82	72.69	70.49	68.22	72.89	71.82	69.59	74.14
	60岁预期寿命	18.46	16.77	19.99	17.75	16.31	19.07	17.03	15.73	18.26	17.83	16.49	19.11
萨尔瓦多	预期寿命	72.50	68.39	76.48	74.50	70.62	78.04	73.25	68.12	78.02	75.03	70.58	79.13
	60岁预期寿命	21.44	20.18	22.58	22.08	21.04	22.96	21.76	20.43	22.85	22.12	20.42	23.57
赤道几内亚	预期寿命	54.31	52.37	56.49	59.65	59.75	59.12	61.13	60.28	61.83	62.19	60.87	63.58
	60岁预期寿命	15.49	14.00	17.14	17.61	16.95	18.28	17.72	16.80	18.71	17.64	16.54	18.81
厄立特里亚国	预期寿命	54.51	51.16	58.48	60.70	57.78	63.97	62.29	59.40	65.45	64.08	61.30	67.07
	60岁预期寿命	13.51	11.70	15.56	14.53	12.90	16.22	15.08	13.58	16.55	15.50	14.13	16.82
爱沙尼亚	预期寿命	70.94	65.60	76.17	75.87	70.86	80.45	77.60	73.03	81.71	78.88	74.70	82.60
	60岁预期寿命	18.61	15.39	20.94	20.75	17.34	23.20	21.92	18.62	24.32	22.53	19.26	24.99
斯威士兰	预期寿命	47.05	44.81	49.44	47.43	44.86	50.76	54.05	50.25	58.71	57.73	53.36	63.18
	60岁预期寿命	13.58	11.18	15.89	13.35	10.82	15.66	14.65	11.93	17.10	15.10	12.41	17.71
埃塞俄比亚	预期寿命	50.58	49.52	51.70	62.92	61.33	64.55	66.82	65.04	68.64	68.70	66.90	70.52
	60岁预期寿命	14.15	13.42	14.91	17.28	16.29	18.29	18.08	17.04	19.09	18.45	17.44	19.40
斐济	预期寿命	65.90	63.69	68.43	67.60	65.86	69.52	67.83	65.77	70.08	68.01	65.93	70.28
	60岁预期寿命	14.70	13.31	16.25	15.78	14.77	16.84	15.99	14.76	17.23	16.18	14.88	17.49
芬兰	预期寿命	77.60	74.13	80.91	79.88	76.68	83.04	81.21	78.53	83.85	81.61	79.16	84.04
	60岁预期寿命	21.60	19.17	23.56	23.29	21.03	25.28	23.91	21.95	25.68	24.16	22.36	25.81
法国	预期寿命	78.91	75.24	82.52	81.22	77.96	84.34	81.91	78.99	84.72	82.48	79.76	85.09
	60岁预期寿命	23.01	20.39	25.29	24.71	22.35	26.77	25.01	22.85	26.93	25.34	23.27	27.21

续　表

地区/国家	指标	2000年			2010年			2015年			2019年		
		合计	男性	女性	合计	男性	女性	合计	男性	女性	合计	男性	女性
加蓬	预期寿命	58.10	56.15	60.10	62.16	60.12	64.25	64.93	62.11	68.09	66.47	63.59	69.73
	60岁预期寿命	15.23	13.41	16.96	16.36	14.43	18.23	16.91	14.87	18.98	17.17	15.15	19.25
冈比亚	预期寿命	59.24	57.17	61.63	62.42	60.59	64.47	64.14	62.18	66.28	65.47	63.42	67.65
	60岁预期寿命	16.21	14.94	17.65	16.45	15.31	17.74	16.67	15.57	17.88	16.85	15.77	18.04
德国	预期寿命	78.09	75.04	80.92	80.17	77.78	82.54	80.42	78.12	82.71	81.72	78.72	84.77
	60岁预期寿命	21.75	19.47	23.57	23.15	21.40	24.76	23.21	21.46	24.84	24.41	21.87	26.87
加纳	预期寿命	59.24	57.75	60.80	62.00	59.70	64.53	64.55	61.97	67.41	66.28	63.66	69.16
	60岁预期寿命	16.05	14.84	17.25	16.21	14.55	17.94	16.80	15.12	18.56	17.25	15.66	18.89
希腊	预期寿命	78.17	75.51	80.89	80.10	77.52	82.71	80.38	77.85	82.94	81.10	78.64	83.57
	60岁预期寿命	21.54	19.89	23.09	23.33	21.73	24.85	23.46	21.72	25.11	23.84	22.07	25.52
格林纳达	预期寿命	71.97	68.60	75.95	71.97	69.20	75.48	72.70	70.44	75.15	72.88	70.63	75.33
	60岁预期寿命	17.86	15.12	21.00	17.74	15.59	20.48	18.86	17.34	20.39	18.73	17.16	20.34
危地马拉	预期寿命	66.78	63.32	70.27	69.30	65.82	72.77	70.95	67.85	74.01	72.02	68.95	75.04
	60岁预期寿命	19.11	18.10	20.12	19.55	18.55	20.49	19.85	18.81	20.81	20.47	19.40	21.43
几内亚	预期寿命	54.26	53.10	55.30	58.07	56.65	59.26	58.81	57.28	60.07	61.01	59.48	62.25
	60岁预期寿命	15.69	14.97	16.26	15.79	14.72	16.59	15.89	14.85	16.62	16.54	15.62	17.16
几内亚比绍	预期寿命	50.28	47.77	52.76	55.43	53.05	57.68	58.23	55.53	60.81	60.22	57.36	62.98
	60岁预期寿命	13.83	12.08	15.38	14.59	12.87	15.96	15.03	13.36	16.32	15.50	13.92	16.72
圭亚那	预期寿命	62.96	59.81	66.51	64.77	61.63	68.23	65.59	62.31	69.22	65.69	62.45	69.39
	60岁预期寿命	15.93	14.61	17.29	16.17	14.80	17.56	16.61	15.19	18.03	16.55	15.10	18.10
海地	预期寿命	57.05	56.97	57.18	31.28	27.97	35.37	62.61	62.09	63.13	64.05	63.34	64.76
	60岁预期寿命	15.77	15.59	15.92	11.46	10.86	12.01	16.47	16.25	16.66	16.77	16.50	17.01
洪都拉斯	预期寿命	70.04	69.10	71.02	71.15	70.24	72.11	69.82	67.57	72.13	71.94	70.67	73.16
	60岁预期寿命	19.55	19.62	19.56	18.86	18.69	19.07	17.87	17.04	18.65	18.35	17.54	19.08
匈牙利	预期寿命	71.34	67.07	75.63	74.58	70.63	78.35	75.57	72.16	78.73	76.44	73.09	79.59
	60岁预期寿命	17.96	15.31	20.12	19.67	16.98	21.81	19.90	17.44	21.86	20.22	17.72	22.27

续 表

地区/国家	指标	2000年			2010年			2015年			2019年		
		合计	男性	女性	合计	男性	女性	合计	男性	女性	合计	男性	女性
冰岛	预期寿命	79.70	77.74	81.64	81.68	80.02	83.34	82.14	80.69	83.56	82.33	80.81	83.87
	60岁预期寿命	22.62	21.18	23.97	23.91	22.73	25.02	24.41	23.45	25.29	24.64	23.71	25.54
印度	预期寿命	62.11	61.34	62.92	67.23	65.69	68.94	69.31	68.11	70.62	70.79	69.52	72.17
	60岁预期寿命	16.12	15.41	16.84	17.95	16.91	19.02	18.49	17.74	19.25	18.82	18.11	19.54
印度尼西亚	预期寿命	67.17	65.77	68.55	69.26	67.53	71.03	70.61	68.77	72.50	71.31	69.40	73.30
	60岁预期寿命	17.56	16.84	18.18	17.46	16.44	18.40	17.67	16.54	18.75	17.94	16.73	19.13
伊朗	预期寿命	72.56	70.73	74.61	75.86	73.87	78.01	76.66	74.96	78.52	77.35	75.69	79.09
	60岁预期寿命	19.70	18.98	20.54	21.40	20.59	22.29	21.56	20.91	22.30	21.82	21.18	22.48
伊拉克	预期寿命	68.77	66.43	71.25	70.24	67.76	72.79	70.29	67.32	73.41	72.42	69.93	74.97
	60岁预期寿命	18.30	17.01	19.57	18.82	17.55	20.02	19.24	17.89	20.49	19.18	17.62	20.66
爱尔兰	预期寿命	76.41	73.84	79.02	80.41	78.33	82.44	81.14	79.33	82.93	81.84	80.20	83.48
	60岁预期寿命	20.19	18.34	21.93	23.18	21.68	24.57	23.66	22.31	24.94	24.19	23.01	25.33
以色列	预期寿命	78.57	76.36	80.66	81.56	79.62	83.34	81.93	79.96	83.79	82.62	80.79	84.36
	60岁预期寿命	21.95	20.57	23.13	24.15	22.80	25.31	24.31	22.87	25.59	24.90	23.62	26.03
意大利	预期寿命	79.36	76.41	82.15	81.90	79.37	84.22	82.21	80.00	84.26	82.97	80.91	84.90
	60岁预期寿命	22.54	20.28	24.47	24.37	22.36	26.10	24.48	22.75	26.01	25.04	23.36	26.53
牙买加	预期寿命	74.22	72.05	76.50	75.77	73.27	78.51	75.85	74.10	77.71	75.98	74.36	77.68
	60岁预期寿命	20.99	19.72	22.28	21.63	19.65	23.79	21.36	19.87	22.95	21.32	20.07	22.63
日本	预期寿命	81.12	77.69	84.37	82.68	79.46	85.77	83.62	80.70	86.41	84.26	81.49	86.94
	60岁预期寿命	24.15	21.32	26.59	25.27	22.56	27.69	25.86	23.37	28.12	26.35	23.95	28.56
约旦	预期寿命	72.65	73.06	72.48	76.59	75.59	77.62	77.82	76.95	78.77	77.87	77.02	78.78
	60岁预期寿命	18.61	19.54	17.95	20.99	20.53	21.44	21.79	21.51	22.10	21.81	21.56	22.07
哈萨克斯坦	预期寿命	63.15	57.58	69.15	68.43	63.58	73.39	71.91	67.43	76.22	73.95	69.98	77.61
	60岁预期寿命	15.31	12.34	17.76	17.16	14.58	19.19	18.59	15.91	20.62	19.46	16.84	21.44
肯尼亚	预期寿命	53.87	52.85	54.91	61.18	59.23	63.07	64.17	61.71	66.62	66.09	63.70	68.44
	60岁预期寿命	16.33	14.52	18.10	16.79	14.87	18.48	17.32	15.59	18.82	17.64	15.99	19.09
基里巴斯	预期寿命	55.73	52.31	59.40	58.01	54.75	61.39	58.20	55.13	61.37	59.42	56.14	62.80
	60岁预期寿命	12.56	11.28	13.65	13.18	12.03	14.15	13.47	12.30	14.39	13.69	12.50	14.64

续　表

地区/国家	指标	2000年			2010年			2015年			2019年		
		合计	男性	女性	合计	男性	女性	合计	男性	女性	合计	男性	女性
科威特	预期寿命	77.86	76.36	80.10	79.83	78.76	81.43	81.13	79.46	83.84	80.97	79.25	83.95
	60岁预期寿命	22.19	21.24	23.50	23.21	22.67	23.98	24.21	23.16	25.90	23.96	22.82	25.90
吉尔吉斯斯坦	预期寿命	65.95	61.95	70.18	69.17	65.20	73.29	71.59	67.92	75.28	74.18	70.75	77.31
	60岁预期寿命	16.72	14.86	18.27	17.56	15.53	19.31	18.41	16.28	20.24	20.01	17.78	21.67
老挝	预期寿命	58.41	56.28	60.60	64.88	62.44	67.38	67.08	64.70	69.56	68.51	66.19	70.95
	60岁预期寿命	15.30	14.04	16.48	16.87	15.49	18.13	17.50	16.20	18.71	17.65	16.35	18.89
拉脱维亚	预期寿命	70.18	64.61	75.56	72.94	67.76	77.78	74.80	69.93	79.29	75.38	70.58	79.84
	60岁预期寿命	18.33	15.06	20.64	19.24	15.82	21.70	20.35	17.14	22.65	20.53	17.25	22.95
黎巴嫩	预期寿命	74.61	73.03	76.14	75.53	73.26	78.12	75.98	73.47	78.82	76.44	74.03	79.15
	60岁预期寿命	19.84	18.87	20.74	19.90	18.27	21.71	20.13	18.29	22.09	20.53	18.76	22.40
莱索托	预期寿命	47.82	45.53	50.68	47.38	44.50	50.69	47.67	45.07	50.58	50.75	47.66	54.24
	60岁预期寿命	13.95	10.99	16.65	12.77	10.57	14.70	12.70	10.67	14.42	13.43	11.22	15.24
利比里亚	预期寿命	53.77	52.89	54.67	60.70	60.07	61.32	61.17	60.65	61.68	64.08	63.15	65.00
	60岁预期寿命	15.79	15.33	16.25	16.71	16.34	17.03	17.06	16.80	17.28	17.75	17.43	18.02
利比亚	预期寿命	74.40	72.70	76.28	76.04	74.79	77.30	74.60	72.39	76.90	75.78	74.21	77.34
	60岁预期寿命	20.99	20.01	22.00	21.52	20.98	22.01	21.34	20.70	21.91	21.26	20.55	21.89
立陶宛	预期寿命	72.04	66.68	77.23	73.14	67.49	78.67	74.38	69.09	79.47	75.99	71.23	80.43
	60岁预期寿命	19.46	16.45	21.66	19.87	16.37	22.49	20.32	16.89	22.95	20.93	17.58	23.46
卢森堡	预期寿命	78.24	75.15	81.11	80.94	78.61	83.10	82.31	80.26	84.29	82.41	80.62	84.20
	60岁预期寿命	21.77	19.38	23.72	23.54	21.64	25.15	24.44	22.81	25.91	24.40	22.91	25.81
马达加斯加	预期寿命	58.82	57.54	60.18	62.79	61.43	64.17	64.19	62.87	65.50	65.35	64.10	66.60
	60岁预期寿命	15.38	14.60	16.22	16.12	15.33	16.89	16.50	15.80	17.16	16.76	16.15	17.33
马拉维	预期寿命	44.73	43.96	45.59	56.80	54.34	59.24	63.04	59.67	66.47	65.62	62.31	68.93
	60岁预期寿命	13.96	12.23	15.76	16.01	13.75	18.03	16.87	14.63	18.81	17.24	15.13	19.03
马来西亚	预期寿命	72.80	70.55	75.31	74.25	72.25	76.52	74.95	73.01	77.13	74.72	72.61	77.08
	60岁预期寿命	18.09	17.03	19.21	19.18	18.34	20.06	19.89	19.10	20.74	19.50	18.49	20.56
马尔代夫	预期寿命	70.96	70.42	71.48	76.99	76.02	78.17	78.41	77.56	79.47	79.59	78.63	80.76
	60岁预期寿命	17.95	18.07	17.80	20.30	19.70	21.04	21.34	20.81	21.95	22.15	21.39	23.05

续　表

地区/国家	指标	2000年			2010年			2015年			2019年		
		合计	男性	女性	合计	男性	女性	合计	男性	女性	合计	男性	女性
马里	预期寿命	52.64	52.61	52.75	59.05	58.59	59.49	60.89	60.36	61.41	62.80	62.20	63.40
	60岁预期寿命	16.02	16.19	15.87	16.84	16.66	16.99	17.08	16.93	17.20	17.46	17.35	17.56
马耳他	预期寿命	77.87	75.53	80.10	80.45	78.23	82.54	81.65	79.63	83.58	81.89	79.94	83.80
	60岁预期寿命	20.81	19.03	22.38	23.20	21.46	24.71	24.23	22.70	25.58	24.49	22.99	25.86
毛里塔尼亚	预期寿命	61.96	61.75	62.23	65.59	65.40	65.87	67.41	67.19	67.69	68.38	68.08	68.73
	60岁预期寿命	17.12	17.22	17.04	18.49	18.74	18.31	18.84	19.04	18.70	18.98	19.12	18.87
毛里求斯	预期寿命	71.17	67.74	74.80	73.24	69.84	76.80	74.14	70.96	77.43	74.07	70.95	77.32
	60岁预期寿命	17.83	15.77	19.75	19.39	17.36	21.22	20.16	18.24	21.90	20.29	18.45	21.97
墨西哥	预期寿命	74.41	71.68	77.12	75.13	72.23	78.01	75.87	73.09	78.61	76.01	73.13	78.86
	60岁预期寿命	21.57	20.28	22.73	21.52	20.26	22.67	21.73	20.42	22.93	21.84	20.50	23.06
密克罗尼西亚联邦	预期寿命	61.19	58.45	64.20	62.67	60.01	65.61	62.74	60.14	65.66	63.03	60.35	66.05
	60岁预期寿命	14.63	13.75	15.47	14.87	14.06	15.65	14.78	13.96	15.60	14.70	13.82	15.58
蒙古	预期寿命	60.52	57.34	64.11	65.05	61.09	69.47	67.61	63.45	72.13	68.10	63.82	72.76
	60岁预期寿命	13.42	12.00	14.91	15.09	13.27	16.86	16.50	14.50	18.35	16.41	14.16	18.51
黑山	预期寿命	73.56	70.88	76.27	74.69	72.27	77.12	75.27	72.83	77.73	75.88	73.15	78.65
	60岁预期寿命	19.21	17.65	20.61	18.97	17.47	20.30	18.99	17.25	20.59	19.44	17.44	21.32
摩洛哥	预期寿命	69.35	68.06	70.59	71.60	71.07	72.27	72.46	71.37	73.55	72.99	71.68	74.31
	60岁预期寿命	18.41	17.79	18.95	18.72	18.85	18.76	18.54	17.87	19.18	18.67	17.74	19.59
莫桑比克	预期寿命	50.69	48.37	53.05	53.48	50.66	56.29	55.95	52.42	59.45	58.14	54.46	61.73
	60岁预期寿命	15.23	13.13	17.24	15.10	12.49	17.44	15.29	12.71	17.48	15.80	13.34	17.83
缅甸	预期寿命	59.99	57.31	62.67	64.79	61.62	67.87	67.58	64.32	70.70	69.13	65.91	72.20
	60岁预期寿命	15.43	13.81	16.87	16.97	15.10	18.61	17.68	15.78	19.27	18.06	16.17	19.62
纳米比亚	预期寿命	53.32	51.01	55.50	60.94	57.25	64.66	62.87	59.36	66.22	64.58	60.58	68.45
	60岁预期寿命	14.64	12.71	16.27	16.45	13.89	18.76	16.99	14.46	19.06	17.24	14.68	19.25
尼泊尔	预期寿命	65.26	63.87	66.57	69.18	67.52	70.92	69.43	67.32	71.39	70.88	68.88	72.75
	60岁预期寿命	17.59	16.68	18.35	18.10	17.19	19.03	17.83	16.73	18.93	18.01	16.80	19.15
荷兰	预期寿命	78.01	75.49	80.39	80.68	78.74	82.50	81.28	79.67	82.82	81.79	80.40	83.15
	60岁预期寿命	21.32	19.15	23.23	23.29	21.59	24.80	23.63	22.27	24.87	24.08	22.96	25.13

续　表

地区/国家	指标	2000年 合计	男性	女性	2010年 合计	男性	女性	2015年 合计	男性	女性	2019年 合计	男性	女性
新西兰	预期寿命	78.57	76.00	81.06	80.94	79.12	82.71	81.31	79.73	82.85	81.96	80.36	83.52
	60岁预期寿命	22.38	20.46	24.12	24.20	22.96	25.35	24.28	23.16	25.33	24.83	23.75	25.84
尼加拉瓜	预期寿命	73.26	70.77	75.67	74.05	71.38	76.66	74.62	71.83	77.32	75.04	72.07	77.93
	60岁预期寿命	20.06	18.63	21.33	19.62	18.03	21.10	19.91	18.18	21.48	20.03	18.04	21.87
尼日尔	预期寿命	50.35	49.73	50.99	58.95	57.77	60.19	61.54	60.28	62.86	63.29	62.06	64.56
	60岁预期寿命	15.79	15.33	16.19	16.59	15.91	17.24	16.82	16.16	17.48	17.19	16.59	17.79
尼日利亚	预期寿命	53.63	52.16	55.17	59.24	57.75	60.79	61.16	59.59	62.80	62.62	61.20	64.10
	60岁预期寿命	16.19	15.39	16.96	17.28	16.51	18.03	17.81	17.09	18.50	18.24	17.59	18.86
挪威	预期寿命	78.53	75.86	81.15	80.87	78.83	82.85	82.01	80.26	83.71	82.62	81.08	84.13
	60岁预期寿命	21.97	19.98	23.74	23.50	21.89	24.96	24.20	22.84	25.44	24.66	23.47	25.76
阿曼	预期寿命	69.07	67.26	71.53	70.36	68.97	72.55	72.52	71.40	74.09	73.90	72.97	75.26
	60岁预期寿命	15.65	14.75	16.60	15.88	15.17	16.78	16.68	15.95	17.52	17.80	17.23	18.48
巴基斯坦	预期寿命	60.08	59.32	60.99	62.64	61.53	63.90	64.18	63.12	65.36	65.61	64.59	66.72
	60岁预期寿命	15.72	15.18	16.38	16.40	15.81	17.07	16.83	16.29	17.43	17.26	16.80	17.76
巴拿马	预期寿命	77.23	74.60	80.08	77.53	74.63	80.65	78.72	76.17	81.38	79.29	76.65	82.06
	60岁预期寿命	23.32	21.81	24.92	23.33	21.74	24.96	24.01	22.57	25.42	24.26	22.55	25.95
巴布亚新几内亚	预期寿命	63.29	61.12	65.57	63.42	61.52	65.40	64.49	62.57	66.54	65.30	63.40	67.36
	60岁预期寿命	16.35	14.99	17.63	16.09	14.86	17.24	16.33	15.17	17.46	16.48	15.37	17.59
巴拉圭	预期寿命	74.80	72.57	77.14	74.99	72.47	77.73	75.56	72.83	78.60	75.81	73.08	78.85
	60岁预期寿命	22.02	20.72	23.27	21.57	20.17	23.00	21.81	20.25	23.46	21.78	20.15	23.50
秘鲁	预期寿命	74.42	72.86	75.94	77.28	75.61	78.91	79.08	77.55	80.56	79.90	78.46	81.34
	60岁预期寿命	22.31	21.64	22.88	23.04	22.23	23.77	24.03	23.27	24.71	24.38	23.66	25.05
菲律宾	预期寿命	69.03	65.47	72.87	69.96	66.63	73.52	70.30	67.13	73.66	70.43	67.40	73.60
	60岁预期寿命	17.64	15.53	19.65	18.03	15.99	19.95	17.84	15.83	19.74	17.77	15.84	19.57
波兰	预期寿命	73.70	69.51	77.88	76.25	72.08	80.37	77.29	73.36	81.15	78.27	74.53	81.93
	60岁预期寿命	19.20	16.53	21.39	20.99	18.24	23.26	21.50	18.83	23.73	22.13	19.52	24.33
葡萄牙	预期寿命	76.58	73.07	80.07	79.73	76.59	82.74	80.89	77.92	83.67	81.57	78.56	84.40
	60岁预期寿命	21.21	19.07	23.11	23.10	20.94	25.00	23.80	21.68	25.63	24.34	22.12	26.29

续　表

地区/国家	指标	2000年			2010年			2015年			2019年		
		合计	男性	女性	合计	男性	女性	合计	男性	女性	合计	男性	女性
卡塔尔	预期寿命	71.29	71.11	71.74	74.08	74.97	73.87	76.41	77.17	75.93	77.17	78.03	76.63
	60岁预期寿命	15.93	16.44	15.23	17.26	18.65	16.12	18.99	20.06	17.86	19.50	20.64	18.38
韩国	预期寿命	76.21	72.49	79.76	80.58	77.12	83.78	82.20	79.03	85.12	83.30	80.32	86.09
	60岁预期寿命	20.69	18.15	22.66	23.72	21.05	25.88	24.82	22.29	26.91	25.80	23.37	27.87
摩尔多瓦	预期寿命	66.87	63.15	70.53	68.81	64.62	73.11	71.13	67.19	75.05	73.26	69.26	77.12
	60岁预期寿命	15.77	14.00	17.16	16.53	14.51	18.18	17.76	15.58	19.53	19.02	16.63	20.92
罗马尼亚	预期寿命	71.39	67.98	74.92	73.70	70.07	77.43	74.82	71.28	78.42	75.57	71.95	79.26
	60岁预期寿命	18.19	16.41	19.73	19.23	17.07	21.11	19.87	17.57	21.87	20.25	17.81	22.39
俄罗斯	预期寿命	65.29	59.02	72.25	68.76	62.94	74.72	71.30	65.85	76.60	73.23	68.18	78.00
	60岁预期寿命	16.38	13.29	18.70	17.76	14.53	20.15	19.11	15.92	21.39	19.93	16.80	22.19
卢旺达	预期寿命	47.51	45.88	49.19	64.44	62.31	66.51	67.69	65.47	69.82	69.10	66.88	71.24
	60岁预期寿命	13.37	11.82	14.96	17.37	15.87	18.65	17.88	16.47	19.05	18.02	16.65	19.16
圣卢西亚	预期寿命	73.21	70.31	76.32	75.20	71.86	78.87	75.01	71.82	78.52	74.33	71.30	77.71
	60岁预期寿命	20.03	18.50	21.66	22.02	19.92	24.29	21.69	19.80	23.78	20.91	19.16	22.91
圣文森特和格林纳丁斯	预期寿命	70.61	68.51	72.81	72.85	70.92	74.99	72.47	70.30	74.91	73.22	71.32	75.32
	60岁预期寿命	18.52	17.47	19.46	19.82	18.99	20.70	20.09	19.20	21.04	20.87	20.16	21.63
萨摩亚	预期寿命	68.51	66.46	70.78	69.57	68.08	71.16	70.04	68.68	71.49	70.45	69.16	71.85
	60岁预期寿命	17.05	16.07	18.02	17.51	16.82	18.15	17.68	17.11	18.20	17.86	17.35	18.32
圣多美和普林西比	预期寿命	63.45	62.55	64.31	68.24	66.89	69.55	69.60	68.05	71.12	70.42	68.79	71.99
	60岁预期寿命	17.07	16.60	17.46	17.48	16.74	18.10	17.57	16.65	18.38	17.73	16.72	18.63
沙特阿拉伯	预期寿命	70.52	69.59	71.62	71.76	70.39	73.67	73.15	71.73	75.25	74.31	73.11	76.15
	60岁预期寿命	17.50	16.90	18.18	18.30	17.44	19.33	19.22	18.43	20.26	19.90	19.25	20.77
塞内加尔	预期寿命	58.60	56.87	60.32	65.47	63.67	67.15	67.20	65.46	68.77	68.58	66.82	70.14
	60岁预期寿命	16.61	15.50	17.65	17.57	16.51	18.49	17.85	16.83	18.68	18.15	17.18	18.92
塞尔维亚	预期寿命	71.43	68.66	74.28	74.20	71.63	76.83	75.21	72.69	77.76	75.87	73.46	78.28
	60岁预期寿命	17.11	15.66	18.41	18.63	17.12	20.03	19.23	17.59	20.75	19.58	17.93	21.10

续　表

地区/国家	指标	2000年			2010年			2015年			2019年		
		合计	男性	女性	合计	男性	女性	合计	男性	女性	合计	男性	女性
塞舌尔	预期寿命	71.87	67.81	76.28	73.01	69.57	76.84	73.20	69.95	76.83	73.34	69.98	77.15
	60岁预期寿命	18.97	16.57	21.05	19.33	17.10	21.44	19.53	17.59	21.40	19.50	17.47	21.51
塞拉利昂	预期寿命	48.73	46.77	50.73	54.74	53.65	55.78	56.94	55.90	57.93	60.77	59.60	61.90
	60岁预期寿命	15.37	14.34	16.30	15.70	14.96	16.34	16.36	15.78	16.83	16.99	16.43	17.44
新加坡	预期寿命	78.44	76.20	80.71	81.70	79.36	84.01	82.81	80.72	84.89	83.22	81.05	85.45
	60岁预期寿命	21.46	19.75	23.06	24.10	22.17	25.83	25.06	23.31	26.67	25.54	23.78	27.22
斯洛伐克	预期寿命	73.30	69.16	77.43	75.47	71.69	79.12	77.01	73.48	80.37	78.23	74.84	81.44
	60岁预期寿命	18.51	15.92	20.66	19.80	17.20	21.92	20.95	18.41	23.04	21.81	19.27	23.93
斯洛文尼亚	预期寿命	76.05	72.18	79.74	79.55	76.25	82.73	80.47	77.57	83.32	81.31	78.59	84.06
	60岁预期寿命	20.47	17.67	22.67	22.77	20.29	24.83	23.28	21.11	25.19	23.82	21.84	25.64
所罗门群岛	预期寿命	62.51	60.12	65.24	63.69	61.30	66.40	64.74	62.34	67.41	65.25	62.87	67.87
	60岁预期寿命	14.42	13.67	15.27	14.88	14.13	15.72	15.27	14.51	16.09	15.47	14.71	16.28
索马里	预期寿命	49.87	47.60	52.58	51.98	49.49	54.91	54.57	52.17	57.31	56.47	54.01	59.22
	60岁预期寿命	13.07	11.56	14.74	13.69	12.20	15.42	14.23	12.83	15.82	14.54	13.22	16.01
南非	预期寿命	55.75	53.08	58.63	57.14	55.04	59.24	62.57	59.82	65.34	65.25	62.20	68.29
	60岁预期寿命	16.22	14.40	17.96	16.92	15.07	18.50	17.68	15.93	19.12	19.12	17.34	20.52
南苏丹	预期寿命	54.15	52.05	56.38	61.10	59.20	63.08	61.99	59.80	64.30	62.79	60.83	64.84
	60岁预期寿命	16.30	14.95	17.65	17.17	15.87	18.48	17.44	16.19	18.68	17.79	16.61	18.93
西班牙	预期寿命	79.08	75.69	82.48	81.69	78.76	84.58	82.33	79.66	84.94	83.22	80.68	85.68
	60岁预期寿命	22.70	20.34	24.82	24.42	22.15	26.50	24.71	22.57	26.69	25.39	23.28	27.34
斯里兰卡	预期寿命	71.89	67.92	76.30	73.30	69.44	77.26	76.27	73.05	79.41	76.87	73.80	79.81
	60岁预期寿命	19.62	18.06	21.22	20.03	18.07	21.82	20.71	18.65	22.56	20.76	18.64	22.63
苏丹	预期寿命	62.47	60.36	64.67	66.56	64.74	68.41	67.94	66.19	69.71	69.15	67.55	70.76
	60岁预期寿命	17.27	16.19	18.33	18.21	17.31	19.07	18.52	17.69	19.32	18.64	17.83	19.41
苏里南	预期寿命	69.94	67.13	72.98	71.83	68.71	75.12	72.60	69.50	75.85	71.48	68.50	74.63
	60岁预期寿命	18.93	17.39	20.49	19.87	18.05	21.55	19.84	17.76	21.76	18.46	16.37	20.45
瑞典	预期寿命	79.57	77.28	81.79	81.30	79.41	83.15	81.75	79.97	83.50	82.40	80.83	83.97
	60岁预期寿命	22.42	20.59	24.07	23.66	22.20	25.00	24.02	22.70	25.25	24.50	23.34	25.59

续　表

地区/国家	指标	2000年			2010年			2015年			2019年		
		合计	男性	女性	合计	男性	女性	合计	男性	女性	合计	男性	女性
瑞士	预期寿命	79.72	76.89	82.35	82.19	80.03	84.18	82.61	80.64	84.50	83.45	81.75	85.08
	60岁预期寿命	22.99	20.84	24.80	24.65	22.86	26.19	24.84	23.30	26.23	25.43	24.09	26.65
叙利亚	预期寿命	71.46	70.35	72.71	74.35	73.20	75.63	64.40	60.88	68.37	72.67	71.18	74.26
	60岁预期寿命	17.63	17.41	17.98	19.21	18.89	19.63	16.23	15.49	16.99	18.72	18.22	19.28
塔吉克斯坦	预期寿命	65.58	63.53	67.77	68.01	66.04	70.19	68.66	66.69	70.82	69.50	67.58	71.55
	60岁预期寿命	17.20	16.43	17.98	15.62	14.71	16.65	15.51	14.46	16.67	16.12	15.10	17.19
泰国	预期寿命	71.25	67.52	75.20	76.25	73.24	79.30	77.41	74.13	80.70	77.70	74.36	81.04
	60岁预期寿命	20.77	19.35	22.10	22.82	21.70	23.81	23.53	22.16	24.73	23.57	22.12	24.84
北马其顿	预期寿命	71.11	68.86	73.48	73.11	70.92	75.40	73.73	71.67	75.87	74.82	72.84	76.87
	60岁预期寿命	16.44	15.17	17.67	17.46	16.11	18.75	17.90	16.57	19.18	18.33	16.97	19.64
东帝汶	预期寿命	62.67	61.95	63.40	68.06	66.79	69.36	68.87	67.31	70.49	69.62	67.93	71.41
	60岁预期寿命	17.86	17.72	17.98	18.28	17.70	18.81	18.02	17.18	18.82	17.90	16.92	18.87
多哥	预期寿命	55.95	53.90	58.13	59.33	57.04	61.83	61.92	59.24	64.83	64.27	61.52	67.23
	60岁预期寿命	15.68	14.05	17.35	15.93	14.15	17.82	16.49	14.79	18.27	17.03	15.44	18.65
汤加	预期寿命	70.92	68.04	74.20	72.22	69.14	75.50	72.33	69.45	75.54	72.57	69.81	75.61
	60岁预期寿命	17.99	15.50	20.79	18.93	16.66	21.21	18.89	16.82	21.14	19.03	17.04	21.16
特立尼达和多巴哥	预期寿命	69.70	66.94	72.58	72.12	68.74	75.69	74.61	71.10	78.33	76.13	72.54	79.92
	60岁预期寿命	18.14	16.40	19.76	19.61	17.62	21.53	21.59	19.38	23.74	22.72	20.41	25.01
突尼斯	预期寿命	74.12	71.94	76.49	76.05	73.95	78.21	76.70	74.58	78.83	77.04	74.88	79.19
	60岁预期寿命	20.14	18.90	21.48	20.85	19.57	22.11	21.21	19.89	22.45	21.54	20.16	22.82
土耳其	预期寿命	74.41	71.94	76.85	76.89	74.65	79.08	77.79	75.39	80.06	78.62	76.44	80.67
	60岁预期寿命	21.46	20.11	22.69	21.20	19.76	22.55	21.48	19.85	22.92	22.03	20.61	23.24
土库曼斯坦	预期寿命	63.32	59.34	67.43	67.31	63.62	71.09	69.11	65.66	72.57	69.75	66.48	72.97
	60岁预期寿命	16.28	14.41	17.82	17.20	15.34	18.85	18.04	16.26	19.55	18.74	17.07	20.11
乌干达	预期寿命	48.76	46.80	50.75	59.67	57.02	62.21	64.47	60.81	68.13	66.69	63.24	70.10
	60岁预期寿命	14.66	12.49	16.62	16.74	14.42	18.67	17.36	15.17	19.16	17.70	15.67	19.38

续　表

地区/国家	指标	2000年			2010年			2015年			2019年		
		合计	男性	女性	合计	男性	女性	合计	男性	女性	合计	男性	女性
乌克兰	预期寿命	67.53	62.06	73.24	70.20	65.20	75.10	72.20	67.21	76.96	73.02	68.00	77.81
	60岁预期寿命	16.77	14.04	18.83	17.68	14.88	19.81	18.93	15.93	21.12	19.49	16.43	21.73
阿联酋	预期寿命	73.18	72.20	75.06	74.86	73.86	77.39	75.31	74.25	77.84	76.08	75.10	78.42
	60岁预期寿命	18.69	17.97	19.83	19.53	18.79	21.18	19.41	18.61	21.29	19.92	19.18	21.69
英国	预期寿命	77.85	75.49	80.09	80.25	78.34	82.09	80.65	78.93	82.34	81.40	79.79	82.99
	60岁预期寿命	21.31	19.49	22.91	23.36	21.99	24.62	23.52	22.31	24.65	24.13	22.96	25.23
坦桑尼亚联合共和国	预期寿命	52.47	51.28	53.61	61.39	60.02	62.63	65.36	63.38	67.26	67.34	65.37	69.26
	60岁预期寿命	15.95	14.34	17.41	17.31	16.02	18.35	17.83	16.69	18.74	18.16	17.06	19.06
美国	预期寿命	76.69	74.12	79.17	78.56	76.27	80.80	78.56	76.31	80.80	78.50	76.28	80.73
	60岁预期寿命	21.41	19.77	22.80	22.96	21.54	24.21	23.11	21.72	24.37	23.13	21.78	24.38
乌拉圭	预期寿命	74.82	70.82	78.80	76.36	72.54	80.05	77.03	73.31	80.56	77.10	73.48	80.56
	60岁预期寿命	20.59	17.73	23.14	21.25	18.36	23.74	21.78	19.01	24.12	21.67	18.98	23.96
乌兹别克斯坦	预期寿命	65.27	62.40	68.23	70.19	67.51	72.91	71.45	68.98	73.92	73.01	70.76	75.21
	60岁预期寿命	16.05	14.81	17.14	17.28	15.73	18.72	17.76	16.36	19.04	18.64	17.33	19.81
瓦努阿图	预期寿命	63.90	61.35	66.94	64.52	61.90	67.50	64.64	62.02	67.68	65.31	62.66	68.32
	60岁预期寿命	14.99	14.20	16.02	15.33	14.45	16.35	15.51	14.67	16.54	15.68	14.83	16.67
委内瑞拉	预期寿命	74.09	70.51	77.88	74.79	70.82	78.99	74.66	70.59	78.97	73.95	69.91	78.17
	60岁预期寿命	21.26	19.55	22.88	21.89	20.03	23.64	21.84	19.89	23.69	21.69	19.67	23.60
越南	预期寿命	71.45	67.33	75.61	72.72	68.42	77.15	73.16	68.88	77.61	73.74	69.56	78.11
	60岁预期寿命	18.85	16.37	21.00	19.20	16.52	21.49	19.40	16.68	21.77	19.60	16.88	22.03
也门	预期寿命	62.69	60.86	64.69	67.70	65.88	69.58	67.47	65.41	69.58	66.63	64.41	68.92
	60岁预期寿命	16.80	15.72	17.95	17.78	16.78	18.74	17.97	17.00	18.88	17.77	16.77	18.71
赞比亚	预期寿命	44.46	43.69	45.24	56.67	54.27	59.06	60.50	57.93	63.02	62.45	59.54	65.37
	60岁预期寿命	13.20	11.59	14.70	15.40	13.38	17.07	16.13	14.26	17.65	16.53	14.68	18.05
津巴布韦	预期寿命	46.57	45.15	48.12	51.49	49.58	53.21	58.48	55.73	60.96	60.68	57.51	63.61
	60岁预期寿命	14.41	11.71	17.14	14.12	12.37	15.37	15.11	13.23	16.45	15.55	13.59	16.99

资料来源：WHO世界卫生观察站的预期寿命。

附录D 国际死亡率

国家 澳大利亚

每5岁一组

年龄	2016年			2017年			2018年			2019年			2020年		
	女性	男性	合计	女性	男性	合计	女性	男性	合计	女性	男性	合计	女性	男性	合计
0	0.00276	0.00335	0.00306	0.00312	0.00359	0.00336	0.00273	0.00354	0.00315	0.00287	0.00360	0.00324	0.00276	0.00340	0.00309
1~4	0.00014	0.00018	0.00016	0.00014	0.00016	0.00015	0.00012	0.00014	0.00013	0.00012	0.00016	0.00014	0.00013	0.00012	0.00013
5~9	0.00006	0.00008	0.00007	0.00007	0.00008	0.00007	0.00006	0.00006	0.00006	0.00006	0.00009	0.00007	0.00004	0.00005	0.00005
10~14	0.00006	0.00011	0.00009	0.00007	0.00012	0.00009	0.00007	0.00011	0.00009	0.00009	0.00009	0.00009	0.00008	0.00010	0.00009
15~19	0.00017	0.00037	0.00027	0.00023	0.00040	0.00032	0.00020	0.00040	0.00030	0.00019	0.00042	0.00031	0.00021	0.00042	0.00032
20~24	0.00024	0.00061	0.00043	0.00021	0.00059	0.00041	0.00020	0.00061	0.00041	0.00026	0.00063	0.00045	0.00022	0.00060	0.00042
25~29	0.00029	0.00067	0.00048	0.00027	0.00065	0.00046	0.00026	0.00064	0.00045	0.00027	0.00069	0.00048	0.00028	0.00069	0.00048
30~34	0.00045	0.00083	0.00064	0.00038	0.00087	0.00062	0.00035	0.00080	0.00057	0.00036	0.00079	0.00057	0.00037	0.00080	0.00059
35~39	0.00059	0.00111	0.00085	0.00059	0.00119	0.00089	0.00057	0.00114	0.00085	0.00058	0.00107	0.00083	0.00056	0.00103	0.00080
40~44	0.00094	0.00157	0.00125	0.00092	0.00163	0.00127	0.00088	0.00142	0.00115	0.00086	0.00154	0.00120	0.00080	0.00142	0.00111
45~49	0.00138	0.00225	0.00181	0.00137	0.00241	0.00188	0.00134	0.00220	0.00176	0.00128	0.00230	0.00178	0.00130	0.00216	0.00173
50~54	0.00206	0.00336	0.00270	0.00212	0.00329	0.00270	0.00200	0.00319	0.00258	0.00192	0.00324	0.00257	0.00196	0.00318	0.00256
55~59	0.00303	0.00505	0.00402	0.00304	0.00505	0.00403	0.00301	0.00499	0.00398	0.00295	0.00496	0.00393	0.00280	0.00484	0.00380
60~64	0.00444	0.00766	0.00601	0.00444	0.00765	0.00601	0.00455	0.00768	0.00607	0.00446	0.00774	0.00605	0.00436	0.00728	0.00578
65~69	0.00703	0.01164	0.00930	0.00713	0.01177	0.00941	0.00673	0.01131	0.00896	0.00674	0.01123	0.00892	0.00632	0.01081	0.00850
70~74	0.01190	0.01947	0.01561	0.01227	0.01955	0.01584	0.01149	0.01833	0.01484	0.01141	0.01791	0.01459	0.01097	0.01769	0.01424
75~79	0.02168	0.03338	0.02721	0.02198	0.03343	0.02741	0.02067	0.03128	0.02572	0.02065	0.03103	0.02561	0.01948	0.03005	0.02455
80~84	0.04206	0.06177	0.05081	0.04239	0.06073	0.05059	0.03936	0.05702	0.04730	0.03942	0.05720	0.04745	0.03825	0.05404	0.04542
85~89	0.08483	0.11451	0.09674	0.08555	0.11363	0.09695	0.07913	0.10736	0.09068	0.07961	0.10604	0.09050	0.07519	0.10068	0.08578
90~94	0.16749	0.20576	0.18006	0.16784	0.20799	0.18131	0.15631	0.19499	0.16958	0.15880	0.19252	0.17066	0.14738	0.18349	0.16033
95~99	0.29354	0.33816	0.30479	0.29605	0.34249	0.30803	0.27630	0.32055	0.28798	0.28108	0.31822	0.29121	0.26130	0.30437	0.27334
100~104	0.46241	0.49988	0.46887	0.46577	0.50772	0.47318	0.43990	0.47928	0.44708	0.44758	0.47603	0.45306	0.41793	0.45922	0.42619
105~109	0.64227	0.66352	0.64448	0.64577	0.67336	0.64870	0.61914	0.64397	0.62189	0.62837	0.64037	0.62983	0.59401	0.62374	0.59779
110+	0.77545	0.78272	0.77587	0.77848	0.79243	0.77930	0.75555	0.76655	0.75624	0.76444	0.76319	0.76435	0.73183	0.74887	0.73312

国家　奥地利

每5岁一组

年龄	2015年			2016年			2017年			2018年			2019年		
	女性	男性	合计	女性	男性	合计	女性	男性	合计	女性	男性	合计	女性	男性	合计
0	0.00290	0.00339	0.00315	0.00285	0.00348	0.00317	0.00284	0.00303	0.00294	0.00238	0.00300	0.00270	0.00258	0.00339	0.00299
1～4	0.00011	0.00016	0.00013	0.00012	0.00017	0.00015	0.00013	0.00021	0.00017	0.00011	0.00013	0.00012	0.00018	0.00019	0.00018
5～9	0.00004	0.00009	0.00006	0.00009	0.00008	0.00008	0.00005	0.00007	0.00006	0.00006	0.00008	0.00007	0.00005	0.00009	0.00007
10～14	0.00009	0.00012	0.00011	0.00009	0.00006	0.00008	0.00009	0.00010	0.00009	0.00006	0.00010	0.00008	0.00008	0.00011	0.00010
15～19	0.00014	0.00039	0.00027	0.00021	0.00038	0.00030	0.00018	0.00036	0.00027	0.00017	0.00037	0.00027	0.00013	0.00039	0.00026
20～24	0.00022	0.00061	0.00042	0.00017	0.00054	0.00036	0.00015	0.00047	0.00032	0.00014	0.00056	0.00035	0.00020	0.00050	0.00035
25～29	0.00024	0.00052	0.00038	0.00023	0.00053	0.00038	0.00023	0.00058	0.00041	0.00025	0.00054	0.00040	0.00025	0.00054	0.00040
30～34	0.00029	0.00066	0.00048	0.00031	0.00071	0.00051	0.00031	0.00061	0.00046	0.00035	0.00065	0.00051	0.00032	0.00073	0.00053
35～39	0.00049	0.00100	0.00075	0.00047	0.00084	0.00066	0.00045	0.00089	0.00067	0.00053	0.00083	0.00068	0.00043	0.00088	0.00066
40～44	0.00085	0.00140	0.00112	0.00079	0.00129	0.00104	0.00074	0.00130	0.00102	0.00089	0.00135	0.00112	0.00072	0.00129	0.00100
45～49	0.00129	0.00228	0.00179	0.00121	0.00224	0.00173	0.00117	0.00211	0.00164	0.00120	0.00217	0.00168	0.00126	0.00219	0.00172
50～54	0.00202	0.00407	0.00305	0.00209	0.00360	0.00285	0.00209	0.00364	0.00287	0.00206	0.00351	0.00279	0.00193	0.00330	0.00262
55～59	0.00361	0.00676	0.00516	0.00349	0.00661	0.00503	0.00322	0.00649	0.00485	0.00341	0.00656	0.00498	0.00312	0.00586	0.00449
60～64	0.00582	0.01129	0.00846	0.00552	0.01087	0.00810	0.00553	0.01034	0.00786	0.00520	0.01034	0.00769	0.00519	0.00978	0.00742
65～69	0.00954	0.01797	0.01352	0.00905	0.01748	0.01304	0.00878	0.01645	0.01240	0.00872	0.01677	0.01253	0.00880	0.01627	0.01233
70～74	0.01394	0.02661	0.01973	0.01426	0.02583	0.01954	0.01426	0.02649	0.01984	0.01422	0.02632	0.01975	0.01448	0.02516	0.01937
75～79	0.02392	0.04111	0.03142	0.02320	0.03910	0.03018	0.02326	0.03839	0.02992	0.02262	0.03878	0.02974	0.02228	0.03845	0.02940
80～84	0.04949	0.07527	0.05964	0.04669	0.06982	0.05585	0.04797	0.06986	0.05675	0.04689	0.06868	0.05572	0.04412	0.06659	0.05332
85～89	0.10631	0.13918	0.11728	0.09694	0.12985	0.10824	0.10193	0.13327	0.11296	0.09862	0.12942	0.10957	0.09642	0.12744	0.10755
90～94	0.19958	0.23460	0.20795	0.18885	0.22479	0.19774	0.19625	0.22700	0.20411	0.19734	0.23080	0.20656	0.19079	0.23190	0.20254
95～99	0.34450	0.37176	0.34953	0.32217	0.36498	0.33010	0.34072	0.36808	0.34600	0.33391	0.37358	0.34181	0.33261	0.37346	0.34107
100～104	0.52485	0.53108	0.52567	0.49687	0.52836	0.50060	0.52252	0.53171	0.52369	0.51412	0.54203	0.51767	0.51696	0.54440	0.52063
105～109	0.70179	0.68624	0.70070	0.67478	0.68796	0.67567	0.70147	0.69090	0.70081	0.69354	0.70373	0.69427	0.69984	0.70794	0.70046
110＋	0.82303	0.79694	0.82193	0.80131	0.80117	0.80131	0.82391	0.80343	0.82322	0.81769	0.81585	0.81763	0.82482	0.82046	0.82466

国家　比利时

每5岁一组

年龄	2018年			2019年			2020年			2021年			2022年		
	女性	男性	合计	女性	男性	合计	女性	男性	合计	女性	男性	合计	女性	男性	合计
0	0.00330	0.00415	0.00373	0.00319	0.00405	0.00363	0.00307	0.00331	0.00319	0.00259	0.00336	0.00298	0.00254	0.00316	0.00286
1～4	0.00015	0.00017	0.00016	0.00013	0.00014	0.00013	0.00012	0.00011	0.00012	0.00017	0.00020	0.00018	0.00017	0.00021	0.00019
5～9	0.00007	0.00009	0.00008	0.00006	0.00007	0.00007	0.00006	0.00009	0.00007	0.00006	0.00009	0.00008	0.00010	0.00005	0.00008
10～14	0.00006	0.00011	0.00008	0.00007	0.00010	0.00008	0.00012	0.00008	0.00010	0.00007	0.00008	0.00007	0.00007	0.00008	0.00007
15～19	0.00015	0.00026	0.00021	0.00017	0.00028	0.00023	0.00016	0.00024	0.00020	0.00013	0.00032	0.00023	0.00016	0.00026	0.00021
20～24	0.00020	0.00055	0.00037	0.00021	0.00046	0.00034	0.00016	0.00050	0.00033	0.00023	0.00045	0.00034	0.00022	0.00049	0.00036
25～29	0.00024	0.00056	0.00040	0.00022	0.00060	0.00041	0.00021	0.00056	0.00038	0.00024	0.00062	0.00043	0.00019	0.00055	0.00037
30～34	0.00039	0.00076	0.00058	0.00034	0.00075	0.00055	0.00034	0.00078	0.00056	0.00037	0.00072	0.00055	0.00033	0.00078	0.00056
35～39	0.00057	0.00107	0.00082	0.00051	0.00101	0.00076	0.00053	0.00106	0.00080	0.00061	0.00103	0.00082	0.00056	0.00096	0.00076
40～44	0.00095	0.00142	0.00119	0.00084	0.00148	0.00116	0.00092	0.00145	0.00119	0.00090	0.00160	0.00125	0.00082	0.00164	0.00123
45～49	0.00151	0.00234	0.00193	0.00141	0.00231	0.00187	0.00145	0.00242	0.00194	0.00151	0.00232	0.00192	0.00141	0.00223	0.00182
50～54	0.00235	0.00363	0.00300	0.00235	0.00362	0.00299	0.00235	0.00383	0.00310	0.00228	0.00368	0.00299	0.00231	0.00359	0.00296
55～59	0.00376	0.00617	0.00496	0.00357	0.00566	0.00462	0.00367	0.00633	0.00500	0.00341	0.00606	0.00474	0.00361	0.00572	0.00467
60～64	0.00635	0.01031	0.00830	0.00602	0.00985	0.00791	0.00605	0.01060	0.00830	0.00574	0.00999	0.00785	0.00579	0.00943	0.00759
65～69	0.00913	0.01620	0.01256	0.00895	0.01545	0.01210	0.00969	0.01751	0.01348	0.00962	0.01633	0.01287	0.00925	0.01630	0.01266
70～74	0.01424	0.02483	0.01922	0.01432	0.02445	0.01909	0.01557	0.02749	0.02119	0.01472	0.02594	0.02002	0.01486	0.02455	0.01943
75～79	0.02396	0.04038	0.03124	0.02335	0.03907	0.03037	0.02726	0.04501	0.03522	0.02433	0.04141	0.03201	0.02489	0.03944	0.03145
80～84	0.04583	0.07023	0.05581	0.04394	0.06616	0.05307	0.05242	0.07947	0.06360	0.04491	0.06994	0.05530	0.04605	0.06690	0.05473
85～89	0.09314	0.12850	0.10565	0.09057	0.12368	0.10244	0.10570	0.14375	0.11950	0.08601	0.12380	0.09979	0.09170	0.12357	0.10348
90～94	0.18153	0.21901	0.19228	0.17413	0.21317	0.18553	0.20743	0.25929	0.22294	0.16259	0.21251	0.17764	0.17939	0.22556	0.19345
95～99	0.31398	0.35680	0.32321	0.29947	0.34756	0.31001	0.34795	0.40041	0.35980	0.27831	0.33660	0.29155	0.31040	0.36521	0.32309
100～104	0.48705	0.51610	0.49138	0.46663	0.50707	0.47269	0.52716	0.56758	0.53345	0.43314	0.48704	0.44154	0.48161	0.53303	0.48982
105～109	0.66558	0.67409	0.66639	0.64352	0.66700	0.64568	0.70244	0.72298	0.70441	0.60331	0.64129	0.60696	0.65942	0.69597	0.66302
110＋	0.79405	0.78819	0.79373	0.77448	0.78331	0.77495	0.82260	0.82856	0.82293	0.73532	0.75701	0.73654	0.78845	0.81001	0.78968

国家　保加利亚

每5岁一组

年龄	2017年 女性	2017年 男性	2017年 合计	2018年 女性	2018年 男性	2018年 合计	2019年 女性	2019年 男性	2019年 合计	2020年 女性	2020年 男性	2020年 合计	2021年 女性	2021年 男性	2021年 合计
0	0.00576	0.00687	0.00633	0.00517	0.00616	0.00568	0.00505	0.00602	0.00555	0.00479	0.00516	0.00498	0.00548	0.00566	0.00557
1~4	0.00029	0.00040	0.00034	0.00037	0.00034	0.00035	0.00035	0.00024	0.00029	0.00023	0.00027	0.00025	0.00032	0.00026	0.00029
5~9	0.00006	0.00020	0.00013	0.00015	0.00020	0.00018	0.00016	0.00013	0.00015	0.00006	0.00015	0.00011	0.00019	0.00017	0.00018
10~14	0.00013	0.00022	0.00017	0.00013	0.00030	0.00021	0.00018	0.00021	0.00020	0.00019	0.00019	0.00019	0.00015	0.00021	0.00018
15~19	0.00027	0.00063	0.00045	0.00031	0.00060	0.00046	0.00028	0.00070	0.00049	0.00023	0.00055	0.00040	0.00033	0.00059	0.00046
20~24	0.00035	0.00077	0.00056	0.00037	0.00072	0.00055	0.00034	0.00088	0.00062	0.00037	0.00089	0.00064	0.00044	0.00114	0.00080
25~29	0.00039	0.00099	0.00070	0.00040	0.00097	0.00070	0.00037	0.00100	0.00069	0.00039	0.00086	0.00063	0.00062	0.00130	0.00097
30~34	0.00055	0.00128	0.00093	0.00057	0.00144	0.00102	0.00055	0.00127	0.00092	0.00057	0.00137	0.00098	0.00074	0.00175	0.00126
35~39	0.00091	0.00192	0.00143	0.00100	0.00201	0.00153	0.00103	0.00216	0.00162	0.00100	0.00237	0.00171	0.00129	0.00268	0.00201
40~44	0.00171	0.00335	0.00256	0.00167	0.00314	0.00242	0.00162	0.00316	0.00241	0.00183	0.00385	0.00287	0.00222	0.00432	0.00330
45~49	0.00271	0.00585	0.00431	0.00268	0.00568	0.00422	0.00256	0.00602	0.00434	0.00301	0.00666	0.00488	0.00370	0.00766	0.00573
50~54	0.00435	0.01016	0.00727	0.00432	0.00985	0.00710	0.00387	0.00954	0.00673	0.00481	0.01100	0.00793	0.00592	0.01309	0.00955
55~59	0.00684	0.01564	0.01114	0.00672	0.01617	0.01136	0.00640	0.01541	0.01083	0.00778	0.01851	0.01306	0.00990	0.02074	0.01524
60~64	0.00995	0.02383	0.01643	0.01005	0.02385	0.01651	0.00971	0.02423	0.01652	0.01221	0.02768	0.01950	0.01531	0.03267	0.02352
65~69	0.01491	0.03521	0.02383	0.01471	0.03409	0.02325	0.01479	0.03480	0.02364	0.01798	0.04061	0.02801	0.02368	0.04821	0.03457
70~74	0.02491	0.04846	0.03465	0.02404	0.04899	0.03434	0.02369	0.04812	0.03377	0.02837	0.05957	0.04124	0.03734	0.07235	0.05172
75~79	0.04477	0.07171	0.05517	0.04355	0.07163	0.05437	0.04293	0.07033	0.05347	0.04933	0.08524	0.06310	0.06211	0.10544	0.07857
80~84	0.08743	0.11551	0.09756	0.08361	0.11339	0.09429	0.08237	0.11024	0.09230	0.08928	0.13024	0.10380	0.10645	0.15586	0.12373
85~89	0.16063	0.18880	0.17035	0.15365	0.18258	0.16359	0.15451	0.18068	0.16341	0.16247	0.20311	0.17617	0.18839	0.23740	0.20447
90~94	0.27212	0.29650	0.27984	0.27108	0.28869	0.27661	0.26129	0.28850	0.26988	0.26866	0.32183	0.28545	0.31222	0.36915	0.32970
95~99	0.42010	0.41901	0.41983	0.41573	0.41027	0.41417	0.40740	0.41496	0.40968	0.41869	0.44809	0.42741	0.45775	0.48894	0.46680
100~104	0.58532	0.55918	0.57847	0.58355	0.54962	0.57439	0.57276	0.55845	0.56885	0.58179	0.58867	0.58373	0.61779	0.62420	0.61957
105~109	0.73560	0.69186	0.72546	0.73638	0.68291	0.72325	0.72557	0.69426	0.71763	0.73094	0.71754	0.72741	0.75784	0.74379	0.75412
110+	0.83646	0.78785	0.82659	0.83848	0.78017	0.82556	0.82932	0.79195	0.82059	0.83188	0.80853	0.82600	0.84997	0.82660	0.84395

国家　白俄罗斯

每5岁一组

年龄	2014年			2015年			2016年			2017年			2018年		
	女性	男性	合计	女性	男性	合计	女性	男性	合计	女性	男性	合计	女性	男性	合计
0	0.00287	0.00398	0.00344	0.00267	0.00326	0.00298	0.00287	0.00333	0.00311	0.00283	0.00320	0.00302	0.00198	0.00282	0.00241
1～4	0.00019	0.00028	0.00024	0.00015	0.00023	0.00019	0.00017	0.00030	0.00024	0.00015	0.00022	0.00019	0.00015	0.00027	0.00021
5～9	0.00016	0.00019	0.00018	0.00009	0.00016	0.00013	0.00013	0.00018	0.00015	0.00012	0.00016	0.00014	0.00004	0.00011	0.00008
10～14	0.00015	0.00021	0.00018	0.00016	0.00014	0.00015	0.00013	0.00014	0.00014	0.00015	0.00015	0.00015	0.00014	0.00018	0.00016
15～19	0.00023	0.00066	0.00046	0.00020	0.00046	0.00034	0.00028	0.00049	0.00039	0.00021	0.00049	0.00035	0.00019	0.00048	0.00034
20～24	0.00033	0.00131	0.00083	0.00031	0.00105	0.00069	0.00024	0.00103	0.00065	0.00032	0.00082	0.00058	0.00020	0.00073	0.00047
25～29	0.00050	0.00188	0.00120	0.00050	0.00160	0.00107	0.00044	0.00141	0.00094	0.00042	0.00123	0.00084	0.00043	0.00121	0.00083
30～34	0.00092	0.00303	0.00198	0.00078	0.00252	0.00166	0.00080	0.00227	0.00154	0.00060	0.00202	0.00132	0.00067	0.00216	0.00143
35～39	0.00138	0.00441	0.00287	0.00120	0.00396	0.00256	0.00131	0.00365	0.00247	0.00116	0.00340	0.00228	0.00112	0.00338	0.00225
40～44	0.00214	0.00630	0.00414	0.00181	0.00582	0.00375	0.00180	0.00538	0.00353	0.00176	0.00532	0.00349	0.00180	0.00542	0.00357
45～49	0.00276	0.00914	0.00579	0.00261	0.00877	0.00553	0.00260	0.00832	0.00532	0.00260	0.00809	0.00521	0.00265	0.00822	0.00530
50～54	0.00415	0.01362	0.00857	0.00367	0.01266	0.00786	0.00375	0.01248	0.00782	0.00362	0.01180	0.00743	0.00375	0.01212	0.00765
55～59	0.00644	0.02010	0.01255	0.00610	0.01935	0.01206	0.00600	0.01843	0.01161	0.00552	0.01842	0.01135	0.00583	0.01880	0.01171
60～64	0.00960	0.03201	0.01901	0.00921	0.03107	0.01839	0.00878	0.02974	0.01760	0.00896	0.02974	0.01774	0.00879	0.03003	0.01781
65～69	0.01574	0.04321	0.02648	0.01509	0.04109	0.02529	0.01439	0.04250	0.02541	0.01425	0.04138	0.02487	0.01427	0.04204	0.02512
70～74	0.02593	0.06071	0.03784	0.02512	0.06104	0.03750	0.02497	0.05865	0.03666	0.02503	0.05992	0.03726	0.02415	0.05960	0.03668
75～79	0.04619	0.08802	0.05862	0.04528	0.08733	0.05780	0.04380	0.08568	0.05628	0.04296	0.08604	0.05578	0.04264	0.08351	0.05483
80～84	0.08405	0.12793	0.09537	0.08372	0.12746	0.09494	0.08273	0.12805	0.09430	0.08144	0.12836	0.09343	0.07897	0.12538	0.09080
85～89	0.14615	0.19145	0.15589	0.14718	0.18437	0.15544	0.14646	0.18978	0.15610	0.14470	0.19066	0.15493	0.14482	0.18115	0.15283
90～94	0.23740	0.26658	0.24230	0.24605	0.27647	0.25111	0.23814	0.28471	0.24589	0.23789	0.27249	0.24385	0.23481	0.27532	0.24209
95～99	0.36513	0.37192	0.36616	0.37545	0.36573	0.37419	0.36823	0.38415	0.37054	0.36978	0.37608	0.37076	0.36456	0.36417	0.36461
100～104	0.51241	0.48403	0.50932	0.52762	0.47626	0.52211	0.51814	0.50179	0.51646	0.52208	0.49016	0.51874	0.51573	0.47560	0.51144
105～109	0.65901	0.59828	0.65373	0.67650	0.58964	0.66937	0.66642	0.61989	0.66281	0.67203	0.60585	0.66689	0.66565	0.59000	0.65967
110＋	0.76750	0.68816	0.76194	0.78447	0.67928	0.77787	0.77519	0.71147	0.77153	0.78124	0.69642	0.77638	0.77560	0.68041	0.77006

国家　加拿大

每5岁一组

年龄	2017年			2018年			2019年			2020年			2021年		
	女性	男性	合计	女性	男性	合计	女性	男性	合计	女性	男性	合计	女性	男性	合计
0	0.00421	0.00487	0.00455	0.00448	0.00504	0.00477	0.00392	0.00496	0.00445	0.00407	0.00484	0.00446	0.00396	0.00479	0.00439
1～4	0.00014	0.00019	0.00016	0.00017	0.00017	0.00017	0.00016	0.00018	0.00017	0.00014	0.00017	0.00016	0.00013	0.00018	0.00015
5～9	0.00008	0.00008	0.00008	0.00007	0.00009	0.00008	0.00008	0.00008	0.00008	0.00007	0.00008	0.00008	0.00006	0.00008	0.00007
10～14	0.00010	0.00011	0.00010	0.00010	0.00012	0.00011	0.00009	0.00011	0.00010	0.00009	0.00012	0.00011	0.00009	0.00011	0.00010
15～19	0.00024	0.00046	0.00036	0.00023	0.00046	0.00035	0.00024	0.00044	0.00035	0.00026	0.00044	0.00035	0.00027	0.00046	0.00037
20～24	0.00035	0.00081	0.00058	0.00038	0.00083	0.00062	0.00032	0.00074	0.00054	0.00040	0.00085	0.00063	0.00042	0.00084	0.00064
25～29	0.00043	0.00102	0.00073	0.00047	0.00100	0.00074	0.00039	0.00093	0.00067	0.00048	0.00119	0.00085	0.00054	0.00118	0.00088
30～34	0.00052	0.00117	0.00085	0.00054	0.00111	0.00083	0.00052	0.00106	0.00079	0.00062	0.00134	0.00098	0.00064	0.00145	0.00105
35～39	0.00064	0.00134	0.00099	0.00068	0.00130	0.00099	0.00068	0.00125	0.00096	0.00077	0.00153	0.00115	0.00090	0.00179	0.00135
40～44	0.00090	0.00156	0.00123	0.00091	0.00164	0.00127	0.00091	0.00157	0.00124	0.00102	0.00197	0.00149	0.00109	0.00214	0.00161
45～49	0.00147	0.00234	0.00190	0.00139	0.00231	0.00185	0.00139	0.00222	0.00180	0.00150	0.00262	0.00205	0.00147	0.00279	0.00213
50～54	0.00231	0.00359	0.00295	0.00224	0.00367	0.00296	0.00223	0.00345	0.00284	0.00232	0.00384	0.00307	0.00233	0.00420	0.00326
55～59	0.00372	0.00565	0.00468	0.00362	0.00565	0.00463	0.00351	0.00557	0.00453	0.00372	0.00603	0.00486	0.00371	0.00621	0.00495
60～64	0.00575	0.00896	0.00733	0.00560	0.00908	0.00731	0.00541	0.00868	0.00702	0.00576	0.00921	0.00746	0.00571	0.00939	0.00752
65～69	0.00873	0.01363	0.01111	0.00873	0.01379	0.01119	0.00850	0.01344	0.01089	0.00869	0.01409	0.01130	0.00885	0.01436	0.01152
70～74	0.01464	0.02207	0.01821	0.01427	0.02127	0.01763	0.01384	0.02114	0.01734	0.01405	0.02149	0.01761	0.01414	0.02193	0.01786
75～79	0.02407	0.03540	0.02931	0.02401	0.03543	0.02931	0.02336	0.03398	0.02830	0.02400	0.03535	0.02930	0.02398	0.03522	0.02924
80～84	0.04274	0.06164	0.05101	0.04327	0.06070	0.05093	0.04187	0.05908	0.04946	0.04329	0.06171	0.05144	0.04157	0.05995	0.04972
85～89	0.07991	0.11215	0.09248	0.08113	0.11045	0.09273	0.07758	0.10735	0.08951	0.08142	0.11154	0.09360	0.07777	0.10631	0.08936
90～94	0.15092	0.19993	0.16614	0.15172	0.19703	0.16611	0.14728	0.19084	0.16146	0.15387	0.19978	0.16921	0.14382	0.18901	0.15924
95～99	0.25736	0.32241	0.27239	0.25941	0.31859	0.27337	0.25113	0.30965	0.26527	0.26276	0.32203	0.27751	0.24438	0.29926	0.25841
100～104	0.40291	0.47607	0.41392	0.40542	0.47160	0.41552	0.39447	0.45999	0.40470	0.41084	0.47563	0.42136	0.38292	0.44280	0.39308
105～109	0.56831	0.63585	0.57409	0.57086	0.63154	0.57603	0.55891	0.61922	0.56414	0.57768	0.63543	0.58293	0.54359	0.59749	0.54883
110＋	0.70109	0.75609	0.70364	0.70334	0.75242	0.70555	0.69204	0.74109	0.69426	0.71046	0.75573	0.71261	0.67533	0.71843	0.67759

国家　　瑞士

每5岁一组

年龄	2018年			2019年			2020年			2021年			2022年		
	女性	男性	合计	女性	男性	合计	女性	男性	合计	女性	男性	合计	女性	男性	合计
0	0.00317	0.00349	0.00334	0.00321	0.00340	0.00331	0.00336	0.00403	0.00370	0.00291	0.00357	0.00325	0.00323	0.00419	0.00372
1~4	0.00018	0.00014	0.00016	0.00009	0.00014	0.00012	0.00012	0.00015	0.00014	0.00009	0.00014	0.00011	0.00019	0.00014	0.00016
5~9	0.00006	0.00009	0.00008	0.00007	0.00008	0.00008	0.00007	0.00008	0.00007	0.00008	0.00006	0.00007	0.00006	0.00006	0.00006
10~14	0.00009	0.00009	0.00009	0.00006	0.00007	0.00006	0.00008	0.00010	0.00009	0.00008	0.00009	0.00009	0.00007	0.00007	0.00007
15~19	0.00017	0.00033	0.00025	0.00011	0.00028	0.00020	0.00014	0.00032	0.00023	0.00016	0.00029	0.00022	0.00016	0.00031	0.00024
20~24	0.00017	0.00043	0.00031	0.00019	0.00044	0.00032	0.00019	0.00048	0.00034	0.00014	0.00045	0.00030	0.00016	0.00040	0.00028
25~29	0.00019	0.00043	0.00031	0.00017	0.00041	0.00029	0.00016	0.00046	0.00031	0.00021	0.00050	0.00036	0.00020	0.00042	0.00031
30~34	0.00026	0.00042	0.00034	0.00023	0.00046	0.00034	0.00022	0.00046	0.00034	0.00028	0.00050	0.00039	0.00026	0.00055	0.00041
35~39	0.00031	0.00071	0.00051	0.00031	0.00057	0.00044	0.00043	0.00065	0.00054	0.00031	0.00059	0.00045	0.00038	0.00065	0.00052
40~44	0.00062	0.00101	0.00082	0.00059	0.00093	0.00076	0.00057	0.00086	0.00071	0.00048	0.00090	0.00069	0.00057	0.00100	0.00079
45~49	0.00099	0.00164	0.00132	0.00096	0.00142	0.00119	0.00100	0.00154	0.00127	0.00095	0.00146	0.00120	0.00090	0.00148	0.00120
50~54	0.00171	0.00264	0.00218	0.00151	0.00248	0.00200	0.00152	0.00267	0.00210	0.00148	0.00258	0.00204	0.00150	0.00251	0.00201
55~59	0.00273	0.00424	0.00349	0.00248	0.00424	0.00336	0.00239	0.00424	0.00332	0.00271	0.00444	0.00358	0.00246	0.00423	0.00335
60~64	0.00442	0.00736	0.00588	0.00426	0.00710	0.00568	0.00419	0.00742	0.00580	0.00413	0.00756	0.00584	0.00408	0.00712	0.00560
65~69	0.00692	0.01196	0.00935	0.00678	0.01156	0.00909	0.00678	0.01227	0.00943	0.00671	0.01222	0.00938	0.00685	0.01181	0.00925
70~74	0.01115	0.01890	0.01483	0.01172	0.01921	0.01527	0.01187	0.02030	0.01586	0.01130	0.01966	0.01525	0.01149	0.01849	0.01480
75~79	0.01968	0.03111	0.02482	0.01962	0.03126	0.02489	0.02098	0.03439	0.02710	0.02052	0.03195	0.02578	0.02028	0.03204	0.02570
80~84	0.04035	0.05926	0.04826	0.03957	0.05766	0.04718	0.04253	0.06664	0.05273	0.03925	0.05731	0.04691	0.04099	0.05916	0.04877
85~89	0.08586	0.11363	0.09593	0.08381	0.11354	0.09476	0.09436	0.13162	0.10832	0.08241	0.11327	0.09410	0.08616	0.11740	0.09813
90~94	0.17175	0.21559	0.18494	0.17000	0.20326	0.18019	0.18867	0.24143	0.20497	0.16919	0.21014	0.18196	0.17788	0.22275	0.19210
95~99	0.30241	0.35016	0.31364	0.30267	0.34460	0.31270	0.33087	0.39715	0.34694	0.30222	0.34900	0.31364	0.31657	0.36809	0.32940
100~104	0.47834	0.52048	0.48562	0.48101	0.51436	0.48682	0.51652	0.57739	0.52713	0.48123	0.52082	0.48813	0.50030	0.54611	0.50853
105~109	0.66219	0.68853	0.66529	0.66684	0.68318	0.66875	0.70083	0.74206	0.70552	0.66773	0.69027	0.67028	0.68688	0.71586	0.69029
110＋	0.79464	0.80678	0.79557	0.79971	0.80273	0.79994	0.82644	0.84939	0.82806	0.80087	0.80909	0.80143	0.81648	0.83055	0.81750

国家　智利

每5岁一组

年龄	2016年			2017年			2018年			2019年			2020年		
	女性	男性	合计	女性	男性	合计	女性	男性	合计	女性	男性	合计	女性	男性	合计
0	0.00648	0.00747	0.00699	0.00661	0.00750	0.00706	0.00619	0.00727	0.00674	0.00564	0.00695	0.00631	0.00476	0.00612	0.00546
1～4	0.00027	0.00025	0.00026	0.00023	0.00025	0.00024	0.00024	0.00032	0.00028	0.00024	0.00033	0.00029	0.00021	0.00028	0.00024
5～9	0.00013	0.00014	0.00014	0.00012	0.00012	0.00012	0.00012	0.00010	0.00011	0.00013	0.00016	0.00014	0.00009	0.00013	0.00011
10～14	0.00016	0.00017	0.00017	0.00015	0.00016	0.00015	0.00014	0.00016	0.00015	0.00014	0.00018	0.00016	0.00012	0.00015	0.00014
15～19	0.00029	0.00059	0.00045	0.00026	0.00060	0.00043	0.00024	0.00056	0.00040	0.00028	0.00062	0.00045	0.00027	0.00055	0.00041
20～24	0.00035	0.00094	0.00065	0.00032	0.00094	0.00063	0.00033	0.00094	0.00064	0.00036	0.00095	0.00066	0.00037	0.00102	0.00070
25～29	0.00033	0.00110	0.00072	0.00034	0.00108	0.00071	0.00041	0.00115	0.00078	0.00038	0.00119	0.00079	0.00041	0.00120	0.00081
30～34	0.00049	0.00133	0.00091	0.00051	0.00127	0.00089	0.00047	0.00134	0.00091	0.00050	0.00133	0.00092	0.00056	0.00142	0.00099
35～39	0.00068	0.00174	0.00120	0.00067	0.00157	0.00111	0.00070	0.00164	0.00116	0.00078	0.00163	0.00120	0.00075	0.00182	0.00128
40～44	0.00106	0.00237	0.00170	0.00105	0.00220	0.00161	0.00110	0.00209	0.00159	0.00108	0.00211	0.00159	0.00125	0.00240	0.00182
45～49	0.00166	0.00316	0.00239	0.00166	0.00312	0.00237	0.00159	0.00310	0.00232	0.00158	0.00315	0.00234	0.00179	0.00352	0.00263
50～54	0.00262	0.00490	0.00372	0.00253	0.00470	0.00357	0.00238	0.00466	0.00347	0.00244	0.00470	0.00353	0.00272	0.00548	0.00405
55～59	0.00408	0.00720	0.00557	0.00387	0.00740	0.00555	0.00395	0.00697	0.00539	0.00385	0.00690	0.00530	0.00434	0.00817	0.00616
60～64	0.00655	0.01153	0.00890	0.00626	0.01111	0.00855	0.00628	0.01079	0.00841	0.00617	0.01103	0.00846	0.00714	0.01306	0.00994
65～69	0.01048	0.01845	0.01418	0.01025	0.01740	0.01357	0.01010	0.01702	0.01331	0.01008	0.01696	0.01327	0.01138	0.02040	0.01557
70～74	0.01737	0.02832	0.02230	0.01678	0.02797	0.02183	0.01613	0.02762	0.02132	0.01631	0.02719	0.02123	0.01819	0.03178	0.02433
75～79	0.02873	0.04600	0.03610	0.02771	0.04540	0.03527	0.02681	0.04292	0.03371	0.02700	0.04295	0.03386	0.02949	0.04916	0.03799
80～84	0.04990	0.07440	0.05957	0.04911	0.07407	0.05901	0.04831	0.07199	0.05774	0.04692	0.06996	0.05613	0.05253	0.08062	0.06378
85～89	0.11287	0.14839	0.12569	0.11481	0.14834	0.12690	0.10528	0.14089	0.11811	0.09862	0.12845	0.10936	0.09529	0.13248	0.10871
90～94	0.18363	0.22284	0.19553	0.19792	0.23994	0.21084	0.19949	0.24795	0.21456	0.21358	0.27247	0.23196	0.24639	0.31264	0.26707
95～99	0.29790	0.35712	0.31218	0.32981	0.38289	0.34285	0.32715	0.38617	0.34183	0.34244	0.40015	0.35695	0.37096	0.42370	0.38422
100～104	0.44827	0.50762	0.45870	0.50009	0.54647	0.50855	0.50010	0.55489	0.51037	0.52747	0.57890	0.53730	0.56352	0.60036	0.57055
105～109	0.60986	0.65829	0.61550	0.67260	0.70274	0.67634	0.67542	0.71421	0.68046	0.70835	0.74195	0.71287	0.74222	0.75700	0.74421
110＋	0.73460	0.76959	0.73720	0.79612	0.81182	0.79738	0.80023	0.82334	0.80223	0.83059	0.84848	0.83221	0.85655	0.85761	0.85665

国家　德国

每5岁一组

年龄	2016年			2017年			2018年			2019年			2020年		
	女性	男性	合计	女性	男性	合计	女性	男性	合计	女性	男性	合计	女性	男性	合计
0	0.00323	0.00381	0.00353	0.00297	0.00350	0.00324	0.00288	0.00347	0.00318	0.00290	0.00348	0.00320	0.00290	0.00323	0.00307
1～4	0.00014	0.00017	0.00016	0.00014	0.00015	0.00014	0.00015	0.00016	0.00016	0.00013	0.00017	0.00015	0.00013	0.00013	0.00013
5～9	0.00007	0.00010	0.00009	0.00007	0.00007	0.00007	0.00007	0.00009	0.00008	0.00007	0.00009	0.00008	0.00006	0.00008	0.00007
10～14	0.00008	0.00009	0.00009	0.00008	0.00008	0.00008	0.00008	0.00010	0.00009	0.00008	0.00009	0.00008	0.00007	0.00008	0.00007
15～19	0.00016	0.00030	0.00023	0.00015	0.00028	0.00022	0.00016	0.00030	0.00023	0.00014	0.00029	0.00022	0.00012	0.00028	0.00020
20～24	0.00017	0.00045	0.00032	0.00019	0.00042	0.00031	0.00017	0.00044	0.00031	0.00016	0.00041	0.00029	0.00016	0.00042	0.00030
25～29	0.00022	0.00049	0.00036	0.00022	0.00046	0.00034	0.00022	0.00047	0.00035	0.00021	0.00046	0.00034	0.00021	0.00044	0.00033
30～34	0.00035	0.00068	0.00052	0.00034	0.00068	0.00052	0.00035	0.00063	0.00049	0.00033	0.00063	0.00048	0.00032	0.00062	0.00047
35～39	0.00050	0.00098	0.00074	0.00050	0.00097	0.00074	0.00053	0.00094	0.00074	0.00054	0.00093	0.00074	0.00052	0.00101	0.00077
40～44	0.00085	0.00152	0.00119	0.00079	0.00142	0.00111	0.00082	0.00148	0.00116	0.00077	0.00146	0.00112	0.00082	0.00153	0.00117
45～49	0.00145	0.00249	0.00198	0.00140	0.00240	0.00190	0.00139	0.00239	0.00190	0.00131	0.00237	0.00184	0.00135	0.00235	0.00186
50～54	0.00240	0.00435	0.00338	0.00235	0.00418	0.00327	0.00232	0.00418	0.00326	0.00229	0.00397	0.00314	0.00220	0.00405	0.00313
55～59	0.00406	0.00758	0.00582	0.00390	0.00728	0.00559	0.00393	0.00734	0.00563	0.00377	0.00694	0.00535	0.00374	0.00706	0.00540
60～64	0.00622	0.01208	0.00907	0.00623	0.01188	0.00899	0.00638	0.01208	0.00917	0.00614	0.01163	0.00883	0.00614	0.01183	0.00894
65～69	0.00961	0.01807	0.01367	0.00953	0.01802	0.01359	0.00976	0.01819	0.01378	0.00947	0.01803	0.01355	0.00955	0.01860	0.01386
70～74	0.01490	0.02672	0.02041	0.01523	0.02673	0.02059	0.01542	0.02717	0.02090	0.01518	0.02656	0.02049	0.01532	0.02712	0.02083
75～79	0.02472	0.04220	0.03245	0.02476	0.04197	0.03240	0.02515	0.04193	0.03263	0.02457	0.04109	0.03195	0.02542	0.04243	0.03304
80～84	0.05111	0.07577	0.06106	0.05078	0.07487	0.06060	0.05009	0.07404	0.05993	0.04800	0.07086	0.05746	0.04851	0.07284	0.05863
85～89	0.10356	0.13823	0.11545	0.10428	0.13900	0.11645	0.10494	0.13773	0.11662	0.10005	0.13170	0.11148	0.10269	0.13790	0.11557
90～94	0.19368	0.23605	0.20386	0.19897	0.24220	0.20991	0.20021	0.24147	0.21121	0.19199	0.23198	0.20327	0.19912	0.24312	0.21209
95～99	0.32684	0.37353	0.33483	0.33775	0.38342	0.34585	0.34330	0.38434	0.35090	0.32868	0.37078	0.33683	0.33926	0.38547	0.34867
100～104	0.49686	0.53344	0.50057	0.51386	0.54826	0.51742	0.52321	0.55073	0.52620	0.50490	0.53536	0.50840	0.51936	0.55308	0.52352
105～109	0.66985	0.68873	0.67083	0.68919	0.70535	0.69003	0.70012	0.70876	0.70059	0.68248	0.69475	0.68319	0.69739	0.71177	0.69830
110+	0.79410	0.79917	0.79422	0.81170	0.81453	0.81177	0.82164	0.81798	0.82155	0.80749	0.80684	0.80748	0.82005	0.82092	0.82007

国家　丹麦

每5岁一组

年龄	2019年			2020年			2021年			2022年			2023年		
	女性	男性	合计	女性	男性	合计	女性	男性	合计	女性	男性	合计	女性	男性	合计
0	0.00249	0.00339	0.00295	0.00284	0.00345	0.00315	0.00316	0.0032	0.00318	0.00305	0.00326	0.00315	0.00326	0.00357	0.00342
1～4	0.00010	0.00012	0.00011	0.00002	0.00014	0.00008	0.00014	0.00013	0.00014	0.00011	0.00009	0.00010	0.00008	0.00012	0.0001
5～9	0.00008	0.00006	0.00007	0.00004	0.00010	0.00007	0.00004	0.0001	0.00007	0.00005	0.00005	0.00005	0.00005	0.00004	0.00005
10～14	0.00006	0.00009	0.00008	0.00007	0.00010	0.00009	0.00006	0.00007	0.00007	0.00005	0.00008	0.00006	0.00006	0.00006	0.00006
15～19	0.00013	0.00029	0.00021	0.00013	0.00020	0.00017	0.00013	0.00022	0.00017	0.00013	0.00021	0.00017	0.00009	0.00023	0.00016
20～24	0.00016	0.00041	0.00029	0.00021	0.00042	0.00032	0.00017	0.00045	0.00031	0.00022	0.00042	0.00032	0.00014	0.00027	0.00021
25～29	0.00022	0.00045	0.00034	0.00023	0.00055	0.00039	0.00024	0.00037	0.00031	0.00018	0.00041	0.00030	0.00020	0.00044	0.00032
30～34	0.00030	0.00055	0.00043	0.00032	0.00047	0.00040	0.00025	0.00047	0.00037	0.00034	0.00059	0.00047	0.00031	0.00062	0.00047
35～39	0.00047	0.00081	0.00064	0.00045	0.00095	0.00070	0.00044	0.00079	0.00061	0.00039	0.00084	0.00062	0.00049	0.00085	0.00067
40～44	0.00065	0.00108	0.00087	0.00074	0.00121	0.00097	0.00074	0.00112	0.00093	0.00068	0.00140	0.00104	0.00063	0.00122	0.00093
45～49	0.00114	0.00209	0.00162	0.00115	0.00193	0.00154	0.00125	0.00198	0.00162	0.00108	0.00200	0.00154	0.00123	0.00186	0.00154
50～54	0.00230	0.00349	0.00290	0.00205	0.00333	0.00270	0.00206	0.00317	0.00262	0.00212	0.00327	0.00269	0.00189	0.00323	0.00256
55～59	0.00359	0.00611	0.00485	0.00363	0.00577	0.00470	0.00381	0.00570	0.00476	0.00347	0.00555	0.00452	0.00338	0.00552	0.00445
60～64	0.00658	0.01072	0.00863	0.00656	0.00971	0.00812	0.0062	0.01014	0.00815	0.00609	0.00970	0.00788	0.00571	0.00964	0.00766
65～69	0.01048	0.01715	0.01374	0.01027	0.01642	0.01327	0.01037	0.01617	0.01320	0.01131	0.01652	0.01385	0.01013	0.0157	0.01285
70～74	0.01575	0.02422	0.01984	0.0155	0.02427	0.01972	0.01610	0.02571	0.02071	0.01661	0.02570	0.02096	0.01566	0.0255	0.02036
75～79	0.02728	0.04036	0.03335	0.02728	0.04009	0.03324	0.02766	0.04082	0.03382	0.02853	0.04184	0.03476	0.02734	0.04091	0.03370
80～84	0.05150	0.07145	0.06018	0.05044	0.07020	0.05909	0.05086	0.0708	0.05963	0.05182	0.07406	0.06165	0.04877	0.07202	0.05907
85～89	0.09864	0.13071	0.11094	0.09605	0.13633	0.11167	0.10150	0.13785	0.11578	0.10143	0.13788	0.11587	0.09611	0.12922	0.1093
90～94	0.17706	0.23735	0.19558	0.17928	0.23598	0.19708	0.18299	0.24306	0.20213	0.19235	0.24892	0.21060	0.18855	0.23429	0.20347
95～99	0.30178	0.37432	0.31776	0.29543	0.38692	0.31586	0.31593	0.39188	0.33314	0.32569	0.39474	0.34166	0.32102	0.36913	0.33248
100～104	0.45908	0.54015	0.47028	0.45021	0.55821	0.46520	0.48146	0.56397	0.49304	0.49535	0.56559	0.50547	0.49307	0.53244	0.49902
105～109	0.62642	0.69976	0.63187	0.61654	0.71918	0.62410	0.65311	0.72446	0.65834	0.6683	0.72464	0.67256	0.66908	0.69119	0.67087
110＋	0.75323	0.81126	0.75541	0.74394	0.82845	0.74704	0.77907	0.83261	0.78097	0.79277	0.83198	0.7942	0.79537	0.80340	0.79568

国家　西班牙

每5岁一组

年龄	2017年			2018年			2019年			2020年			2021年		
	女性	男性	合计	女性	男性	合计	女性	男性	合计	女性	男性	合计	女性	男性	合计
0	0.00239	0.00292	0.00266	0.00246	0.00277	0.00262	0.00234	0.00284	0.0026	0.00228	0.00271	0.0025	0.00235	0.00275	0.00256
1~4	0.0001	0.00015	0.00013	0.0001	0.00016	0.00013	0.00013	0.00015	0.00014	0.00009	0.00014	0.00012	0.00011	0.00012	0.00012
5~9	0.00007	0.00007	0.00007	0.00006	0.00008	0.00007	0.00005	0.00006	0.00006	0.00006	0.00005	0.00006	0.00008	0.00007	0.00007
10~14	0.00008	0.00008	0.00008	0.00008	0.00008	0.00008	0.00007	0.00009	0.00008	0.00006	0.00008	0.00007	0.00008	0.00009	0.00008
15~19	0.00012	0.00022	0.00017	0.00012	0.00021	0.00017	0.00011	0.00021	0.00016	0.00012	0.00019	0.00016	0.00011	0.00023	0.00017
20~24	0.00016	0.00034	0.00025	0.00015	0.00034	0.00025	0.00014	0.00032	0.00023	0.00013	0.00036	0.00025	0.00015	0.00037	0.00027
25~29	0.00019	0.00042	0.00030	0.00017	0.00044	0.00030	0.00018	0.0004	0.00029	0.00019	0.00043	0.00031	0.00016	0.00042	0.00030
30~34	0.00023	0.00051	0.00037	0.00025	0.00052	0.00039	0.00023	0.00049	0.00036	0.00026	0.00058	0.00042	0.00026	0.00057	0.00041
35~39	0.0004	0.0007	0.00055	0.00038	0.00068	0.00053	0.00036	0.00068	0.00052	0.00041	0.00073	0.00057	0.00042	0.00074	0.00058
40~44	0.00064	0.00107	0.00086	0.00062	0.00107	0.00085	0.00059	0.00097	0.00078	0.00065	0.00111	0.00088	0.00062	0.00111	0.00087
45~49	0.00115	0.00203	0.00159	0.00109	0.00195	0.00152	0.00106	0.00190	0.00149	0.00110	0.00196	0.00153	0.00106	0.00185	0.00146
50~54	0.00189	0.00373	0.00281	0.00183	0.00365	0.00274	0.00178	0.00358	0.00268	0.00188	0.00373	0.00280	0.00182	0.00347	0.00264
55~59	0.0029	0.00615	0.00450	0.00286	0.00615	0.00448	0.00284	0.00587	0.00433	0.00308	0.00632	0.00467	0.00284	0.00618	0.00448
60~64	0.00419	0.00948	0.00676	0.00424	0.00974	0.00691	0.00422	0.00936	0.00671	0.00466	0.01036	0.00743	0.00449	0.01009	0.0072
65~69	0.00606	0.01456	0.01011	0.00609	0.01444	0.01007	0.00600	0.01403	0.00983	0.00685	0.01596	0.00983	0.00669	0.01552	0.01089
70~74	0.01001	0.02240	0.01573	0.00971	0.02224	0.01550	0.00955	0.02172	0.01517	0.01116	0.02499	0.01755	0.01044	0.02323	0.01636
75~79	0.01898	0.03684	0.02682	0.01876	0.03630	0.02649	0.01762	0.03445	0.02506	0.02095	0.04174	0.03016	0.01909	0.03761	0.02729
80~84	0.03990	0.06609	0.05047	0.03943	0.06560	0.05001	0.03714	0.06281	0.04754	0.04462	0.07396	0.05654	0.03909	0.06598	0.05005
85~89	0.08596	0.12233	0.09894	0.08406	0.11863	0.09650	0.07934	0.11407	0.09193	0.09301	0.13382	0.10788	0.08079	0.11858	0.09455
90~94	0.16891	0.21444	0.18241	0.16530	0.21151	0.17914	0.15673	0.20005	0.16983	0.18223	0.23448	0.19821	0.15729	0.20646	0.17239
95~99	0.29671	0.34518	0.30789	0.28992	0.33783	0.30112	0.27488	0.32073	0.28575	0.31421	0.36865	0.32734	0.27221	0.32956	0.28609
100~104	0.46944	0.50407	0.4752	0.45968	0.49436	0.46554	0.43972	0.47188	0.44525	0.4885	0.52897	0.49564	0.43180	0.48142	0.44064
105~109	0.65197	0.66396	0.6533	0.64127	0.65368	0.64267	0.62051	0.62972	0.62158	0.66801	0.68549	0.67008	0.60815	0.63822	0.61179
110＋	0.78533	0.78065	0.78501	0.77579	0.77134	0.77548	0.75783	0.74933	0.75723	0.79669	0.79713	0.79672	0.7441	0.75609	0.74504

国家　　爱沙尼亚

每5岁一组

年龄	2015年			2016年			2017年			2018年			2019年		
	女性	男性	合计	女性	男性	合计	女性	男性	合计	女性	男性	合计	女性	男性	合计
0	0.00253	0.00254	0.00253	0.00161	0.00298	0.00232	0.00183	0.00279	0.00233	0.0013	0.0019	0.00161	0.00087	0.00222	0.00156
1～4	0.00018	0.00027	0.00022	0.00015	0.0001	0.00012	0.00018	0.00017	0.00018	0.00015	0.00034	0.00025	0.00011	0.00020	0.00016
5～9	0.0001	0.0001	0.0001	0.00013	0.00015	0.00014	0.00005	0.0001	0.00008	0.00003	0.0001	0.00007	0.00017	0.00016	0.00017
10～14	0.00019	0.00015	0.00017	0.00009	0.00015	0.00012	0.00021	0.00011	0.00016	0.00017	0.00011	0.00014	0.00009	0.00010	0.00010
15～19	0.00034	0.00068	0.00052	0.00055	0.00046	0.0005	0.00024	0.00049	0.00037	0.00027	0.00062	0.00045	0.00027	0.00044	0.00036
20～24	0.0002	0.00069	0.00046	0.0006	0.00109	0.00085	0.00036	0.00077	0.00057	0.00012	0.00053	0.00033	0.00032	0.00058	0.00045
25～29	0.00048	0.00121	0.00086	0.00049	0.00120	0.00086	0.00028	0.00123	0.00077	0.00034	0.00092	0.00064	0.0004	0.00104	0.00073
30～34	0.00057	0.00247	0.00155	0.00083	0.00188	0.00137	0.00052	0.00168	0.00112	0.00051	0.00137	0.00096	0.00065	0.00115	0.00092
35～39	0.00075	0.00246	0.00163	0.00114	0.00243	0.00180	0.00050	0.00228	0.00142	0.00083	0.00201	0.00144	0.00066	0.00156	0.00113
40～44	0.00135	0.00327	0.00232	0.00101	0.00321	0.00212	0.00104	0.00328	0.00218	0.00102	0.00289	0.00198	0.0012	0.00282	0.00204
45～49	0.00177	0.00512	0.00342	0.00171	0.00503	0.00335	0.00171	0.00442	0.00306	0.00151	0.00488	0.0032	0.00179	0.00452	0.00316
50～54	0.00294	0.00791	0.00533	0.00280	0.00820	0.00541	0.00288	0.0075	0.00513	0.00283	0.00705	0.00510	0.00283	0.00772	0.00522
55～59	0.00454	0.01335	0.00859	0.00478	0.01331	0.00873	0.00401	0.01188	0.00767	0.00400	0.01343	0.00843	0.00388	0.01193	0.00769
60～64	0.00744	0.02004	0.0129	0.00687	0.02052	0.01285	0.00735	0.0202	0.01301	0.00636	0.01982	0.01232	0.00606	0.01810	0.01142
65～69	0.01079	0.02968	0.01844	0.01044	0.02987	0.01833	0.01037	0.02954	0.01818	0.01174	0.02863	0.01865	0.00957	0.02961	0.01784
70～74	0.01777	0.04377	0.02743	0.01712	0.04125	0.02614	0.01664	0.04211	0.02622	0.01777	0.04243	0.02705	0.01703	0.04125	0.02617
75～79	0.03002	0.06214	0.0404	0.02781	0.06152	0.03873	0.02882	0.06047	0.03915	0.02889	0.05877	0.03881	0.02834	0.05779	0.0383
80～84	0.05792	0.09493	0.06832	0.05704	0.09405	0.06746	0.05802	0.09361	0.06804	0.05528	0.08761	0.06443	0.05311	0.08604	0.06247
85～89	0.11206	0.14484	0.11938	0.11189	0.14671	0.12005	0.11318	0.14881	0.1218	0.10616	0.1538	0.11758	0.10477	0.13775	0.11281
90～94	0.20183	0.23104	0.20694	0.19772	0.23064	0.20364	0.19546	0.23138	0.2021	0.2004	0.23873	0.2075	0.18512	0.22718	0.19311
95～99	0.33474	0.33836	0.3353	0.32666	0.33645	0.328	0.32149	0.34426	0.32456	0.33299	0.37302	0.33834	0.3123	0.33939	0.31597
100～104	0.49940	0.46494	0.49679	0.48744	0.46125	0.48544	0.47841	0.47297	0.47803	0.50131	0.51967	0.50293	0.47169	0.47423	0.47198
105～109	0.66620	0.59689	0.66302	0.65266	0.59174	0.64985	0.6413	0.60616	0.63955	0.67152	0.66446	0.6712	0.63869	0.61385	0.63758
110＋	0.78707	0.70045	0.78472	0.77441	0.69455	0.77227	0.76300	0.70996	0.76143	0.79375	0.77115	0.79315	0.76358	0.72184	0.76255

国家　芬兰

每5岁一组

年龄	2018年			2019年			2020年			2021年			2022年		
	女性	男性	合计	女性	男性	合计	女性	男性	合计	女性	男性	合计	女性	男性	合计
0	0.00209	0.00197	0.00203	0.00182	0.00227	0.00205	0.00163	0.00208	0.00186	0.00183	0.00183	0.00183	0.00168	0.00207	0.00188
1～4	0.00013	0.00015	0.00014	0.00007	0.00016	0.00011	0.00008	0.00014	0.00011	0.0001	0.00008	0.00009	0.00014	0.00018	0.00016
5～9	0.00004	0.00005	0.00005	0.00003	0.00006	0.00004	0.00002	0.00006	0.00004	0.00008	0.00009	0.00008	0.00004	0.00007	0.00006
10～14	0.00007	0.00008	0.00008	0.00014	0.00008	0.00011	0.00007	0.00008	0.00007	0.00008	0.00011	0.00009	0.00009	0.00009	0.00009
15～19	0.0002	0.00053	0.00037	0.00027	0.00046	0.00037	0.00025	0.00055	0.0004	0.00019	0.00051	0.00036	0.00024	0.00039	0.00031
20～24	0.00029	0.00072	0.00051	0.00043	0.00085	0.00065	0.00031	0.00088	0.0006	0.0003	0.00075	0.00053	0.00032	0.00083	0.00058
25～29	0.00034	0.00076	0.00056	0.00033	0.0009	0.00062	0.00034	0.00092	0.00064	0.0003	0.00069	0.0005	0.00031	0.00078	0.00056
30～34	0.00034	0.00096	0.00066	0.00038	0.00097	0.00069	0.00042	0.00091	0.00067	0.00035	0.00094	0.00065	0.00034	0.00084	0.0006
35～39	0.00054	0.00113	0.00084	0.00055	0.0013	0.00093	0.00051	0.00117	0.00085	0.00053	0.00103	0.00079	0.00063	0.00112	0.00089
40～44	0.00073	0.00158	0.00116	0.00081	0.00166	0.00125	0.00075	0.00187	0.00133	0.00075	0.00158	0.00117	0.0008	0.00153	0.00117
45～49	0.00128	0.00255	0.00193	0.00115	0.00229	0.00173	0.00122	0.00269	0.00197	0.00117	0.00237	0.00178	0.00135	0.00263	0.00201
50～54	0.00202	0.00406	0.00305	0.00204	0.00368	0.00287	0.00179	0.00398	0.0029	0.00198	0.0039	0.00295	0.00198	0.00386	0.00293
55～59	0.00328	0.00653	0.00489	0.00288	0.00624	0.00455	0.00305	0.0063	0.00467	0.00318	0.00639	0.00479	0.00315	0.00611	0.00463
60～64	0.00519	0.01082	0.00794	0.00476	0.00959	0.00712	0.00468	0.01049	0.00753	0.00496	0.01036	0.00761	0.00507	0.01025	0.00761
65～69	0.00794	0.01587	0.01176	0.00804	0.01562	0.01169	0.00805	0.01525	0.0115	0.00777	0.01599	0.01172	0.00891	0.01668	0.01264
70～74	0.0128	0.02487	0.01843	0.01253	0.0245	0.01812	0.01294	0.0241	0.01816	0.01279	0.02543	0.01871	0.01414	0.02571	0.01957
75～79	0.02278	0.0402	0.0304	0.02283	0.03957	0.03021	0.02262	0.03863	0.02974	0.0228	0.03924	0.03014	0.02451	0.04293	0.03275
80～84	0.04517	0.07222	0.05596	0.04351	0.06807	0.05337	0.04416	0.07048	0.0548	0.04612	0.06817	0.05509	0.04854	0.07576	0.05972
85～89	0.09401	0.12996	0.10615	0.09013	0.12516	0.10217	0.0901	0.12286	0.1016	0.09008	0.12565	0.10277	0.1001	0.13974	0.11437
90～94	0.18494	0.2305	0.19693	0.17834	0.22937	0.19207	0.17542	0.22278	0.18835	0.1796	0.23541	0.19533	0.19517	0.25159	0.21142
95～99	0.3255	0.36131	0.33242	0.30787	0.36209	0.31849	0.30937	0.34742	0.31703	0.31006	0.37562	0.32356	0.34237	0.39575	0.35365
100～104	0.50533	0.52031	0.5073	0.48087	0.52643	0.48671	0.48309	0.50285	0.48571	0.48169	0.54584	0.49029	0.52569	0.56488	0.53115
105～109	0.68654	0.67719	0.68588	0.66083	0.68736	0.66282	0.6633	0.65941	0.66306	0.65994	0.70841	0.66367	0.70534	0.72256	0.70674
110＋	0.81302	0.79018	0.81205	0.79102	0.80146	0.79144	0.79322	0.77449	0.7925	0.78917	0.8203	0.79046	0.82746	0.82947	0.82755

国家　法国

每5岁一组

年龄	2017年			2018年			2019年			2020年			2021年		
	女性	男性	合计	女性	男性	合计	女性	男性	合计	女性	男性	合计	女性	男性	合计
0	0.00349	0.00405	0.00378	0.00344	0.00418	0.00382	0.00332	0.00416	0.00375	0.00321	0.0038	0.00352	0.00336	0.00403	0.00370
1～4	0.00014	0.00016	0.00015	0.00014	0.00018	0.00016	0.00014	0.0002	0.00017	0.00013	0.00015	0.00014	0.00014	0.00016	0.00015
5～9	0.00005	0.00008	0.00007	0.00007	0.00007	0.00007	0.00007	0.00008	0.00007	0.00005	0.00007	0.00006	0.00005	0.00009	0.00007
10～14	0.00007	0.0001	0.00008	0.00007	0.0001	0.00009	0.00007	0.00009	0.00008	0.00007	0.0001	0.00008	0.00007	0.00009	0.00008
15～19	0.00015	0.0003	0.00023	0.00014	0.00031	0.00023	0.00015	0.00033	0.00024	0.00013	0.00031	0.00023	0.00014	0.00029	0.00022
20～24	0.00021	0.0006	0.0004	0.0002	0.0006	0.0004	0.0002	0.00054	0.00037	0.0002	0.00054	0.00037	0.0002	0.00057	0.00039
25～29	0.00025	0.00069	0.00046	0.00026	0.00066	0.00046	0.00024	0.0007	0.00047	0.00023	0.00067	0.00045	0.00025	0.00067	0.00046
30～34	0.00033	0.00084	0.00058	0.00034	0.00083	0.00058	0.00035	0.00086	0.0006	0.00036	0.00084	0.00059	0.00033	0.00086	0.00059
35～39	0.00055	0.00114	0.00084	0.00053	0.00122	0.00086	0.00056	0.00118	0.00086	0.00051	0.00116	0.00083	0.00053	0.00122	0.00086
40～44	0.00087	0.00174	0.0013	0.00094	0.00171	0.00132	0.00084	0.00166	0.00125	0.00086	0.00171	0.00128	0.00084	0.00176	0.00129
45～49	0.00150	0.00283	0.00216	0.0015	0.0028	0.00214	0.00147	0.0027	0.00208	0.00144	0.00278	0.00211	0.00135	0.00277	0.00205
50～54	0.00241	0.00456	0.00347	0.00236	0.00449	0.00341	0.00237	0.00438	0.00336	0.00235	0.00445	0.00338	0.00235	0.00451	0.00341
55～59	0.00363	0.00735	0.00543	0.00362	0.00715	0.00533	0.00345	0.00687	0.00511	0.00351	0.00704	0.00523	0.00343	0.00701	0.00517
60～64	0.00517	0.01132	0.0081	0.00508	0.01113	0.00796	0.00509	0.01074	0.00778	0.00522	0.01112	0.00804	0.00528	0.01102	0.00802
65～69	0.00709	0.01538	0.01101	0.00714	0.01532	0.011	0.0071	0.01523	0.01093	0.00744	0.01612	0.01152	0.00772	0.01637	0.01177
70～74	0.01083	0.02155	0.01579	0.01067	0.02158	0.01572	0.01064	0.0213	0.01557	0.01119	0.02307	0.01669	0.01142	0.02315	0.01684
75～79	0.01829	0.03388	0.02515	0.01805	0.03347	0.02487	0.01779	0.03291	0.02451	0.01946	0.03664	0.02711	0.01904	0.03578	0.02649
80～84	0.03568	0.05980	0.04530	0.03499	0.05796	0.04424	0.03484	0.0568	0.04377	0.03722	0.06250	0.0476	0.03648	0.06077	0.04652
85～89	0.07694	0.11485	0.08996	0.07474	0.11237	0.08781	0.07291	0.10914	0.08564	0.07802	0.12003	0.09291	0.07381	0.1131	0.08784
90～94	0.15303	0.20737	0.16787	0.14827	0.20446	0.16386	0.14673	0.20124	0.16207	0.15938	0.22090	0.17697	0.15075	0.21068	0.16805
95～99	0.27365	0.3435	0.28765	0.26823	0.33995	0.2828	0.26405	0.33434	0.2785	0.28187	0.36328	0.29881	0.2657	0.34068	0.28139
100～104	0.44124	0.50989	0.45039	0.43449	0.50703	0.4443	0.42863	0.5007	0.43844	0.45233	0.53539	0.46368	0.42828	0.50504	0.43880
105～109	0.62499	0.67626	0.62907	0.61838	0.67471	0.62294	0.61199	0.66901	0.61658	0.63661	0.70196	0.64181	0.60923	0.67034	0.61410
110+	0.76371	0.79535	0.76514	0.75829	0.79486	0.75998	0.75255	0.79042	0.75428	0.77375	0.81718	0.77567	0.74844	0.78964	0.75026

国家 英国

每5岁一组

年龄	2017年 女性	2017年 男性	2017年 合计	2018年 女性	2018年 男性	2018年 合计	2019年 女性	2019年 男性	2019年 合计	2020年 女性	2020年 男性	2020年 合计	2021年 女性	2021年 男性	2021年 合计
0	0.00352	0.00425	0.00389	0.00348	0.00411	0.0038	0.00349	0.00431	0.00391	0.00336	0.00403	0.00371	0.00364	0.0044	0.00403
1～4	0.00012	0.00015	0.00014	0.00012	0.00015	0.00013	0.00014	0.00013	0.00014	0.0001	0.00013	0.00012	0.00011	0.00013	0.00012
5～9	0.00007	0.00008	0.00008	0.00007	0.00007	0.00007	0.00007	0.00007	0.00007	0.00004	0.00007	0.00006	0.00006	0.00006	0.00006
10～14	0.00008	0.00009	0.00009	0.00007	0.00011	0.00009	0.00007	0.0001	0.00009	0.00007	0.00009	0.00008	0.00007	0.00008	0.00008
15～19	0.00016	0.00031	0.00024	0.00018	0.00035	0.00026	0.00017	0.00029	0.00023	0.00015	0.00029	0.00022	0.00016	0.00035	0.00026
20～24	0.0002	0.00047	0.00034	0.00022	0.00053	0.00038	0.00023	0.00054	0.00039	0.0002	0.00049	0.00035	0.00025	0.00053	0.00039
25～29	0.00027	0.00061	0.00044	0.0003	0.00066	0.00048	0.0003	0.00066	0.00048	0.00029	0.00063	0.00046	0.00032	0.00065	0.00049
30～34	0.00044	0.00083	0.00063	0.00046	0.00088	0.00067	0.00046	0.00088	0.00067	0.00048	0.00088	0.00068	0.0005	0.00094	0.00072
35～39	0.00072	0.00123	0.00097	0.00073	0.00124	0.00098	0.00072	0.00125	0.00098	0.00078	0.00134	0.00106	0.00083	0.00142	0.00112
40～44	0.00109	0.0018	0.00144	0.00107	0.00189	0.00148	0.0011	0.00177	0.00143	0.0012	0.00197	0.00158	0.00125	0.00211	0.00168
45～49	0.00164	0.0027	0.00216	0.00175	0.00277	0.00225	0.0017	0.00269	0.00219	0.00187	0.003	0.00243	0.00192	0.00313	0.00252
50～54	0.00258	0.00383	0.00319	0.00253	0.00396	0.00324	0.00252	0.00393	0.00321	0.00276	0.00448	0.0036	0.00287	0.00468	0.00376
55～59	0.00381	0.00589	0.00483	0.00399	0.00594	0.00495	0.00384	0.0058	0.00481	0.00415	0.00669	0.0054	0.00433	0.00677	0.00553
60～64	0.00618	0.00943	0.00777	0.00623	0.0093	0.00773	0.00608	0.00908	0.00755	0.00666	0.01043	0.00851	0.0068	0.01066	0.00869
65～69	0.0096	0.01464	0.01205	0.00962	0.01477	0.01212	0.00933	0.01436	0.01177	0.01019	0.01624	0.01312	0.01041	0.01619	0.01321
70～74	0.01572	0.02356	0.01946	0.01584	0.02331	0.01942	0.01522	0.02242	0.01866	0.01665	0.02531	0.02079	0.01625	0.02426	0.02008
75～79	0.02838	0.04057	0.03399	0.02815	0.04005	0.03364	0.027	0.03872	0.03242	0.03035	0.04492	0.0371	0.02925	0.04276	0.03552
80～84	0.05172	0.07071	0.05996	0.0512	0.06974	0.05929	0.04962	0.06785	0.05761	0.05546	0.07776	0.06526	0.05251	0.07254	0.06132
85～89	0.09871	0.12554	0.1091	0.09824	0.1251	0.10878	0.09364	0.12034	0.10423	0.10468	0.13796	0.118	0.09755	0.12678	0.10929
90～94	0.18124	0.22367	0.19483	0.18118	0.21935	0.19365	0.16966	0.20972	0.18298	0.19106	0.23591	0.20625	0.17764	0.2168	0.19111
95～99	0.3076	0.35415	0.31871	0.30499	0.34937	0.3159	0.28761	0.3351	0.29959	0.31912	0.37051	0.33247	0.29626	0.33965	0.30777
100～104	0.468	0.51225	0.47506	0.46435	0.50618	0.47129	0.43983	0.48756	0.44801	0.48002	0.5274	0.4885	0.44917	0.48843	0.45645
105～109	0.63693	0.66976	0.63999	0.63292	0.66353	0.63591	0.60537	0.64387	0.60929	0.64691	0.6809	0.65058	0.61355	0.64068	0.61664
110＋	0.76341	0.78414	0.76446	0.75969	0.77861	0.76071	0.73361	0.7607	0.73516	0.77058	0.79126	0.77184	0.73989	0.75507	0.74089

地区　苏格兰

每5岁一组

年龄	2017年			2018年			2019年			2020年			2021年		
	女性	男性	合计	女性	男性	合计	女性	男性	合计	女性	男性	合计	女性	男性	合计
0	0.00284	0.00368	0.00327	0.00319	0.00305	0.00311	0.00247	0.00398	0.00325	0.00285	0.00319	0.00303	0.00416	0.0037	0.00393
1~4	0.00009	0.00015	0.00012	0.00012	0.00013	0.00013	0.00017	0.00014	0.00015	0.00014	0.00013	0.00013	0.00011	0.00017	0.00014
5~9	0.00007	0.00005	0.00006	0.00008	0.00007	0.00008	0.00005	0.00005	0.00005	0.00008	0.00005	0.00007	0.00004	0.00009	0.00006
10~14	0.00013	0.00013	0.00013	0.00011	0.00011	0.00011	0.0001	0.00009	0.00009	0.00005	0.00016	0.00011	0.00007	0.0001	0.00009
15~19	0.00022	0.00035	0.00028	0.00023	0.00052	0.00038	0.00023	0.00045	0.00035	0.00018	0.00056	0.00037	0.0002	0.00045	0.00033
20~24	0.00025	0.00055	0.0004	0.0003	0.00073	0.00052	0.00032	0.00079	0.00055	0.00037	0.00078	0.00058	0.00033	0.00072	0.00053
25~29	0.0003	0.00088	0.00059	0.00038	0.00106	0.00072	0.00043	0.00094	0.00069	0.00038	0.00112	0.00075	0.00047	0.00097	0.00072
30~34	0.00056	0.00148	0.00102	0.00062	0.00135	0.00098	0.00063	0.0014	0.00101	0.00072	0.0015	0.0011	0.0006	0.00144	0.00102
35~39	0.0012	0.00206	0.00162	0.00121	0.00204	0.00162	0.00117	0.00214	0.00164	0.0011	0.00218	0.00163	0.00122	0.0021	0.00165
40~44	0.00158	0.00279	0.00217	0.00162	0.00304	0.00232	0.00185	0.00336	0.00259	0.00168	0.00308	0.00237	0.00188	0.00305	0.00246
45~49	0.00202	0.00396	0.00295	0.00219	0.00405	0.00309	0.00232	0.0041	0.00318	0.0026	0.00452	0.00353	0.00258	0.00435	0.00344
50~54	0.00327	0.00497	0.0041	0.00347	0.00498	0.0042	0.00316	0.00512	0.00411	0.00336	0.00601	0.00464	0.00386	0.00631	0.00504
55~59	0.00492	0.00709	0.00597	0.00484	0.00744	0.0061	0.00497	0.00679	0.00586	0.00487	0.00807	0.00642	0.00548	0.0083	0.00684
60~64	0.00757	0.01126	0.00936	0.00777	0.01118	0.00942	0.00774	0.0112	0.00942	0.0078	0.0122	0.00993	0.00831	0.01242	0.0103
65~69	0.01183	0.01747	0.01455	0.01208	0.01767	0.01478	0.01206	0.0172	0.01454	0.01248	0.01878	0.01551	0.01267	0.0191	0.01576
70~74	0.01955	0.02838	0.0237	0.02003	0.02756	0.02359	0.01878	0.02679	0.02258	0.02016	0.02945	0.02457	0.02045	0.02942	0.02471
75~79	0.03551	0.04935	0.04165	0.03479	0.04848	0.04089	0.03347	0.04622	0.03917	0.03545	0.05276	0.04323	0.03494	0.04927	0.04143
80~84	0.06074	0.08114	0.06918	0.06045	0.08189	0.06936	0.05917	0.07899	0.06745	0.0645	0.08591	0.0735	0.06291	0.08388	0.07175
85~89	0.11295	0.13618	0.12156	0.10883	0.1327	0.11779	0.1065	0.13159	0.11605	0.11554	0.14519	0.12689	0.1101	0.13792	0.12075
90~94	0.19755	0.24119	0.2107	0.19241	0.23287	0.20483	0.18892	0.21444	0.19689	0.20255	0.24238	0.21544	0.19186	0.22428	0.20271
95~99	0.32021	0.36733	0.33094	0.31197	0.34832	0.32044	0.3075	0.33482	0.31412	0.32993	0.36182	0.33796	0.30715	0.33701	0.31491
100~104	0.47343	0.52014	0.48056	0.46195	0.49219	0.46669	0.45694	0.47455	0.4599	0.48447	0.50581	0.48826	0.45161	0.47195	0.45542
105~109	0.63326	0.67094	0.63664	0.62039	0.63863	0.62208	0.61574	0.61943	0.61614	0.64358	0.65015	0.64433	0.60571	0.61204	0.60649
110＋	0.75384	0.78082	0.75519	0.74155	0.74918	0.74193	0.7377	0.73078	0.7373	0.76238	0.75806	0.7621	0.72531	0.72053	0.72497

国家　希腊

每5岁一组

年龄	2015年 女性	2015年 男性	2015年 合计	2016年 女性	2016年 男性	2016年 合计	2017年 女性	2017年 男性	2017年 合计	2018年 女性	2018年 男性	2018年 合计	2019年 女性	2019年 男性	2019年 合计
0	0.00369	0.0042	0.00396	0.00334	0.00497	0.00418	0.00323	0.00339	0.00331	0.00305	0.00372	0.0034	0.0036	0.00368	0.00364
1～4	0.0001	0.00015	0.00012	0.00018	0.00021	0.0002	0.00015	0.00013	0.00014	0.00012	0.00014	0.00013	0.00019	0.00017	0.00018
5～9	0.00008	0.00004	0.00006	0.00009	0.00012	0.0001	0.0001	0.00012	0.00011	0.00009	0.00007	0.00008	0.00005	0.00008	0.00006
10～14	0.0001	0.00011	0.0001	0.00007	0.0001	0.00009	0.00008	0.00012	0.0001	0.00006	0.00015	0.00011	0.00008	0.00009	0.00006
15～19	0.00016	0.00038	0.00028	0.00015	0.00034	0.00024	0.00013	0.00038	0.00026	0.00013	0.00033	0.00023	0.00015	0.00027	0.00021
20～24	0.00018	0.0006	0.00039	0.00022	0.00058	0.00041	0.00016	0.00064	0.00041	0.0002	0.00059	0.0004	0.00017	0.00057	0.00038
25～29	0.00019	0.00074	0.00046	0.00023	0.00067	0.00045	0.00017	0.0007	0.00044	0.00021	0.00054	0.00037	0.00022	0.00068	0.00045
30～34	0.00035	0.00086	0.00061	0.00038	0.00081	0.00059	0.00028	0.0008	0.00054	0.00032	0.00082	0.00057	0.00031	0.0008	0.00055
35～39	0.00049	0.00109	0.00079	0.00047	0.00108	0.00078	0.00043	0.00102	0.00072	0.00045	0.00117	0.00081	0.0004	0.00105	0.00072
40～44	0.00082	0.00157	0.00119	0.00086	0.00158	0.00121	0.00075	0.00153	0.00113	0.00069	0.00156	0.00112	0.00072	0.00164	0.00118
45～49	0.00135	0.00283	0.00207	0.00133	0.00273	0.00201	0.00117	0.00262	0.00188	0.00129	0.00246	0.00186	0.00118	0.00253	0.00184
50～54	0.00203	0.00483	0.00337	0.00222	0.00484	0.00347	0.00217	0.00483	0.00344	0.00208	0.0046	0.00329	0.00222	0.00458	0.00335
55～59	0.00324	0.00808	0.00554	0.00328	0.00774	0.00539	0.00337	0.00772	0.00542	0.00309	0.00776	0.00529	0.00316	0.00761	0.00525
60～64	0.00462	0.01193	0.00812	0.005	0.0117	0.00819	0.00498	0.01194	0.00828	0.00479	0.01154	0.00798	0.00472	0.01165	0.00798
65～69	0.00762	0.01789	0.01245	0.0075	0.01664	0.0118	0.00752	0.017	0.01198	0.00723	0.01616	0.01144	0.00727	0.01663	0.01167
70～74	0.01224	0.02527	0.01827	0.01203	0.02479	0.01794	0.01301	0.02557	0.0188	0.01268	0.0256	0.01862	0.01263	0.02536	0.01847
75～79	0.02468	0.0419	0.0322	0.02402	0.04049	0.03123	0.02354	0.04051	0.03101	0.02204	0.0379	0.02907	0.02242	0.03826	0.02948
80～84	0.0564	0.07522	0.06431	0.05333	0.07193	0.06111	0.05353	0.07296	0.06163	0.04984	0.06948	0.05801	0.04934	0.06969	0.05778
85～89	0.11626	0.11868	0.11729	0.11009	0.1135	0.11151	0.11575	0.12035	0.11756	0.10821	0.11478	0.11079	0.1128	0.12216	0.11646
90～94	0.20154	0.21206	0.20523	0.19089	0.19206	0.19134	0.20216	0.19669	0.19999	0.19119	0.18278	0.18789	0.20563	0.17291	0.19212
95～99	0.33996	0.3154	0.33292	0.31625	0.29193	0.30904	0.34356	0.30713	0.33219	0.32627	0.28381	0.3122	0.35069	0.27737	0.32455
100～104	0.50754	0.45097	0.49547	0.47524	0.41788	0.46251	0.51604	0.4395	0.49761	0.49617	0.40717	0.47209	0.53226	0.39471	0.48892
105～109	0.67562	0.59503	0.66446	0.64105	0.55591	0.62873	0.68723	0.58173	0.66998	0.66918	0.54372	0.64396	0.70861	0.52569	0.66032
110＋	0.79589	0.70805	0.78863	0.7648	0.6674	0.75634	0.80757	0.6945	0.79611	0.79355	0.65489	0.7742	0.82827	0.63337	0.78706

地区　中国香港

每5岁一组

年龄	2016年			2017年			2018年			2019年			2020年		
	女性	男性	合计	女性	男性	合计	女性	男性	合计	女性	男性	合计	女性	男性	合计
0	0.00197	0.00215	0.00206	0.00188	0.00188	0.00188	0.00163	0.00166	0.00165	0.00146	0.00175	0.00161	0.00137	0.00216	0.00178
1～4	0.00016	0.00018	0.00017	0.0001	0.00013	0.00012	0.00014	0.0001	0.00012	0.00011	0.00015	0.00013	0.00018	0.00013	0.00015
5～9	0.00005	0.00008	0.00007	0.00004	0.00011	0.00008	0.00008	0.00007	0.00008	0.00005	0.00004	0.00005	0.00005	0.00006	0.00006
10～14	0.00008	0.00008	0.00008	0.00008	0.00011	0.00009	0.00008	0.00012	0.0001	0.00011	0.00009	0.0001	0.00009	0.00012	0.00011
15～19	0.00015	0.00022	0.00019	0.00011	0.00028	0.0002	0.00014	0.0002	0.00017	0.00017	0.00026	0.00022	0.00014	0.0002	0.00017
20～24	0.00017	0.00032	0.00024	0.00021	0.00033	0.00027	0.00016	0.00036	0.00026	0.00015	0.00027	0.00021	0.00018	0.00031	0.00025
25～29	0.00019	0.00047	0.00031	0.00021	0.00046	0.00032	0.00017	0.00045	0.0003	0.00018	0.00044	0.0003	0.00022	0.00041	0.00031
30～34	0.00025	0.00062	0.0004	0.00025	0.0005	0.00035	0.00027	0.00052	0.00037	0.00028	0.00059	0.00041	0.00021	0.00048	0.00032
35～39	0.00038	0.00083	0.00056	0.0004	0.00091	0.0006	0.00034	0.00071	0.00049	0.00037	0.00078	0.00053	0.00036	0.00079	0.00053
40～44	0.00075	0.00125	0.00095	0.00065	0.00133	0.00093	0.0007	0.00141	0.00099	0.00063	0.00139	0.00094	0.00057	0.00122	0.00083
45～49	0.00106	0.00198	0.00145	0.00118	0.00204	0.00154	0.00105	0.00186	0.00139	0.00102	0.0021	0.00147	0.00096	0.00201	0.00139
50～54	0.00174	0.00309	0.00236	0.00182	0.00319	0.00244	0.00176	0.00311	0.00236	0.00177	0.00326	0.00243	0.00176	0.00318	0.00237
55～59	0.00256	0.00534	0.00393	0.00246	0.00495	0.00367	0.00255	0.00468	0.00358	0.00244	0.00478	0.00355	0.00252	0.00519	0.00375
60～64	0.00403	0.00842	0.00619	0.0038	0.00792	0.00583	0.00365	0.00774	0.00566	0.00373	0.00783	0.00574	0.00345	0.00742	0.0054
65～69	0.00603	0.01292	0.00945	0.00595	0.01224	0.00906	0.00541	0.01209	0.0087	0.00559	0.0121	0.00878	0.00569	0.01205	0.0088
70～74	0.00967	0.02143	0.01568	0.00958	0.02024	0.01496	0.00912	0.01995	0.01449	0.00907	0.01955	0.01423	0.00914	0.01885	0.01391
75～79	0.0171	0.03474	0.02574	0.01694	0.03315	0.02499	0.01554	0.03353	0.02456	0.01646	0.033	0.02477	0.01693	0.03464	0.02578
80～84	0.03345	0.05998	0.04525	0.03296	0.05637	0.04348	0.03241	0.05575	0.04303	0.03152	0.05336	0.04161	0.03316	0.0522	0.04211
85～89	0.05823	0.0968	0.07242	0.05549	0.09515	0.07045	0.05461	0.09054	0.06856	0.05517	0.08945	0.06897	0.05892	0.08872	0.07124
90～94	0.11609	0.16889	0.13198	0.10624	0.15762	0.12183	0.10133	0.15127	0.11657	0.09728	0.14664	0.11243	0.0938	0.1378	0.10755
95～99	0.2073	0.26713	0.22086	0.18912	0.2464	0.20219	0.17904	0.23278	0.19149	0.17399	0.22944	0.18705	0.16552	0.22375	0.17943
100～104	0.33868	0.39365	0.34755	0.3076	0.36281	0.31642	0.2896	0.34199	0.29804	0.2813	0.33919	0.29065	0.26127	0.33087	0.27246
105～109	0.49995	0.5364	0.50389	0.45712	0.49767	0.46136	0.43111	0.47059	0.43522	0.41962	0.46901	0.42466	0.38542	0.45843	0.39259
110＋	0.63731	0.65343	0.63846	0.58779	0.61073	0.58935	0.55618	0.5797	0.55776	0.54245	0.57938	0.54484	0.49606	0.56736	0.50044

国家 克罗地亚

每5岁一组

年龄	2016年			2017年			2018年			2019年			2020年		
	女性	男性	合计	女性	男性	合计	女性	男性	合计	女性	男性	合计	女性	男性	合计
0	0.00438	0.00433	0.00436	0.00326	0.0047	0.00399	0.00298	0.0055	0.00428	0.00355	0.00427	0.00392	0.00364	0.00422	0.00393
1~4	0.00011	0.00017	0.00014	0.00019	0.00027	0.00023	0.00014	0.00025	0.00019	0.00011	0.00013	0.00012	0.00011	0.00024	0.00018
5~9	0.00009	0.00013	0.00011	0.00016	0.00013	0.00014	0.00006	0.00012	0.00009	0.00007	0.00004	0.00006	0.00012	0.00006	0.00009
10~14	0.00006	0.00014	0.0001	0.0001	0.0001	0.0001	0.00009	0.00012	0.00009	0.00014	0.00013	0.00014	0.00008	0.00009	0.00009
15~19	0.00011	0.00048	0.0003	0.00012	0.00039	0.00026	0.0002	0.00038	0.00029	0.00016	0.00054	0.00035	0.00016	0.00053	0.00035
20~24	0.00017	0.00063	0.00041	0.00018	0.00069	0.00044	0.00017	0.00065	0.00041	0.00017	0.00058	0.00038	0.00018	0.0007	0.00045
25~29	0.00023	0.00066	0.00045	0.00028	0.00066	0.00047	0.00025	0.00064	0.00045	0.00029	0.00067	0.00049	0.00018	0.00059	0.0004
30~34	0.00032	0.00087	0.0006	0.0003	0.00077	0.00053	0.00027	0.0009	0.00059	0.00033	0.00078	0.00056	0.00029	0.00088	0.00059
35~39	0.00053	0.00117	0.00085	0.00056	0.00124	0.0009	0.00056	0.00119	0.00088	0.00055	0.00142	0.00099	0.0006	0.00115	0.00088
40~44	0.00082	0.00203	0.00143	0.00092	0.00185	0.00139	0.00086	0.00212	0.0015	0.00091	0.00213	0.00153	0.00095	0.00166	0.00131
45~49	0.0015	0.00348	0.00249	0.00156	0.00347	0.00251	0.00136	0.00355	0.00246	0.00151	0.0033	0.00241	0.00167	0.00339	0.00254
50~54	0.00257	0.00628	0.00439	0.00283	0.00636	0.00457	0.0029	0.0063	0.00457	0.00242	0.00588	0.00413	0.00259	0.00622	0.00439
55~59	0.0042	0.01075	0.00738	0.00438	0.01064	0.00742	0.00447	0.01073	0.0075	0.00442	0.01044	0.00734	0.00429	0.01064	0.00737
60~64	0.00701	0.01733	0.01198	0.00722	0.01729	0.01206	0.00687	0.01756	0.01201	0.00682	0.01628	0.01135	0.00745	0.01757	0.01227
65~69	0.01166	0.02638	0.01833	0.0117	0.02656	0.01849	0.01124	0.02641	0.01821	0.01072	0.02557	0.01761	0.01209	0.02773	0.0194
70~74	0.01884	0.03775	0.02681	0.01959	0.03846	0.02756	0.01798	0.0381	0.0265	0.01843	0.03735	0.0265	0.0199	0.04293	0.02978
75~79	0.03624	0.06102	0.04593	0.03832	0.06156	0.04746	0.03548	0.05948	0.04496	0.03543	0.05625	0.04367	0.03953	0.0638	0.04915
80~84	0.07548	0.10317	0.08504	0.07702	0.10213	0.0858	0.07292	0.09907	0.08217	0.07046	0.09541	0.07937	0.07465	0.10414	0.08527
85~89	0.14203	0.17739	0.15263	0.14688	0.17825	0.15634	0.14123	0.17136	0.15035	0.13603	0.16608	0.14527	0.14507	0.17757	0.15519
90~94	0.23507	0.27471	0.24417	0.24517	0.2763	0.25254	0.24779	0.28852	0.25777	0.23273	0.27309	0.24281	0.2557	0.30032	0.2674
95~99	0.37362	0.41146	0.38093	0.39538	0.41485	0.3992	0.38687	0.42358	0.39406	0.37847	0.40404	0.38355	0.40434	0.43156	0.40993
100~104	0.53284	0.55907	0.53677	0.56215	0.56405	0.56247	0.55411	0.57956	0.55783	0.54618	0.55593	0.54763	0.57694	0.58577	0.57833
105~109	0.68758	0.6985	0.68881	0.71826	0.70414	0.71678	0.71225	0.72302	0.71336	0.70634	0.69975	0.70572	0.73517	0.72666	0.73429
110+	0.79784	0.79799	0.79785	0.82497	0.80337	0.82331	0.82102	0.82188	0.82108	0.81717	0.80178	0.81615	0.84035	0.82358	0.83912

国家　匈牙利

每5岁一组

年龄	2016年			2017年			2018年			2019年			2020年		
	女性	男性	合计	女性	男性	合计	女性	男性	合计	女性	男性	合计	女性	男性	合计
0	0.00366	0.00427	0.00397	0.00309	0.00387	0.00349	0.00319	0.00331	0.00325	0.0032	0.00405	0.00364	0.0032	0.00405	0.00364
1～4	0.00017	0.00024	0.0002	0.00021	0.00018	0.0002	0.00015	0.00022	0.00019	0.00016	0.00021	0.00019	0.00016	0.00021	0.00019
5～9	0.00007	0.00009	0.00008	0.00014	0.00011	0.00012	0.00006	0.00006	0.00006	0.0001	0.00015	0.00012	0.0001	0.00015	0.00012
10～14	0.00009	0.00016	0.00013	0.00011	0.00017	0.00014	0.00005	0.0001	0.00008	0.0001	0.00015	0.00013	0.0001	0.00015	0.00013
15～19	0.00017	0.00042	0.0003	0.00015	0.00038	0.00027	0.00018	0.00036	0.00028	0.00018	0.00032	0.00025	0.00018	0.00032	0.00025
20～24	0.00023	0.00054	0.00039	0.00017	0.00053	0.00036	0.00032	0.00055	0.00044	0.00021	0.00055	0.00039	0.00021	0.00055	0.00039
25～29	0.00026	0.00068	0.00047	0.00024	0.00073	0.00049	0.00027	0.00069	0.00049	0.00025	0.0007	0.00048	0.00025	0.0007	0.00048
30～34	0.00044	0.00087	0.00066	0.0005	0.00105	0.00078	0.00044	0.00102	0.00074	0.00047	0.00085	0.00066	0.00047	0.00085	0.00066
35～39	0.00073	0.00136	0.00105	0.00079	0.00137	0.00108	0.00071	0.00138	0.00105	0.00069	0.00139	0.00105	0.00069	0.00139	0.00105
40～44	0.00121	0.00234	0.00178	0.0011	0.00215	0.00163	0.00113	0.00241	0.00178	0.00115	0.00224	0.0017	0.00115	0.00224	0.0017
45～49	0.0022	0.00498	0.0036	0.00235	0.00488	0.00362	0.00222	0.00454	0.00339	0.00203	0.00436	0.00321	0.00203	0.00436	0.00321
50～54	0.00421	0.00982	0.00696	0.00435	0.00944	0.00685	0.00395	0.00924	0.00656	0.0038	0.00859	0.00617	0.0038	0.00859	0.00617
55～59	0.00715	0.01673	0.01166	0.00714	0.01619	0.01141	0.00693	0.01621	0.01133	0.00683	0.01559	0.01101	0.00683	0.01559	0.01101
60～64	0.01072	0.02463	0.01699	0.01091	0.02508	0.01732	0.01084	0.02527	0.01739	0.01059	0.02421	0.01677	0.01059	0.02421	0.01677
65～69	0.01509	0.03387	0.02315	0.016	0.03437	0.02388	0.01567	0.03444	0.02372	0.01552	0.03411	0.0235	0.01552	0.03411	0.0235
70～74	0.02282	0.04548	0.0319	0.02347	0.04633	0.03267	0.02302	0.04654	0.03251	0.02313	0.0444	0.03172	0.02313	0.0444	0.03172
75～79	0.04013	0.06722	0.04969	0.04103	0.06894	0.05101	0.04001	0.06654	0.04961	0.03964	0.06588	0.04924	0.03964	0.06588	0.04924
80～84	0.074	0.10671	0.08433	0.07703	0.10836	0.08687	0.07618	0.10656	0.08569	0.07505	0.1006	0.08309	0.07505	0.1006	0.08309
85～89	0.12753	0.15954	0.13652	0.13596	0.16351	0.14377	0.13337	0.16016	0.14103	0.13321	0.16153	0.14133	0.13321	0.16153	0.14133
90～94	0.22221	0.26194	0.23159	0.22876	0.25928	0.23597	0.22081	0.24487	0.22658	0.20958	0.22908	0.2144	0.20958	0.22908	0.2144
95～99	0.34359	0.35995	0.34695	0.35081	0.36575	0.35386	0.34394	0.3471	0.34466	0.33045	0.33784	0.33205	0.33045	0.33784	0.33205
100～104	0.49303	0.48528	0.49183	0.49877	0.49215	0.49779	0.49014	0.46621	0.48637	0.47048	0.45587	0.46805	0.47048	0.45587	0.46805
105～109	0.64515	0.61324	0.64111	0.64836	0.62037	0.64509	0.63935	0.58986	0.63341	0.61634	0.57957	0.61145	0.61634	0.57957	0.61145
110＋	0.75895	0.7126	0.7543	0.76005	0.71941	0.7565	0.75177	0.68749	0.74598	0.72872	0.67786	0.72336	0.72872	0.67786	0.72336

国家 冰岛

每5岁一组

年龄	2018年			2019年			2020年			2021年			2022年		
	女性	男性	合计	女性	男性	合计	女性	男性	合计	女性	男性	合计	女性	男性	合计
0	0.00102	0.00232	0.0017	0.00048	0.00177	0.00115	0.00138	0.00427	0.00288	0.00404	0.00281	0.00339	0.00181	0.00082	0.00129
1~4	0.00025	0.00012	0.00018	0	0.00012	0.00006	0	0.00011	0.00006	0	0.00033	0.00017	0.00022	0.00021	0.00022
5~9	0	0	0	0	0	0	0.00009	0	0.00004	0	0	0	0	0.00009	0.00005
10~14	0	0	0	0	0	0	0.00008	0.00025	0.00017	0.00018	0.00008	0.00013	0.00008	0.00008	0.00008
15~19	0.00009	0.00072	0.00041	0.00009	0.00027	0.00018	0.00009	0.00027	0.00018	0	0.00053	0.00027	0.00018	0.00017	0.00018
20~24	0.00016	0.00053	0.00035	0.00024	0.00033	0.00028	0.00026	0.00049	0.00038	0.00017	0.00047	0.00033	0.00034	0.00023	0.00029
25~29	0	0.00097	0.00051	0.00037	0.00072	0.00056	0.00037	0.00052	0.00045	0.00022	0.00116	0.00071	0	0.00085	0.00045
30~34	0.00043	0.00133	0.00091	0.00043	0.00099	0.00073	0.00023	0.00076	0.00051	0.00038	0.00094	0.00068	0.00066	0.00077	0.00072
35~39	0.00103	0.00102	0.00102	0.00051	0.00092	0.00072	0.00068	0.00138	0.00105	0.00042	0.00078	0.0006	0.00058	0.00142	0.00102
40~44	0.00056	0.00141	0.001	0.00082	0.0018	0.00132	0.00113	0.00173	0.00144	0.00094	0.00151	0.00124	0.00066	0.0015	0.0011
45~49	0.00125	0.00148	0.00136	0.00131	0.00142	0.00137	0.00117	0.00149	0.00134	0.00123	0.00195	0.0016	0.00138	0.00233	0.00187
50~54	0.00183	0.00222	0.00202	0.00214	0.00251	0.00232	0.00197	0.00289	0.00243	0.00124	0.00207	0.00165	0.0022	0.00268	0.00244
55~59	0.0031	0.00507	0.00408	0.00352	0.00486	0.00419	0.00293	0.00479	0.00385	0.003	0.00543	0.0042	0.00242	0.00408	0.00324
60~64	0.00438	0.00735	0.00588	0.00449	0.00782	0.00615	0.00518	0.00641	0.0058	0.00509	0.00624	0.00566	0.00493	0.0087	0.00681
65~69	0.00613	0.01096	0.00856	0.00662	0.01194	0.00932	0.00784	0.012	0.00993	0.00745	0.01114	0.00929	0.00927	0.01081	0.01003
70~74	0.01288	0.01879	0.01582	0.01351	0.01697	0.01524	0.01187	0.01608	0.01398	0.01335	0.01664	0.015	0.01436	0.0199	0.0171
75~79	0.03053	0.03305	0.03173	0.02355	0.03055	0.02683	0.02257	0.03646	0.02918	0.02497	0.03463	0.02968	0.02948	0.03903	0.03413
80~84	0.05547	0.06227	0.05856	0.04787	0.06581	0.05621	0.05019	0.05863	0.0541	0.04709	0.05239	0.04954	0.05092	0.06754	0.05865
85~89	0.1006	0.12234	0.10939	0.09679	0.12336	0.10774	0.09767	0.11221	0.10377	0.09477	0.10817	0.10049	0.10689	0.12694	0.11558
90~94	0.17434	0.22376	0.19146	0.1838	0.21736	0.19555	0.17972	0.20214	0.18774	0.17953	0.20738	0.18975	0.20775	0.22375	0.21386
95~99	0.28301	0.37039	0.30774	0.31779	0.35153	0.32734	0.30437	0.33403	0.31283	0.3105	0.35695	0.32399	0.36083	0.36108	0.36104
100~104	0.42314	0.54544	0.44985	0.48929	0.51359	0.49455	0.46478	0.49732	0.47158	0.47939	0.54031	0.49197	0.54822	0.5253	0.54317
105~109	0.57747	0.71259	0.59887	0.66559	0.67483	0.66703	0.63442	0.66314	0.63841	0.65519	0.71641	0.66307	0.72614	0.68633	0.72031
110+	0.70027	0.82639	0.71475	0.79264	0.7909	0.79245	0.76175	0.78381	0.76369	0.78359	0.8345	0.7874	0.84333	0.80064	0.83951

国家　以色列

每5岁一组

年龄	2012年			2013年			2014年			2015年			2016年		
	女性	男性	合计	女性	男性	合计	女性	男性	合计	女性	男性	合计	女性	男性	合计
0	0.00336	0.00387	0.00362	0.00292	0.00336	0.00315	0.00297	0.00334	0.00316	0.00299	0.00331	0.00315	0.0029	0.0034	0.00316
1~4	0.00017	0.00022	0.0002	0.00018	0.00023	0.00021	0.00019	0.00023	0.00021	0.00015	0.0002	0.00017	0.00015	0.00019	0.00017
5~9	0.00009	0.00012	0.00011	0.00009	0.00009	0.00009	0.00009	0.0001	0.0001	0.00006	0.00013	0.0001	0.00009	0.00012	0.00011
10~14	0.00006	0.00013	0.0001	0.00007	0.00014	0.00011	0.00008	0.00013	0.00011	0.00011	0.00014	0.00013	0.00011	0.00011	0.00011
15~19	0.00016	0.00031	0.00024	0.00014	0.00029	0.00022	0.00014	0.0004	0.00027	0.00013	0.00034	0.00024	0.00015	0.00036	0.00026
20~24	0.0002	0.00049	0.00035	0.00013	0.00049	0.00032	0.00018	0.00062	0.00041	0.00016	0.00054	0.00035	0.00016	0.00047	0.00032
25~29	0.00018	0.00057	0.00037	0.00025	0.00052	0.00038	0.00021	0.00051	0.00036	0.0002	0.00051	0.00036	0.00021	0.00054	0.00038
30~34	0.00035	0.00054	0.00044	0.00033	0.00061	0.00047	0.0003	0.00062	0.00046	0.00027	0.00062	0.00044	0.00031	0.0006	0.00046
35~39	0.00049	0.00079	0.00064	0.00044	0.00081	0.00063	0.00054	0.00078	0.00066	0.00041	0.00067	0.00054	0.00053	0.00077	0.00065
40~44	0.00072	0.00123	0.00097	0.00063	0.00121	0.00092	0.00071	0.00122	0.00097	0.00071	0.00126	0.00098	0.0008	0.00116	0.00098
45~49	0.00117	0.0022	0.00168	0.00122	0.00206	0.00163	0.0012	0.00192	0.00155	0.00113	0.00192	0.00152	0.0011	0.00195	0.00152
50~54	0.00182	0.00383	0.00279	0.00213	0.00367	0.00288	0.00198	0.00346	0.0027	0.00211	0.00382	0.00294	0.00181	0.00345	0.00261
55~59	0.00316	0.00571	0.00439	0.00318	0.00592	0.0045	0.00311	0.00551	0.00426	0.00298	0.00548	0.00418	0.00302	0.0054	0.00416
60~64	0.00518	0.00869	0.00685	0.00528	0.00872	0.00692	0.0048	0.0089	0.00675	0.00471	0.00864	0.00657	0.00485	0.0085	0.00658
65~69	0.00851	0.01432	0.01124	0.00806	0.01424	0.01097	0.00771	0.01315	0.01026	0.00825	0.01413	0.011	0.00769	0.01326	0.0103
70~74	0.01529	0.02494	0.01963	0.01466	0.02243	0.01817	0.01393	0.02307	0.01809	0.01405	0.0235	0.01837	0.01349	0.02246	0.01762
75~79	0.02796	0.04065	0.03344	0.027	0.03753	0.03157	0.02603	0.03757	0.03106	0.02586	0.03928	0.03171	0.02428	0.03729	0.02996
80~84	0.05613	0.07128	0.06226	0.05413	0.06797	0.05979	0.05169	0.06813	0.05846	0.05161	0.06809	0.05843	0.05119	0.06279	0.05602
85~89	0.10235	0.11602	0.10742	0.09715	0.11202	0.10268	0.09537	0.11143	0.10142	0.09939	0.12005	0.10719	0.0965	0.11213	0.10248
90~94	0.17488	0.18242	0.17779	0.17037	0.1851	0.17591	0.17493	0.1881	0.17987	0.16658	0.19274	0.17606	0.16931	0.17124	0.16997
95~99	0.31525	0.29524	0.30748	0.29461	0.27759	0.28797	0.29918	0.28493	0.29364	0.29951	0.30451	0.30137	0.30203	0.28425	0.29538
100~104	0.4752	0.42387	0.45327	0.44544	0.39818	0.425	0.45607	0.41038	0.43641	0.45572	0.43983	0.44903	0.46145	0.41473	0.44257
105~109	0.64209	0.56418	0.60373	0.60816	0.5327	0.57022	0.62359	0.54898	0.58619	0.62254	0.58542	0.60463	0.6307	0.55878	0.59773
110+	0.76644	0.67689	0.71568	0.73394	0.64295	0.681	0.75091	0.66147	0.69886	0.74949	0.70052	0.7222	0.75827	0.67501	0.71469

国家　意大利

每5岁一组

年龄	2017年			2018年			2019年			2020年			2021年		
	女性	男性	合计	女性	男性	合计	女性	男性	合计	女性	男性	合计	女性	男性	合计
0	0.00268	0.00305	0.00287	0.0026	0.00308	0.00284	0.00232	0.00266	0.0025	0.00227	0.00264	0.00246	0.00236	0.0028	0.00258
1～4	0.00011	0.00014	0.00013	0.00011	0.00014	0.00013	0.00009	0.00013	0.00011	0.00009	0.00011	0.0001	0.0001	0.00012	0.00011
5～9	0.00007	0.00008	0.00008	0.00005	0.00008	0.00007	0.00005	0.00006	0.00005	0.00006	0.00006	0.00006	0.00006	0.00006	0.00006
10～14	0.00008	0.00012	0.0001	0.00008	0.00009	0.00008	0.00006	0.00008	0.00007	0.00006	0.00009	0.00008	0.00008	0.00008	0.00008
15～19	0.00013	0.00031	0.00022	0.00012	0.00028	0.00021	0.0001	0.00027	0.00019	0.00012	0.00022	0.00017	0.00013	0.00026	0.0002
20～24	0.00018	0.00046	0.00033	0.00014	0.00041	0.00028	0.00013	0.0004	0.00027	0.00013	0.00037	0.00026	0.00013	0.00039	0.00027
25～29	0.00019	0.00048	0.00033	0.00018	0.00046	0.00032	0.00018	0.00044	0.00031	0.00016	0.00042	0.0003	0.0002	0.00048	0.00035
30～34	0.00026	0.00057	0.00042	0.00026	0.00052	0.00039	0.00023	0.0005	0.00037	0.00025	0.00052	0.00039	0.00025	0.00057	0.00041
35～39	0.00042	0.00074	0.00058	0.0004	0.0007	0.00055	0.00039	0.00066	0.00053	0.0004	0.00075	0.00057	0.00041	0.00079	0.0006
40～44	0.00067	0.00117	0.00092	0.00066	0.00108	0.00087	0.00065	0.00108	0.00087	0.00066	0.00115	0.0009	0.00068	0.00119	0.00093
45～49	0.00114	0.0019	0.00152	0.00109	0.00177	0.00143	0.00107	0.00172	0.00139	0.00115	0.00185	0.0015	0.00114	0.00187	0.0015
50～54	0.00184	0.00306	0.00244	0.00183	0.00291	0.00236	0.00171	0.00285	0.00227	0.00186	0.00317	0.00251	0.00187	0.00316	0.00251
55～59	0.00288	0.00505	0.00393	0.00275	0.00491	0.0038	0.00277	0.00475	0.00373	0.0029	0.00529	0.00407	0.00292	0.00524	0.00406
60～64	0.00451	0.00832	0.00635	0.00438	0.00796	0.0061	0.00437	0.0077	0.00597	0.00473	0.00904	0.0068	0.00472	0.00874	0.00666
65～69	0.00714	0.0131	0.00998	0.0069	0.01261	0.00962	0.00673	0.01248	0.00947	0.00744	0.01473	0.01091	0.00764	0.01421	0.01077
70～74	0.01209	0.02182	0.01662	0.01147	0.02092	0.01588	0.0115	0.02048	0.01569	0.01297	0.02461	0.01842	0.01276	0.02284	0.01748
75～79	0.02176	0.03668	0.02838	0.02068	0.0353	0.02719	0.02056	0.03497	0.02699	0.02367	0.04192	0.03184	0.02316	0.03924	0.03037
80～84	0.04451	0.06821	0.05416	0.04214	0.06385	0.05106	0.04162	0.06341	0.05064	0.04768	0.0746	0.05891	0.04467	0.06743	0.05420
85～89	0.09338	0.13031	0.1063	0.08792	0.12217	0.10008	0.08756	0.12248	0.10013	0.0997	0.13922	0.11411	0.09295	0.12837	0.10599
90～94	0.17828	0.23126	0.19303	0.16984	0.21749	0.18329	0.1688	0.21667	0.18257	0.19414	0.24556	0.20929	0.17871	0.22883	0.19367
95～99	0.3084	0.37348	0.32215	0.29534	0.35325	0.30767	0.29417	0.35552	0.30743	0.33114	0.38779	0.34369	0.30523	0.36675	0.31903
100～104	0.47938	0.54195	0.48857	0.46358	0.51826	0.47156	0.46238	0.52225	0.47117	0.50886	0.55489	0.51581	0.47398	0.5332	0.48297
105～109	0.65748	0.70369	0.6618	0.64244	0.68151	0.64598	0.6415	0.68638	0.64552	0.68702	0.71275	0.68939	0.6509	0.6948	0.65492
110＋	0.78702	0.81584	0.78867	0.77491	0.79789	0.77615	0.7743	0.80258	0.77577	0.81159	0.82127	0.8121	0.78072	0.80821	0.78215

国家　日本

每5岁一组

年龄	2018年			2019年			2020年			2021年			2022年		
	女性	男性	合计	女性	男性	合计	女性	男性	合计	女性	男性	合计	女性	男性	合计
0	0.0018	0.00196	0.00189	0.00177	0.00197	0.00187	0.00173	0.00186	0.0018	0.00162	0.00186	0.00174	0.00161	0.00182	0.00172
1～4	0.00017	0.00017	0.00017	0.00018	0.00017	0.00018	0.00011	0.00015	0.00013	0.00013	0.00014	0.00014	0.00014	0.00015	0.00015
5～9	0.00006	0.00008	0.00007	0.00007	0.00008	0.00007	0.00006	0.00006	0.00006	0.00006	0.00008	0.00007	0.00006	0.00007	0.00006
10～14	0.00008	0.0001	0.00009	0.00007	0.00009	0.00008	0.00007	0.00009	0.00008	0.00008	0.00009	0.00008	0.00007	0.00009	0.00008
15～19	0.00014	0.00025	0.0002	0.00014	0.00026	0.0002	0.00016	0.00028	0.00022	0.00017	0.00026	0.00022	0.00018	0.00028	0.00023
20～24	0.00021	0.00046	0.00034	0.00021	0.00047	0.00034	0.00024	0.00049	0.00037	0.00026	0.00048	0.00037	0.00026	0.00047	0.00037
25～29	0.00024	0.0005	0.00037	0.00023	0.00045	0.00035	0.00026	0.00049	0.00038	0.00027	0.0005	0.00039	0.00028	0.00048	0.00038
30～34	0.00031	0.0006	0.00046	0.00031	0.00058	0.00045	0.0003	0.0006	0.00045	0.00033	0.00058	0.00046	0.00034	0.00058	0.00046
35～39	0.00044	0.00077	0.00061	0.00045	0.00076	0.0006	0.00046	0.00075	0.00061	0.00043	0.00077	0.0006	0.00048	0.00077	0.00063
40～44	0.00069	0.00114	0.00092	0.00068	0.00111	0.0009	0.0007	0.00113	0.00092	0.00068	0.00108	0.00089	0.00071	0.00115	0.00093
45～49	0.00113	0.00184	0.00149	0.00111	0.00182	0.00147	0.0011	0.00182	0.00146	0.00105	0.00179	0.00143	0.00112	0.00181	0.00147
50～54	0.00171	0.00308	0.0024	0.00167	0.00302	0.00235	0.00169	0.00295	0.00233	0.00169	0.00302	0.00236	0.00171	0.00305	0.00239
55～59	0.00241	0.00487	0.00364	0.00241	0.00484	0.00363	0.00236	0.00482	0.00359	0.00237	0.00483	0.0036	0.00242	0.00486	0.00364
60～64	0.00348	0.00801	0.00572	0.00343	0.00791	0.00564	0.00335	0.0077	0.0055	0.00335	0.00767	0.00549	0.00355	0.00796	0.00573
65～69	0.00538	0.01301	0.00908	0.00528	0.01279	0.00892	0.0051	0.01253	0.00871	0.00519	0.01255	0.00877	0.00535	0.01294	0.00904
70～74	0.00866	0.02087	0.01438	0.00852	0.02066	0.01422	0.00839	0.02034	0.01401	0.00851	0.02074	0.01428	0.00885	0.02172	0.01493
75～79	0.01536	0.03368	0.02353	0.01505	0.03347	0.02327	0.01473	0.03315	0.02294	0.01487	0.03348	0.02317	0.01576	0.03555	0.02461
80～84	0.03057	0.06012	0.04263	0.02998	0.05909	0.04193	0.02865	0.05682	0.04027	0.02917	0.05845	0.0413	0.03132	0.06172	0.04396
85～89	0.06409	0.1127	0.08087	0.06271	0.10994	0.07919	0.05961	0.10548	0.07578	0.06073	0.1068	0.07714	0.06456	0.11362	0.08221
90～94	0.12885	0.19639	0.14676	0.12756	0.1925	0.14511	0.12128	0.18432	0.1386	0.12493	0.18881	0.14273	0.13464	0.20422	0.15426
95～99	0.23642	0.31933	0.25136	0.23475	0.31363	0.24925	0.22221	0.29921	0.23668	0.22885	0.30528	0.24358	0.24669	0.32903	0.26293
100～104	0.3916	0.47261	0.40043	0.39051	0.46569	0.39886	0.37162	0.4463	0.38012	0.38213	0.45395	0.39059	0.4083	0.48572	0.41769
105～109	0.57272	0.63267	0.57618	0.57272	0.62574	0.57583	0.5503	0.60446	0.55356	0.5633	0.61246	0.56638	0.59341	0.64691	0.59687
110＋	0.71772	0.75349	0.71876	0.71862	0.74741	0.71946	0.69666	0.72726	0.69757	0.70979	0.73459	0.71056	0.73831	0.7667	0.73922

国家　韩国

每5岁一组

年龄	2016年			2017年			2018年			2019年			2020年		
	女性	男性	合计	女性	男性	合计	女性	男性	合计	女性	男性	合计	女性	男性	合计
0	0.00256	0.00305	0.00281	0.00241	0.00301	0.00272	0.00247	0.00314	0.00281	0.0024	0.00297	0.00269	0.00211	0.00271	0.00242
1～4	0.00013	0.00017	0.00015	0.00014	0.00015	0.00015	0.00014	0.00013	0.00013	0.00015	0.00015	0.00015	0.00011	0.00014	0.00013
5～9	0.00007	0.0001	0.00009	0.00007	0.00011	0.00009	0.00007	0.00008	0.00008	0.00006	0.00009	0.00008	0.00006	0.00007	0.00006
10～14	0.00007	0.00009	0.00008	0.00007	0.00009	0.00008	0.00009	0.0001	0.00009	0.00007	0.00009	0.00008	0.00007	0.0001	0.00009
15～19	0.00015	0.00029	0.00022	0.00014	0.00026	0.0002	0.00017	0.00025	0.00021	0.00018	0.00026	0.00022	0.00016	0.00027	0.00022
20～24	0.00023	0.0004	0.00032	0.0002	0.0004	0.00031	0.00026	0.0004	0.00033	0.00028	0.00039	0.00034	0.0003	0.00038	0.00034
25～29	0.0003	0.00056	0.00044	0.00028	0.00056	0.00043	0.00029	0.00053	0.00041	0.00031	0.00052	0.00042	0.00035	0.00055	0.00045
30～34	0.00045	0.00072	0.00058	0.00042	0.00066	0.00054	0.00044	0.00071	0.00058	0.00043	0.0007	0.00057	0.00043	0.00068	0.00056
35～39	0.00058	0.00097	0.00078	0.00055	0.00097	0.00077	0.00058	0.001	0.00079	0.00058	0.00098	0.00078	0.00061	0.00095	0.00079
40～44	0.0008	0.00161	0.00121	0.00078	0.00147	0.00113	0.00077	0.00148	0.00113	0.00077	0.0014	0.00109	0.00077	0.00138	0.00108
45～49	0.00109	0.00258	0.00184	0.00106	0.00247	0.00177	0.00108	0.00246	0.00178	0.00107	0.00234	0.00172	0.0011	0.00225	0.00168
50～54	0.00156	0.00411	0.00285	0.00147	0.00397	0.00274	0.0015	0.00388	0.0027	0.00143	0.00378	0.00262	0.00144	0.00355	0.00251
55～59	0.00219	0.00607	0.00413	0.00193	0.00589	0.00391	0.00202	0.00578	0.0039	0.00199	0.00557	0.00378	0.00197	0.00539	0.00369
60～64	0.00324	0.00905	0.00609	0.00292	0.00846	0.00564	0.00291	0.00843	0.00563	0.00279	0.00807	0.00539	0.00281	0.00779	0.00527
65～69	0.00528	0.0137	0.00932	0.00492	0.01306	0.00883	0.00484	0.01302	0.00877	0.00461	0.01241	0.00837	0.00446	0.01218	0.00818
70～74	0.01002	0.02333	0.01601	0.00954	0.02185	0.01512	0.00893	0.02109	0.01451	0.00847	0.02035	0.01397	0.00791	0.01957	0.01335
75～79	0.02139	0.04361	0.03042	0.02032	0.04155	0.02906	0.02009	0.04126	0.0289	0.01818	0.03797	0.0265	0.01759	0.03727	0.02595
80～84	0.04555	0.07895	0.05698	0.04405	0.07684	0.05554	0.04343	0.07673	0.05533	0.03952	0.07133	0.05108	0.03883	0.06997	0.05034
85～89	0.09214	0.13384	0.10322	0.09045	0.13313	0.10201	0.09027	0.1338	0.10233	0.08351	0.12444	0.09518	0.08197	0.1244	0.09442
90～94	0.16443	0.21352	0.1755	0.16574	0.20951	0.17551	0.16658	0.20889	0.17601	0.15404	0.20003	0.16428	0.15301	0.20024	0.16349
95～99	0.27572	0.32118	0.2843	0.28444	0.32039	0.29117	0.28771	0.32708	0.29502	0.26786	0.31145	0.27584	0.26165	0.31111	0.27062
100～104	0.42544	0.4529	0.43011	0.4426	0.45371	0.44446	0.44878	0.46425	0.45126	0.42357	0.44672	0.42708	0.41418	0.44734	0.41894
105～109	0.59108	0.59229	0.59129	0.61464	0.59478	0.61163	0.62282	0.60796	0.62075	0.59709	0.59111	0.59637	0.58593	0.59275	0.58673
110＋	0.72122	0.70195	0.71812	0.74646	0.70553	0.74038	0.75493	0.71954	0.75024	0.73251	0.70475	0.7294	0.72151	0.70702	0.72016

国家　立陶宛

每5岁一组

年龄	2016年			2017年			2018年			2019年			2020年		
	女性	男性	合计	女性	男性	合计	女性	男性	合计	女性	男性	合计	女性	男性	合计
0	0.00464	0.00429	0.00446	0.0028	0.00295	0.00287	0.00295	0.00376	0.00336	0.00258	0.00386	0.00324	0.00237	0.00296	0.00267
1~4	0.00019	0.00026	0.00022	0.00012	0.00024	0.00018	0.00014	0.00023	0.00018	0.00012	0.00008	0.0001	0.00014	0.00013	0.00014
5~9	0.00013	0.00007	0.0001	0.0001	0.00023	0.00017	0.00009	0.00011	0.0001	0.00016	0.00012	0.00014	0.00004	0.00024	0.00014
10~14	0.00011	0.00028	0.0002	0.00011	0.00021	0.00016	0.00019	0.00018	0.00019	0.00008	0.00016	0.00012	0.00011	0.0001	0.00011
15~19	0.00022	0.0006	0.00041	0.00019	0.00065	0.00043	0.0003	0.00063	0.00047	0.00029	0.00066	0.00048	0.00033	0.0006	0.00047
20~24	0.00024	0.00111	0.00068	0.00037	0.00088	0.00063	0.00038	0.001	0.0007	0.00035	0.00107	0.00072	0.00027	0.00098	0.00064
25~29	0.00045	0.00178	0.00113	0.00046	0.00162	0.00106	0.00039	0.00161	0.00103	0.00037	0.00137	0.00089	0.00034	0.00108	0.00073
30~34	0.00082	0.0029	0.00188	0.00073	0.00247	0.00162	0.00072	0.00242	0.0016	0.00075	0.00203	0.00142	0.00069	0.00193	0.00135
35~39	0.00116	0.00421	0.00267	0.00134	0.00354	0.00245	0.00111	0.00383	0.00249	0.00099	0.00328	0.00217	0.00102	0.00344	0.0023
40~44	0.00158	0.00635	0.00389	0.00173	0.00553	0.00358	0.00178	0.00485	0.00329	0.00154	0.00448	0.00301	0.00162	0.00519	0.00344
45~49	0.00283	0.00875	0.00565	0.00271	0.00737	0.00494	0.00225	0.00708	0.00458	0.0025	0.0068	0.0046	0.00301	0.00817	0.00556
50~54	0.00402	0.01204	0.00779	0.00365	0.01039	0.00683	0.00374	0.01028	0.00683	0.00358	0.00975	0.00651	0.00417	0.01148	0.00766
55~59	0.00566	0.01769	0.0111	0.00525	0.01535	0.00984	0.00515	0.0146	0.00947	0.00485	0.01534	0.00967	0.00577	0.01767	0.01127
60~64	0.00873	0.02718	0.01662	0.0078	0.02424	0.01486	0.00819	0.02353	0.01482	0.00794	0.02304	0.01449	0.00874	0.02562	0.01609
65~69	0.01338	0.03677	0.02261	0.01271	0.03493	0.0215	0.01223	0.03508	0.02133	0.01262	0.03529	0.0217	0.01315	0.03898	0.02355
70~74	0.02073	0.05118	0.03167	0.02025	0.0481	0.03026	0.0186	0.04981	0.02984	0.01901	0.04505	0.02842	0.02211	0.05592	0.03436
75~79	0.03399	0.06913	0.04553	0.03344	0.06795	0.04477	0.03412	0.06679	0.0448	0.03124	0.06501	0.04224	0.03713	0.07672	0.04996
80~84	0.06631	0.10077	0.07636	0.06613	0.10445	0.07727	0.06271	0.09853	0.0731	0.05924	0.09398	0.06934	0.06445	0.10701	0.07681
85~89	0.12767	0.16656	0.13755	0.12816	0.16744	0.13825	0.12437	0.1562	0.13255	0.11657	0.14736	0.12449	0.12863	0.17005	0.13929
90~94	0.22496	0.25806	0.23152	0.2268	0.25438	0.23245	0.22537	0.26366	0.23348	0.20864	0.2557	0.2185	0.22656	0.25676	0.23325
95~99	0.36486	0.38211	0.36787	0.37733	0.37179	0.37651	0.37054	0.36815	0.37024	0.34862	0.35889	0.35052	0.3736	0.37547	0.37405
100~104	0.53168	0.52081	0.53026	0.55039	0.50295	0.54416	0.54428	0.50285	0.53872	0.51762	0.49496	0.51452	0.54625	0.50623	0.54059
105~109	0.69395	0.65758	0.69012	0.71462	0.63466	0.70666	0.71045	0.63818	0.70308	0.68497	0.63284	0.67941	0.71098	0.63711	0.70278
110+	0.80789	0.75958	0.80388	0.82645	0.73513	0.81967	0.82407	0.74094	0.81774	0.80335	0.73787	0.798	0.82369	0.73678	0.81623

国家　卢森堡

每5岁一组

年龄	2018年			2019年			2020年			2021年			2022年		
	女性	男性	合计	女性	男性	合计	女性	男性	合计	女性	男性	合计	女性	男性	合计
0	0.00463	0.00410	0.00436	0.00289	0.00628	0.00460	0.00469	0.00429	0.00449	0.00342	0.00298	0.00320	0.00154	0.00538	0.00349
1～4	0.00008	0.00015	0.00011	0.00000	0.00030	0.00015	0.00000	0.00000	0.00000	0.00023	0.00000	0.00011	0.00007	0.00007	0.00007
5～9	0.00000	0.00006	0.00003	0.00000	0.00000	0.00000	0.00006	0.00017	0.00012	0.00000	0.00011	0.00006	0.00006	0.00017	0.00011
10～14	0.00000	0.00018	0.00009	0.00000	0.00000	0.00000	0.00000	0.00000	0.00000	0.00006	0.00006	0.00006	0.00012	0.00006	0.00009
15～19	0.00012	0.00011	0.00012	0.00012	0.00029	0.00021	0.00038	0.00040	0.00039	0.00019	0.00029	0.00024	0.00019	0.00040	0.00029
20～24	0.00021	0.00036	0.00029	0.00006	0.00068	0.00038	0.00016	0.00030	0.00023	0.00022	0.00035	0.00029	0.00006	0.00049	0.00028
25～29	0.00032	0.00030	0.00031	0.00005	0.00054	0.00030	0.00022	0.00029	0.00025	0.00025	0.00016	0.00021	0.00038	0.00060	0.00049
30～34	0.00043	0.00068	0.00055	0.00029	0.00041	0.00035	0.00016	0.00036	0.00026	0.00032	0.00038	0.00035	0.00019	0.00048	0.00034
35～39	0.00021	0.00062	0.00042	0.00033	0.00085	0.00059	0.00041	0.00093	0.00067	0.00028	0.00068	0.00048	0.00028	0.00039	0.00033
40～44	0.00058	0.00134	0.00097	0.00039	0.00059	0.00049	0.00064	0.00079	0.00072	0.00087	0.00110	0.00098	0.00069	0.00064	0.00066
45～49	0.00098	0.00172	0.00136	0.00125	0.00178	0.00152	0.00106	0.00228	0.00168	0.00098	0.00184	0.00142	0.00071	0.00176	0.00124
50～54	0.00212	0.00362	0.00290	0.00219	0.00330	0.00277	0.00155	0.00275	0.00217	0.00172	0.00337	0.00257	0.00145	0.00254	0.00201
55～59	0.00353	0.00517	0.00438	0.00325	0.00522	0.00427	0.00301	0.00612	0.00462	0.00282	0.00531	0.00412	0.00298	0.00579	0.00444
60～64	0.00493	0.01001	0.00750	0.00509	0.01089	0.00802	0.00386	0.00981	0.00687	0.00460	0.00955	0.00712	0.00447	0.00994	0.00725
65～69	0.00854	0.01434	0.01143	0.00728	0.01410	0.01066	0.00903	0.01464	0.01180	0.00852	0.01431	0.01137	0.00831	0.01483	0.01150
70～74	0.01371	0.02466	0.01904	0.01373	0.02088	0.01721	0.01379	0.02423	0.01889	0.01331	0.02379	0.01839	0.01368	0.01865	0.01608
75～79	0.02507	0.03849	0.03103	0.02246	0.03819	0.02956	0.02533	0.03910	0.03164	0.02216	0.03871	0.02979	0.02175	0.03261	0.02684
80～84	0.04574	0.07410	0.05747	0.04746	0.06591	0.05507	0.04466	0.07359	0.05663	0.04491	0.06825	0.05454	0.04477	0.06832	0.05453
85～89	0.09228	0.13252	0.10672	0.09107	0.12791	0.10448	0.09293	0.13899	0.10986	0.09008	0.12524	0.10309	0.08923	0.12157	0.10130
90～94	0.17540	0.22402	0.18887	0.16620	0.23107	0.18460	0.18103	0.24451	0.19946	0.17063	0.21678	0.18424	0.16825	0.20561	0.17953
95～99	0.30469	0.35094	0.31331	0.28141	0.37817	0.29969	0.31912	0.39101	0.33341	0.29634	0.34628	0.30653	0.29155	0.32420	0.29860
100～104	0.47271	0.50270	0.47593	0.43300	0.55175	0.44539	0.49687	0.56049	0.50419	0.46108	0.50284	0.46607	0.45377	0.46982	0.45595
105～109	0.64911	0.65551	0.64946	0.59926	0.71618	0.60473	0.67801	0.71937	0.68027	0.63652	0.66056	0.63790	0.62801	0.62194	0.62766
110＋	0.77887	0.76857	0.77865	0.72884	0.82786	0.73076	0.80597	0.82745	0.80646	0.76757	0.77627	0.76778	0.75949	0.73833	0.75884

国家　　拉脱维亚

每5岁一组

年龄	2015年			2016年			2017年			2018年			2019年		
	女性	男性	合计	女性	男性	合计	女性	男性	合计	女性	男性	合计	女性	男性	合计
0	0.00295	0.00521	0.00413	0.00407	0.00332	0.00368	0.00353	0.00454	0.00406	0.00291	0.00318	0.00305	0.00343	0.00333	0.00338
1～4	0.00018	0.00021	0.00020	0.00030	0.00030	0.00030	0.00017	0.00022	0.00019	0.00014	0.00018	0.00016	0.00015	0.00020	0.00018
5～9	0.00021	0.00015	0.00018	0.00016	0.00009	0.00013	0.00011	0.00012	0.00011	0.00010	0.00020	0.00015	0.00007	0.00000	0.00003
10～14	0.00018	0.00015	0.00016	0.00016	0.00017	0.00016	0.00011	0.00026	0.00019	0.00010	0.00022	0.00016	0.00020	0.00015	0.00018
15～19	0.00017	0.00065	0.00041	0.00027	0.00071	0.00049	0.00033	0.00072	0.00053	0.00023	0.00078	0.00051	0.00037	0.00077	0.00057
20～24	0.00034	0.00105	0.00071	0.00039	0.00127	0.00084	0.00045	0.00126	0.00087	0.00055	0.00095	0.00076	0.00044	0.00110	0.00079
25～29	0.00055	0.00176	0.00117	0.00052	0.00203	0.00129	0.00045	0.00161	0.00105	0.00031	0.00153	0.00094	0.00048	0.00156	0.00104
30～34	0.00087	0.00269	0.00180	0.00058	0.00263	0.00163	0.00085	0.00282	0.00186	0.00078	0.00269	0.00176	0.00065	0.00217	0.00144
35～39	0.00112	0.00437	0.00274	0.00116	0.00386	0.00251	0.00125	0.00382	0.00254	0.00112	0.00336	0.00225	0.00099	0.00279	0.00190
40～44	0.00181	0.00546	0.00360	0.00182	0.00585	0.00380	0.00164	0.00505	0.00332	0.00203	0.00570	0.00384	0.00193	0.00531	0.00360
45～49	0.00286	0.00773	0.00520	0.00318	0.00718	0.00511	0.00279	0.00768	0.00515	0.00269	0.00746	0.00500	0.00247	0.00675	0.00455
50～54	0.00433	0.01190	0.00788	0.00386	0.01129	0.00736	0.00417	0.01184	0.00778	0.00433	0.01200	0.00795	0.00396	0.01036	0.00699
55～59	0.00590	0.01776	0.01125	0.00652	0.01727	0.01140	0.00590	0.01702	0.01095	0.00592	0.01749	0.01118	0.00636	0.01639	0.01093
60～64	0.00979	0.02612	0.01669	0.00887	0.02617	0.01621	0.00892	0.02607	0.01626	0.00937	0.02500	0.01611	0.00864	0.02369	0.01518
65～69	0.01394	0.03599	0.02254	0.01381	0.03755	0.02314	0.01465	0.03705	0.02349	0.01486	0.03719	0.02369	0.01277	0.03592	0.02199
70～74	0.02300	0.05174	0.03313	0.02264	0.05335	0.03347	0.02229	0.05108	0.03247	0.02204	0.05060	0.03223	0.02157	0.04893	0.03138
75～79	0.03771	0.07067	0.04807	0.03747	0.06940	0.04756	0.03733	0.07304	0.04863	0.03564	0.07195	0.04711	0.03503	0.07026	0.04615
80～84	0.07559	0.10783	0.08427	0.06893	0.11022	0.08008	0.06759	0.10819	0.07862	0.06898	0.10731	0.07946	0.06370	0.10436	0.07486
85～89	0.12772	0.16778	0.13657	0.13386	0.16717	0.14165	0.13060	0.16901	0.13953	0.12737	0.16592	0.13638	0.12446	0.15481	0.13154
90～94	0.23123	0.25419	0.23509	0.22636	0.26196	0.23228	0.23185	0.25094	0.23519	0.22589	0.25052	0.23048	0.22040	0.25250	0.22672
95～99	0.36448	0.35974	0.36395	0.36271	0.38057	0.36516	0.37083	0.37094	0.37097	0.36645	0.36045	0.36578	0.36239	0.35666	0.36173
100～104	0.52363	0.48289	0.51970	0.52428	0.51186	0.52316	0.53853	0.49828	0.53490	0.53187	0.48376	0.52744	0.53191	0.48254	0.52715
105～109	0.68002	0.60886	0.67500	0.68292	0.64254	0.68030	0.70024	0.62669	0.69582	0.69275	0.60980	0.68773	0.69673	0.61142	0.69124
110＋	0.79232	0.70703	0.78792	0.79624	0.74163	0.79378	0.81290	0.72540	0.80948	0.80604	0.70795	0.80223	0.81176	0.71160	0.80759

国家　荷兰

每5岁一组

年龄	2017年			2018年			2019年			2020年			2021年		
	女性	男性	合计	女性	男性	合计	女性	男性	合计	女性	男性	合计	女性	男性	合计
0	0.00313	0.00396	0.00356	0.00303	0.00382	0.00344	0.00333	0.00396	0.00365	0.0035	0.00416	0.00384	0.00312	0.00375	0.00344
1～4	0.00012	0.00013	0.00012	0.00013	0.00014	0.00014	0.00013	0.00015	0.00014	0.0001	0.00013	0.00012	0.0001	0.00012	0.00011
5～9	0.00007	0.0001	0.00009	0.00008	0.00007	0.00007	0.00005	0.00005	0.00005	0.00005	0.00006	0.00006	0.00008	0.00005	0.00006
10～14	0.00008	0.00012	0.0001	0.00005	0.0001	0.00007	0.00006	0.00008	0.00007	0.00009	0.0001	0.00009	0.00008	0.00011	0.0001
15～19	0.00014	0.00029	0.00022	0.00014	0.00026	0.0002	0.00016	0.00024	0.0002	0.00014	0.00022	0.00018	0.00011	0.00023	0.00017
20～24	0.00017	0.00039	0.00028	0.00016	0.00037	0.00027	0.0002	0.0004	0.0003	0.00018	0.00036	0.00027	0.0002	0.00039	0.0003
25～29	0.00018	0.00047	0.00033	0.00024	0.00045	0.00034	0.00025	0.00041	0.00033	0.00023	0.00042	0.00033	0.00025	0.00048	0.00036
30～34	0.00034	0.00052	0.00043	0.00033	0.00054	0.00043	0.00034	0.00051	0.00043	0.00035	0.00056	0.00046	0.00038	0.00055	0.00047
35～39	0.0005	0.00074	0.00062	0.00045	0.00076	0.0006	0.00044	0.00075	0.0006	0.0005	0.0008	0.00065	0.00051	0.00075	0.00063
40～44	0.0008	0.00112	0.00096	0.0008	0.00108	0.00094	0.00076	0.00113	0.00095	0.00084	0.00112	0.00098	0.00085	0.00113	0.00099
45～49	0.00137	0.00182	0.00159	0.00127	0.00175	0.00151	0.00125	0.0017	0.00147	0.00131	0.00193	0.00162	0.00133	0.0019	0.00162
50～54	0.00228	0.00301	0.00264	0.00229	0.00294	0.00261	0.00217	0.00283	0.0025	0.00213	0.0032	0.00267	0.00228	0.00318	0.00273
55～59	0.00389	0.00503	0.00446	0.00391	0.00507	0.00449	0.00363	0.00489	0.00426	0.00344	0.00477	0.00411	0.00384	0.0053	0.00457
60～64	0.00626	0.00864	0.00744	0.0063	0.00859	0.00744	0.00601	0.00802	0.00701	0.0061	0.00861	0.00735	0.00642	0.00856	0.00748
65～69	0.00924	0.01368	0.01144	0.00922	0.01381	0.01149	0.00929	0.01322	0.01124	0.00965	0.01416	0.01188	0.01026	0.0145	0.01236
70～74	0.01496	0.02284	0.01879	0.01525	0.02284	0.01895	0.01482	0.02157	0.01811	0.01543	0.02365	0.01944	0.01592	0.02416	0.01994
75～79	0.02589	0.03915	0.03202	0.02625	0.0388	0.03209	0.02575	0.03811	0.03154	0.02807	0.04299	0.03509	0.02797	0.0424	0.03477
80～84	0.05056	0.07406	0.06041	0.04976	0.07163	0.05906	0.04875	0.07027	0.058	0.05264	0.07875	0.06397	0.05153	0.07635	0.06238
85～89	0.10362	0.13837	0.11602	0.10412	0.13913	0.11678	0.09814	0.1345	0.11152	0.10891	0.14914	0.12395	0.10455	0.1445	0.11969
90～94	0.19877	0.23623	0.20947	0.19946	0.24246	0.212	0.19203	0.23526	0.20484	0.20613	0.2626	0.22315	0.20175	0.25702	0.21859
95～99	0.34148	0.37821	0.34934	0.34229	0.38624	0.35199	0.32637	0.37667	0.33773	0.34945	0.41325	0.36411	0.34294	0.40452	0.35724
100～104	0.5205	0.54165	0.52368	0.5222	0.55502	0.5273	0.50095	0.54364	0.50774	0.52812	0.58514	0.53728	0.52102	0.5757	0.52986
105～109	0.69717	0.69872	0.69735	0.69935	0.71438	0.70087	0.67776	0.70362	0.68043	0.70265	0.74107	0.70658	0.69664	0.73295	0.70035
110＋	0.81908	0.80885	0.81848	0.82114	0.8235	0.82129	0.80311	0.81475	0.80385	0.82235	0.84406	0.8237	0.81803	0.83798	0.81926

国家　挪威

每5岁一组

年龄	2018年			2019年			2020年			2021年			2022年		
	女性	男性	合计	女性	男性	合计	女性	男性	合计	女性	男性	合计	女性	男性	合计
0	0.00217	0.00242	0.0023	0.00168	0.00243	0.00206	0.00133	0.00206	0.00171	0.00176	0.00204	0.0019	0.00155	0.00201	0.00179
1～4	0.00005	0.00006	0.00005	0.0001	0.00015	0.00012	0.00007	0.00012	0.0001	0.00003	0.00011	0.00007	0.0001	0.00014	0.00012
5～9	0.00005	0.00007	0.00006	0.00004	0.00009	0.00007	0.00007	0.00004	0.00005	0.00003	0.00006	0.00004	0.00005	0.00011	0.00008
10～14	0.0001	0.0001	0.0001	0.0001	0.00008	0.00009	0.00013	0.00007	0.0001	0.00014	0.00008	0.00011	0.00004	0.00011	0.00008
15～19	0.00015	0.00026	0.00021	0.00015	0.00036	0.00026	0.00016	0.00041	0.00029	0.00019	0.00037	0.00028	0.00017	0.00029	0.00023
20～24	0.00013	0.00058	0.00037	0.0003	0.0006	0.00046	0.00019	0.00048	0.00034	0.00021	0.00045	0.00033	0.00023	0.00044	0.00034
25～29	0.00024	0.00063	0.00044	0.00021	0.00063	0.00042	0.00027	0.00065	0.00046	0.0002	0.00055	0.00038	0.00025	0.00067	0.00047
30～34	0.00027	0.00072	0.0005	0.00036	0.0006	0.00048	0.00029	0.00066	0.00048	0.00034	0.0005	0.00042	0.00028	0.00061	0.00045
35～39	0.00043	0.00093	0.00069	0.00037	0.00085	0.00062	0.00047	0.00078	0.00063	0.0004	0.00085	0.00063	0.00039	0.00077	0.00058
40～44	0.00068	0.00109	0.00089	0.00058	0.00113	0.00086	0.00065	0.00114	0.0009	0.00073	0.00096	0.00085	0.00075	0.00117	0.00096
45～49	0.00111	0.00156	0.00134	0.00105	0.0015	0.00128	0.00116	0.00164	0.00141	0.00102	0.0016	0.00132	0.00125	0.00153	0.00139
50～54	0.00177	0.00259	0.00219	0.00181	0.00253	0.00218	0.00177	0.00236	0.00207	0.00163	0.00238	0.00201	0.00177	0.00285	0.00232
55～59	0.00311	0.00455	0.00385	0.0028	0.00435	0.00359	0.00263	0.00423	0.00344	0.00283	0.00423	0.00354	0.00272	0.00445	0.00361
60～64	0.00497	0.0074	0.00619	0.00478	0.00743	0.00611	0.00459	0.00675	0.00568	0.00439	0.00702	0.00572	0.00466	0.0071	0.00589
65～69	0.00825	0.01207	0.01016	0.00767	0.01172	0.00969	0.00755	0.01177	0.00965	0.00763	0.01141	0.0095	0.00802	0.0122	0.01009
70～74	0.01333	0.01991	0.01655	0.01394	0.01986	0.01684	0.01378	0.01932	0.0165	0.01374	0.01935	0.01651	0.01426	0.02013	0.01715
75～79	0.02481	0.03654	0.03027	0.02426	0.03454	0.02907	0.02291	0.03328	0.0278	0.02402	0.03408	0.02879	0.02559	0.03624	0.03067
80～84	0.04661	0.06691	0.0553	0.04625	0.06347	0.05368	0.0451	0.06227	0.05259	0.04577	0.06134	0.05263	0.04643	0.06653	0.05536
85～89	0.09018	0.12471	0.10315	0.08732	0.12087	0.1001	0.08599	0.12018	0.09915	0.09108	0.1222	0.10319	0.09539	0.13107	0.10948
90～94	0.1793	0.21576	0.19063	0.17125	0.22626	0.18861	0.17054	0.21459	0.18459	0.17637	0.20556	0.18592	0.18694	0.24444	0.2058
95～99	0.31277	0.35555	0.32263	0.30049	0.35983	0.31458	0.29708	0.35029	0.31007	0.30648	0.35108	0.31772	0.33632	0.39436	0.35139
100～104	0.48602	0.51885	0.49116	0.46785	0.52876	0.47781	0.46417	0.51589	0.47304	0.47648	0.51811	0.48399	0.52131	0.57339	0.53115
105～109	0.665	0.68028	0.66645	0.64468	0.69367	0.64961	0.64158	0.68021	0.64577	0.6542	0.68339	0.65761	0.70372	0.73791	0.70801
110＋	0.79385	0.7957	0.79395	0.77541	0.80923	0.77741	0.77319	0.79743	0.77478	0.78401	0.80074	0.78522	0.82769	0.84592	0.82914

国家　新西兰，非毛利人

每5岁一组

年龄	2004年			2005年			2006年			2007年			2008年		
	女性	男性	合计	女性	男性	合计	女性	男性	合计	女性	男性	合计	女性	男性	合计
0	0.00473	0.00511	0.00492	0.00396	0.005	0.00449	0.00335	0.00535	0.00437	0.00412	0.00478	0.00445	0.00349	0.00499	0.00426
1～4	0.00023	0.00023	0.00023	0.00023	0.00022	0.00023	0.00023	0.00023	0.00023	0.00032	0.00027	0.0003	0.00028	0.00033	0.0003
5～9	0.00009	0.00011	0.0001	0.00016	0.00011	0.00013	0.00006	0.0001	0.00008	0.00007	0.00013	0.0001	0.0001	0.00013	0.00012
10～14	0.00007	0.00015	0.00012	0.00011	0.00019	0.00015	0.00009	0.00015	0.00012	0.00013	0.0002	0.00017	0.0001	0.00018	0.00014
15～19	0.00036	0.00074	0.00055	0.00035	0.00079	0.00058	0.00027	0.00072	0.0005	0.00041	0.00066	0.00054	0.00031	0.00078	0.00055
20～24	0.0003	0.00082	0.00057	0.00036	0.00089	0.00062	0.00031	0.00084	0.00058	0.00032	0.00096	0.00064	0.00032	0.00082	0.00057
25～29	0.00029	0.00086	0.00057	0.00026	0.00088	0.00056	0.00029	0.00086	0.00057	0.00023	0.0008	0.00051	0.00036	0.00083	0.00059
30～34	0.00046	0.00079	0.00062	0.00049	0.00074	0.00061	0.00032	0.00087	0.00059	0.00048	0.00087	0.00067	0.00041	0.00085	0.00062
35～39	0.00067	0.00127	0.00095	0.00065	0.00118	0.0009	0.00061	0.00098	0.00079	0.00073	0.00114	0.00092	0.00073	0.00112	0.00092
40～44	0.00093	0.00127	0.00109	0.00092	0.00147	0.00119	0.00102	0.00142	0.00121	0.00111	0.00131	0.00121	0.00089	0.00137	0.00112
45～49	0.00156	0.0023	0.00192	0.00174	0.0021	0.00192	0.00162	0.00206	0.00183	0.00132	0.00222	0.00176	0.00116	0.00212	0.00163
50～54	0.00272	0.00316	0.00294	0.00228	0.00336	0.00281	0.00238	0.00322	0.00279	0.00227	0.00326	0.00276	0.00205	0.003	0.00252
55～59	0.00373	0.00535	0.00453	0.00375	0.00577	0.00475	0.00373	0.0053	0.00451	0.00376	0.00521	0.00448	0.00394	0.00504	0.00448
60～64	0.0064	0.00943	0.0079	0.00549	0.00873	0.00709	0.00561	0.00886	0.00721	0.00529	0.00846	0.00685	0.0056	0.00853	0.00704
65～69	0.01037	0.01622	0.01322	0.00914	0.0147	0.01184	0.00953	0.01484	0.01212	0.00986	0.01394	0.01184	0.00889	0.01453	0.01164
70～74	0.01753	0.02759	0.02234	0.01531	0.0252	0.02004	0.01672	0.02566	0.02099	0.01563	0.02564	0.02042	0.01592	0.02383	0.0197
75～79	0.02989	0.04883	0.03843	0.02808	0.04307	0.0349	0.02982	0.04377	0.03623	0.02752	0.04356	0.03492	0.02791	0.04354	0.03513
80～84	0.05704	0.08732	0.06885	0.0552	0.07916	0.06469	0.05212	0.0763	0.06192	0.05091	0.07792	0.0621	0.0517	0.0771	0.06239
85～89	0.11316	0.14571	0.12386	0.09883	0.13222	0.10993	0.10403	0.14035	0.11624	0.10294	0.1321	0.11286	0.10141	0.1363	0.11358
90～94	0.19457	0.24782	0.20852	0.18408	0.22484	0.19489	0.19491	0.22827	0.20414	0.18753	0.21885	0.19642	0.18934	0.21264	0.19621
95～99	0.32133	0.36906	0.33092	0.29299	0.3266	0.29992	0.32531	0.3507	0.33083	0.31093	0.33232	0.31571	0.31635	0.32189	0.31773
100～104	0.47899	0.51553	0.48436	0.43992	0.46113	0.44318	0.49299	0.49829	0.49393	0.47172	0.47103	0.47168	0.48045	0.45447	0.47589
105～109	0.64258	0.66081	0.64444	0.59915	0.60241	0.59954	0.66436	0.64757	0.66232	0.64028	0.61537	0.63711	0.65076	0.5946	0.64298
110＋	0.76458	0.76822	0.76484	0.72338	0.71265	0.72256	0.78843	0.75914	0.78571	0.76603	0.72672	0.76213	0.77618	0.70463	0.76833

国家 新西兰

每5岁一组

年龄	2017年			2018年			2019年			2020年			2021年		
	女性	男性	合计	女性	男性	合计	女性	男性	合计	女性	男性	合计	女性	男性	合计
0	0.0037	0.00401	0.00386	0.0036	0.00371	0.00366	0.00434	0.0047	0.00453	0.0032	0.00432	0.00377	0.00373	0.00543	0.00460
1～4	0.00013	0.00024	0.00019	0.00023	0.00019	0.00021	0.00023	0.00026	0.00025	0.00018	0.00014	0.00016	0.00028	0.00014	0.00021
5～9	0.00009	0.00011	0.0001	0.00007	0.00011	0.00009	0.00008	0.00011	0.00009	0.00004	0.00012	0.00008	0.00008	0.00007	0.00007
10～14	0.00004	0.00013	0.00009	0.00014	0.00011	0.00013	0.00014	0.00016	0.00015	0.00011	0.00016	0.00014	0.00013	0.0001	0.00012
15～19	0.00031	0.00051	0.00041	0.00027	0.00059	0.00043	0.00029	0.00051	0.0004	0.00031	0.00048	0.0004	0.00033	0.00046	0.00040
20～24	0.00039	0.00081	0.00061	0.00033	0.00078	0.00056	0.00033	0.00087	0.00061	0.00037	0.00064	0.00051	0.00035	0.00071	0.00054
25～29	0.00034	0.00088	0.00061	0.00038	0.00073	0.00056	0.00032	0.0008	0.00057	0.00032	0.00074	0.00054	0.00033	0.00069	0.00052
30～34	0.00048	0.00084	0.00066	0.00048	0.0009	0.00069	0.00047	0.00098	0.00072	0.00039	0.00071	0.00055	0.00035	0.00093	0.00064
35～39	0.00069	0.00105	0.00087	0.00073	0.00098	0.00085	0.00048	0.00115	0.00081	0.00059	0.00096	0.00077	0.00063	0.00104	0.00083
40～44	0.00074	0.00158	0.00115	0.00091	0.00152	0.00121	0.00103	0.00137	0.0012	0.00085	0.00144	0.00114	0.00099	0.0015	0.00124
45～49	0.00156	0.00233	0.00193	0.00142	0.00207	0.00174	0.00164	0.00225	0.00194	0.00136	0.00227	0.00181	0.00136	0.00204	0.00169
50～54	0.00244	0.0035	0.00296	0.00241	0.00347	0.00293	0.00244	0.00372	0.00307	0.00234	0.00329	0.0028	0.00235	0.00355	0.00293
55～59	0.00371	0.00516	0.00441	0.00365	0.00564	0.00462	0.00342	0.00557	0.00446	0.00376	0.00488	0.0043	0.00339	0.00526	0.00430
60～64	0.00554	0.00847	0.00696	0.00545	0.00821	0.00679	0.00527	0.00783	0.00651	0.00494	0.00766	0.00626	0.0054	0.00761	0.00647
65～69	0.00869	0.01246	0.01054	0.0085	0.01204	0.01023	0.00828	0.01236	0.01027	0.00801	0.01176	0.00983	0.00775	0.0121	0.00986
70～74	0.01514	0.02057	0.01777	0.01402	0.02012	0.01698	0.01358	0.02042	0.0169	0.01255	0.0187	0.01554	0.01321	0.01898	0.01601
75～79	0.02661	0.03731	0.03161	0.0244	0.03529	0.02951	0.02387	0.0352	0.02921	0.02198	0.0339	0.02761	0.02308	0.03317	0.02786
80～84	0.04981	0.0673	0.05761	0.04714	0.06717	0.05611	0.04654	0.06328	0.05403	0.04267	0.06034	0.0506	0.04555	0.06035	0.05220
85～89	0.09669	0.12476	0.10806	0.09119	0.11984	0.10282	0.09426	0.12365	0.10633	0.08441	0.10914	0.09467	0.08797	0.11701	0.10006
90～94	0.18119	0.21789	0.19343	0.18009	0.222	0.19454	0.17795	0.20808	0.18863	0.15583	0.19583	0.17004	0.16715	0.2004	0.17920
95～99	0.3076	0.35805	0.32043	0.30096	0.34503	0.31247	0.31162	0.34404	0.3205	0.27806	0.31345	0.28806	0.2891	0.33793	0.30321
100～104	0.4706	0.52183	0.47934	0.46463	0.50331	0.47148	0.48218	0.5045	0.48651	0.43661	0.46414	0.44223	0.44916	0.50046	0.45997
105～109	0.64187	0.68312	0.64596	0.63802	0.66271	0.64059	0.65915	0.66592	0.65999	0.61051	0.62294	0.61216	0.62192	0.66483	0.62782
110十	0.76925	0.79806	0.7708	0.76742	0.77925	0.76809	0.78768	0.78333	0.78739	0.7443	0.74406	0.74428	0.75324	0.78431	0.75587

国家　波兰

每5岁一组

年龄	2015年			2016年			2017年			2018年			2019年		
	女性	男性	合计	女性	男性	合计	女性	男性	合计	女性	男性	合计	女性	男性	合计
0	0.00365	0.00443	0.00405	0.00367	0.00461	0.00415	0.00368	0.00455	0.00413	0.00351	0.00419	0.00386	0.00367	0.00392	0.00380
1～4	0.00016	0.00019	0.00017	0.00014	0.00018	0.00016	0.00014	0.00018	0.00016	0.00014	0.00017	0.00016	0.00013	0.00017	0.00015
5～9	0.00009	0.0001	0.00009	0.00008	0.0001	0.00009	0.00008	0.00009	0.00009	0.00008	0.0001	0.00009	0.00009	0.00009	0.00009
10～14	0.00011	0.00016	0.00013	0.00009	0.00013	0.00011	0.00011	0.00012	0.00011	0.00013	0.00015	0.00014	0.0001	0.00012	0.00011
15～19	0.00021	0.00054	0.00038	0.0002	0.00048	0.00034	0.00022	0.00047	0.00035	0.00023	0.00049	0.00036	0.00021	0.00048	0.00035
20～24	0.00023	0.00094	0.00059	0.00021	0.00089	0.00055	0.00024	0.00086	0.00055	0.00025	0.00089	0.00058	0.00024	0.00086	0.00055
25～29	0.00023	0.00106	0.00065	0.00027	0.00102	0.00065	0.00027	0.00107	0.00067	0.00027	0.00108	0.00068	0.00026	0.00109	0.00069
30～34	0.00035	0.00133	0.00085	0.00039	0.00136	0.00088	0.00038	0.00138	0.00089	0.0004	0.00141	0.00092	0.00038	0.00152	0.00096
35～39	0.00061	0.00197	0.0013	0.00062	0.00195	0.00129	0.00063	0.00192	0.00128	0.00061	0.002	0.00131	0.00061	0.00203	0.00133
40～44	0.00107	0.00306	0.00207	0.00105	0.00299	0.00203	0.00106	0.00299	0.00203	0.00102	0.00317	0.00211	0.00102	0.00297	0.002
45～49	0.0019	0.00515	0.00353	0.00183	0.00512	0.00348	0.00185	0.00498	0.00342	0.00179	0.005	0.0034	0.0018	0.00476	0.00328
50～54	0.00319	0.00842	0.00578	0.00311	0.00816	0.00561	0.003	0.00801	0.00548	0.00295	0.00791	0.00541	0.00294	0.00781	0.00536
55～59	0.00531	0.01327	0.00915	0.00509	0.013	0.00891	0.00509	0.01285	0.00884	0.00517	0.01277	0.00885	0.00487	0.0124	0.00853
60～64	0.00847	0.02007	0.01387	0.00816	0.0195	0.01344	0.008	0.01936	0.01331	0.00837	0.0195	0.01358	0.00818	0.01918	0.01334
65～69	0.01264	0.02879	0.01981	0.0123	0.02823	0.01938	0.01264	0.02804	0.0195	0.01262	0.02887	0.01987	0.01255	0.02856	0.01971
70～74	0.01915	0.04018	0.02781	0.01881	0.03892	0.02714	0.0195	0.03896	0.0276	0.01973	0.03979	0.02812	0.01947	0.0387	0.02755
75～79	0.03218	0.05943	0.04235	0.03041	0.05731	0.0405	0.0311	0.05772	0.04114	0.03173	0.05818	0.04177	0.03137	0.05557	0.04061
80～84	0.0609	0.09353	0.07181	0.05729	0.08906	0.06794	0.05805	0.09085	0.06908	0.05837	0.09051	0.06922	0.05574	0.08661	0.06618
85～89	0.11603	0.14815	0.12521	0.10932	0.13981	0.1182	0.11173	0.14533	0.12167	0.11202	0.14404	0.12155	0.10743	0.13812	0.1166
90～94	0.2036	0.24126	0.21234	0.19024	0.22646	0.19864	0.20054	0.2303	0.20754	0.1964	0.22841	0.20416	0.18793	0.21589	0.19489
95～99	0.33298	0.35138	0.33659	0.3106	0.32872	0.31414	0.32619	0.33949	0.32885	0.32243	0.3351	0.32501	0.30612	0.31841	0.30868
100～104	0.49216	0.48428	0.49102	0.46272	0.4549	0.46166	0.48556	0.46892	0.48324	0.47951	0.4627	0.47712	0.45763	0.44143	0.45525
105～109	0.6547	0.62035	0.65065	0.62342	0.58778	0.61962	0.64965	0.60344	0.64487	0.64235	0.59608	0.63751	0.61864	0.57259	0.61361
110＋	0.77438	0.72517	0.76978	0.74584	0.69273	0.74161	0.77106	0.70847	0.7664	0.76387	0.70079	0.75916	0.74188	0.67726	0.73676

国家　葡萄牙

每5岁一组

年龄	2018年 女性	2018年 男性	2018年 合计	2019年 女性	2019年 男性	2019年 合计	2020年 女性	2020年 男性	2020年 合计	2021年 女性	2021年 男性	2021年 合计	2022年 女性	2022年 男性	2022年 合计
0	0.00302	0.00361	0.00332	0.0026	0.0031	0.00286	0.00233	0.00243	0.00238	0.0023	0.00245	0.00238	0.0025	0.00283	0.00267
1～4	0.00019	0.00018	0.00018	0.00018	0.00018	0.00018	0.00013	0.00016	0.00015	0.00013	0.00017	0.00015	0.00017	0.00019	0.00018
5～9	0.00009	0.00007	0.00008	0.00004	0.00011	0.00007	0.0001	0.00006	0.00008	0.0001	0.00009	0.0001	0.00009	0.00008	0.00009
10～14	0.0001	0.00009	0.0001	0.0001	0.0001	0.0001	0.00009	0.00007	0.00008	0.00005	0.00015	0.0001	0.00009	0.00009	0.00009
15～19	0.00015	0.00028	0.00022	0.00014	0.00026	0.0002	0.00014	0.00031	0.00023	0.00013	0.00031	0.00023	0.00019	0.00034	0.00027
20～24	0.00017	0.00044	0.00031	0.00023	0.00046	0.00034	0.0002	0.00052	0.00036	0.00018	0.00046	0.00032	0.00022	0.00057	0.0004
25～29	0.0003	0.00054	0.00042	0.00019	0.00058	0.00039	0.00021	0.00069	0.00045	0.00022	0.00055	0.00039	0.00023	0.00056	0.0004
30～34	0.00039	0.00075	0.00057	0.00043	0.00077	0.0006	0.00034	0.00079	0.00056	0.00043	0.00079	0.00061	0.0004	0.0007	0.00055
35～39	0.00045	0.00096	0.00069	0.00054	0.00097	0.00075	0.00057	0.00101	0.00078	0.0006	0.00099	0.00079	0.00052	0.00108	0.00079
40～44	0.0009	0.00175	0.00131	0.00083	0.00157	0.00118	0.0009	0.00168	0.00128	0.00093	0.00158	0.00124	0.00089	0.00158	0.00122
45～49	0.0014	0.00327	0.0023	0.00139	0.00289	0.00211	0.00139	0.00315	0.00223	0.00142	0.00299	0.00217	0.00132	0.00272	0.00199
50～54	0.00204	0.0052	0.00354	0.00205	0.00506	0.00348	0.00228	0.00523	0.00368	0.00206	0.00526	0.00358	0.00205	0.00498	0.00345
55～59	0.00303	0.00797	0.00536	0.0032	0.00754	0.00524	0.00307	0.00809	0.00543	0.00315	0.00822	0.00553	0.00304	0.0081	0.00542
60～64	0.00442	0.01176	0.00784	0.00438	0.01167	0.00778	0.00441	0.01246	0.00817	0.00484	0.01227	0.00831	0.0047	0.01155	0.0079
65～69	0.00675	0.01579	0.01093	0.00652	0.01593	0.01087	0.00712	0.01661	0.01151	0.00724	0.01754	0.012	0.00705	0.01632	0.01134
70～74	0.01178	0.02494	0.01761	0.01155	0.02346	0.01687	0.01225	0.02464	0.01784	0.01205	0.02474	0.01782	0.01133	0.02334	0.01681
75～79	0.0234	0.04081	0.0308	0.02226	0.03826	0.02912	0.0245	0.0408	0.03153	0.02375	0.04083	0.03114	0.02302	0.03851	0.02974
80～84	0.04739	0.07284	0.05742	0.04535	0.06902	0.05477	0.0496	0.07342	0.05919	0.049	0.07086	0.05788	0.04678	0.06889	0.05585
85～89	0.0956	0.13044	0.10788	0.09267	0.12337	0.10359	0.10091	0.13466	0.11303	0.09907	0.13462	0.11196	0.09716	0.12829	0.10854
90～94	0.17383	0.2192	0.18707	0.1683	0.21226	0.18127	0.18481	0.22947	0.19816	0.18105	0.23272	0.19669	0.1889	0.23215	0.20218
95～99	0.29187	0.34192	0.30344	0.28425	0.33352	0.29577	0.30777	0.358	0.31971	0.30232	0.3687	0.31823	0.31762	0.36639	0.32946
100～104	0.44814	0.4906	0.45528	0.43899	0.48293	0.44646	0.46922	0.51326	0.47688	0.46191	0.53147	0.47417	0.48926	0.5315	0.49681
105～109	0.61668	0.64235	0.61956	0.60774	0.63682	0.61103	0.63907	0.66773	0.64242	0.63125	0.68988	0.63826	0.66572	0.69216	0.66893
110＋	0.74566	0.75622	0.74641	0.73808	0.7528	0.73914	0.76587	0.78039	0.76696	0.75881	0.80208	0.76223	0.79285	0.8054	0.79383

国家　俄罗斯

每5岁一组

年龄	2010年			2011年			2012年			2013年			2014年		
	女性	男性	合计	女性	男性	合计	女性	男性	合计	女性	男性	合计	女性	男性	合计
0	0.00702	0.00882	0.00794	0.00673	0.00866	0.00772	0.00792	0.00978	0.00888	0.00725	0.00912	0.00821	0.00664	0.00824	0.00746
1~4	0.00047	0.0006	0.00053	0.00044	0.00057	0.00051	0.00044	0.00053	0.00049	0.00039	0.00049	0.00044	0.00039	0.00048	0.00044
5~9	0.00023	0.00035	0.0003	0.00023	0.00032	0.00028	0.00022	0.00033	0.00028	0.00021	0.00029	0.00025	0.00019	0.00028	0.00024
10~14	0.00026	0.00039	0.00032	0.00024	0.00037	0.00031	0.00024	0.00036	0.0003	0.00021	0.00036	0.00029	0.00022	0.00037	0.0003
15~19	0.00051	0.00114	0.00083	0.00052	0.00112	0.00082	0.0005	0.00109	0.0008	0.00045	0.00107	0.00077	0.00048	0.00107	0.00078
20~24	0.00077	0.00253	0.00166	0.00073	0.00237	0.00156	0.00068	0.00234	0.00152	0.00063	0.00223	0.00145	0.00061	0.00219	0.00142
25~29	0.00131	0.00451	0.00291	0.00124	0.00408	0.00267	0.00111	0.00382	0.00247	0.00109	0.00363	0.00237	0.00105	0.00354	0.00231
30~34	0.00193	0.00682	0.00435	0.00191	0.00641	0.00414	0.00182	0.00615	0.00397	0.00183	0.00592	0.00387	0.00177	0.00577	0.00377
35~39	0.00241	0.00794	0.00512	0.00235	0.00766	0.00494	0.00233	0.0075	0.00485	0.00229	0.00752	0.00485	0.00238	0.00781	0.00503
40~44	0.00316	0.00979	0.00637	0.003	0.00912	0.00597	0.00288	0.0086	0.00566	0.00286	0.00848	0.00559	0.00288	0.0087	0.0057
45~49	0.00415	0.01329	0.00847	0.00396	0.01239	0.00794	0.00382	0.01162	0.00752	0.00372	0.01118	0.00726	0.00376	0.01117	0.00728
50~54	0.00591	0.0185	0.01165	0.00562	0.01718	0.01091	0.00531	0.01617	0.01029	0.00505	0.01544	0.00983	0.00509	0.01523	0.00977
55~59	0.00916	0.02629	0.0166	0.00844	0.02466	0.01548	0.00803	0.02327	0.01466	0.00766	0.02207	0.01394	0.00761	0.02198	0.0139
60~64	0.01326	0.03733	0.0232	0.0125	0.03554	0.02201	0.01187	0.03373	0.02089	0.01148	0.03265	0.0202	0.01121	0.03204	0.01979
65~69	0.01933	0.0482	0.03017	0.01825	0.04473	0.02825	0.01755	0.04296	0.02724	0.01716	0.04186	0.02663	0.01699	0.04182	0.02653
70~74	0.03243	0.06879	0.04472	0.0298	0.0639	0.04128	0.02933	0.06332	0.04072	0.0279	0.05994	0.03865	0.02671	0.05776	0.03723
75~79	0.05701	0.0968	0.06899	0.05297	0.09159	0.0646	0.05178	0.08861	0.06288	0.04908	0.08498	0.0599	0.04843	0.0844	0.05923
80~84	0.09801	0.13663	0.10776	0.09136	0.12766	0.10076	0.09058	0.12566	0.09979	0.08807	0.12054	0.09665	0.08588	0.11708	0.0942
85~89	0.16411	0.19596	0.1695	0.15256	0.18267	0.1579	0.15173	0.18053	0.1572	0.15096	0.17581	0.15604	0.14737	0.17109	0.15247
90~94	0.26627	0.29008	0.27002	0.24412	0.2662	0.24758	0.24582	0.27083	0.24968	0.2399	0.25787	0.24262	0.23988	0.25775	0.24254
95~99	0.38821	0.37695	0.38662	0.35915	0.3482	0.35769	0.3616	0.35052	0.3602	0.35911	0.34148	0.35695	0.36059	0.34224	0.35835
100~104	0.53166	0.48534	0.52428	0.49627	0.45042	0.4899	0.50073	0.45548	0.49536	0.49915	0.44604	0.49363	0.50373	0.45009	0.49852
105~109	0.67145	0.5956	0.65561	0.63504	0.55729	0.62242	0.64092	0.56489	0.63186	0.6405	0.55589	0.63291	0.64754	0.56319	0.64119
110+	0.77409	0.68253	0.74768	0.74052	0.64316	0.72087	0.74685	0.6525	0.73486	0.74729	0.64425	0.73895	0.75535	0.65386	0.74926

国家　　斯洛伐克

每5岁一组

年龄	2015年			2016年			2017年			2018年			2019年		
	女性	男性	合计	女性	男性	合计	女性	男性	合计	女性	男性	合计	女性	男性	合计
0	0.00452	0.00566	0.00511	0.00475	0.00611	0.00545	0.00376	0.00514	0.00446	0.00453	0.00528	0.00492	0.00445	0.00557	0.00503
1～4	0.00033	0.00034	0.00034	0.00015	0.00024	0.00020	0.00020	0.00031	0.00025	0.00018	0.00030	0.00024	0.00027	0.00028	0.00028
5～9	0.00008	0.00013	0.00011	0.00013	0.00012	0.00012	0.00011	0.00012	0.00012	0.00016	0.00011	0.00013	0.00011	0.00011	0.00011
10～14	0.00017	0.00018	0.00017	0.00011	0.00013	0.00012	0.00009	0.00016	0.00012	0.00014	0.00016	0.00015	0.00011	0.00018	0.00015
15～19	0.00023	0.00048	0.00036	0.00020	0.00042	0.00032	0.00023	0.00053	0.00038	0.00025	0.00046	0.00036	0.00027	0.00038	0.00033
20～24	0.00030	0.00080	0.00056	0.00029	0.00073	0.00052	0.00019	0.00073	0.00047	0.00030	0.00075	0.00053	0.00022	0.00080	0.00052
25～29	0.00031	0.00088	0.00060	0.00030	0.00075	0.00053	0.00038	0.00078	0.00059	0.00032	0.00079	0.00056	0.00033	0.00079	0.00057
30～34	0.00033	0.00121	0.00078	0.00053	0.00096	0.00075	0.00041	0.00106	0.00075	0.00037	0.00114	0.00076	0.00045	0.00112	0.00079
35～39	0.00061	0.00157	0.00110	0.00070	0.00154	0.00113	0.00068	0.00145	0.00107	0.00053	0.00168	0.00112	0.00069	0.00166	0.00119
40～44	0.00105	0.00279	0.00194	0.00118	0.00262	0.00192	0.00105	0.00252	0.00180	0.00112	0.00251	0.00183	0.00113	0.00225	0.00171
45～49	0.00197	0.00497	0.00348	0.00189	0.00440	0.00315	0.00195	0.00418	0.00308	0.00187	0.00435	0.00312	0.00176	0.00424	0.00302
50～54	0.00331	0.00819	0.00573	0.00320	0.00743	0.00530	0.00328	0.00800	0.00563	0.00329	0.00788	0.00557	0.00314	0.00734	0.00523
55～59	0.00529	0.01302	0.00904	0.00469	0.01231	0.00840	0.00508	0.01198	0.00844	0.00498	0.01242	0.00862	0.00473	0.01163	0.00810
60～64	0.00866	0.02109	0.01446	0.00785	0.01993	0.01350	0.00799	0.01997	0.01360	0.00799	0.01909	0.01321	0.00770	0.01898	0.01302
65～69	0.01280	0.02917	0.01998	0.01270	0.02899	0.01990	0.01209	0.02781	0.01907	0.01240	0.02862	0.01964	0.01170	0.02751	0.01878
70～74	0.02068	0.04270	0.02949	0.02058	0.04126	0.02889	0.02061	0.04255	0.02949	0.02036	0.04002	0.02839	0.02003	0.04122	0.02877
75～79	0.03924	0.06799	0.04955	0.03604	0.06520	0.04657	0.03720	0.06390	0.04692	0.03696	0.06286	0.04645	0.03467	0.06011	0.04409
80～84	0.07980	0.10647	0.08842	0.07248	0.10075	0.08164	0.07359	0.10301	0.08315	0.07206	0.10214	0.08182	0.06736	0.09367	0.07589
85～89	0.13671	0.16316	0.14433	0.13137	0.15229	0.13747	0.13460	0.15855	0.14159	0.13215	0.15984	0.14027	0.12709	0.15251	0.13458
90～94	0.23587	0.26883	0.24394	0.22819	0.26763	0.23792	0.22927	0.26160	0.23732	0.21442	0.22814	0.21785	0.19635	0.20423	0.19841
95～99	0.36525	0.38796	0.36993	0.36067	0.36950	0.36252	0.36388	0.37219	0.36564	0.33852	0.33646	0.33820	0.31699	0.31680	0.31703
100～104	0.51828	0.52608	0.51960	0.51911	0.50482	0.51697	0.52218	0.50598	0.51978	0.48572	0.45354	0.48080	0.45784	0.43129	0.45340
105～109	0.66962	0.66153	0.66862	0.67566	0.64050	0.67175	0.67802	0.63996	0.67394	0.63676	0.57647	0.63013	0.60672	0.55396	0.60000
110＋	0.78002	0.76227	0.77829	0.78864	0.74330	0.78502	0.79024	0.74160	0.78662	0.75075	0.67433	0.74487	0.72231	0.65291	0.71565

国家　斯洛文尼亚

每5岁一组

年龄	2015年			2016年			2017年			2018年			2019年		
	女性	男性	合计	女性	男性	合计	女性	男性	合计	女性	男性	合计	女性	男性	合计
0	0.00148	0.00167	0.00158	0.0021	0.00191	0.002	0.00213	0.00202	0.00207	0.00115	0.00213	0.00166	0.00161	0.00249	0.00207
1～4	0.00007	0.00018	0.00013	0.00017	0.00014	0.00015	0.00007	0.00005	0.00006	0.0002	0.00012	0.00016	0.0001	0.00012	0.00011
5～9	0.0001	0.00005	0.00008	0.00006	0.00002	0.00004	0.00008	0.00005	0.00006	0.00009	0.00005	0.00007	0.00009	0.00012	0.00011
10～14	0.00007	0.00019	0.00013	0.00002	0.00019	0.00011	0.00009	0.00009	0.00009	0.00004	0.00012	0.00008	0.00004	0.00009	0.00007
15～19	0.00013	0.00045	0.00029	0.00031	0.00051	0.00041	0.00018	0.00027	0.00023	0.00016	0.00043	0.0003	0.00011	0.00033	0.00022
20～24	0.00027	0.00061	0.00045	0.00016	0.00081	0.0005	0.00032	0.00052	0.00042	0.00008	0.00055	0.00033	0.00011	0.00051	0.00032
25～29	0.00013	0.00066	0.0004	0.0002	0.00065	0.00043	0.00017	0.00073	0.00046	0.00023	0.00052	0.00038	0.00014	0.00072	0.00044
30～34	0.00039	0.00079	0.0006	0.00035	0.00082	0.00059	0.00022	0.00079	0.00052	0.00026	0.00058	0.00043	0.0003	0.00078	0.00056
35～39	0.00047	0.00107	0.00078	0.0004	0.00109	0.00076	0.00042	0.00078	0.00061	0.00046	0.00108	0.00079	0.00049	0.00104	0.00078
40～44	0.00073	0.00169	0.00123	0.00065	0.00121	0.00094	0.0007	0.00124	0.00098	0.00071	0.00157	0.00116	0.00052	0.00145	0.00101
45～49	0.00143	0.00266	0.00206	0.00115	0.00257	0.00187	0.00129	0.00229	0.00181	0.00102	0.00209	0.00157	0.00112	0.00223	0.0017
50～54	0.00226	0.0052	0.00375	0.00211	0.00491	0.00353	0.00215	0.0047	0.00344	0.00235	0.00425	0.00331	0.00205	0.00393	0.00301
55～59	0.00352	0.00818	0.00588	0.00355	0.00802	0.0058	0.00386	0.00773	0.00581	0.00346	0.00714	0.00532	0.00302	0.00727	0.00516
60～64	0.00588	0.01311	0.00949	0.0056	0.01254	0.00907	0.00598	0.01285	0.00941	0.00589	0.01225	0.00905	0.00596	0.01162	0.00878
65～69	0.00944	0.01859	0.01381	0.008	0.01905	0.0133	0.00872	0.01841	0.0134	0.00897	0.01862	0.01366	0.00876	0.0191	0.01379
70～74	0.01423	0.03014	0.02135	0.01391	0.0275	0.02	0.01365	0.02864	0.0204	0.01315	0.02835	0.02004	0.01391	0.02799	0.02035
75～79	0.02559	0.04583	0.03393	0.02337	0.04369	0.03184	0.02511	0.04546	0.03365	0.02516	0.04499	0.03354	0.02397	0.04456	0.0327
80～84	0.05296	0.08594	0.0644	0.05092	0.08088	0.06154	0.05172	0.08306	0.06314	0.04912	0.07609	0.05913	0.04614	0.07184	0.05588
85～89	0.10518	0.14358	0.11581	0.10596	0.14013	0.11586	0.10172	0.14817	0.11533	0.10145	0.14441	0.11415	0.1006	0.13069	0.10975
90～94	0.204	0.22869	0.20912	0.19728	0.23415	0.20516	0.19334	0.24485	0.20446	0.18716	0.24665	0.20033	0.19041	0.22495	0.19836
95～99	0.35069	0.35843	0.35207	0.34393	0.34699	0.34456	0.3425	0.3807	0.34917	0.32529	0.38082	0.33489	0.33632	0.34886	0.33861
100～104	0.53161	0.50231	0.52803	0.52314	0.4887	0.51863	0.52255	0.53536	0.52431	0.49787	0.54219	0.50357	0.51833	0.50143	0.51631
105～109	0.70749	0.6471	0.70177	0.69937	0.63342	0.69248	0.69975	0.68527	0.6983	0.67332	0.69721	0.67556	0.69851	0.6553	0.69483
110＋	0.82709	0.75564	0.82181	0.82063	0.74329	0.81409	0.8215	0.79283	0.8192	0.79856	0.80633	0.7991	0.8222	0.7691	0.81904

国家　瑞典

每5岁一组

年龄	2019年			2020年			2021年			2022年			2023年		
	女性	男性	合计	女性	男性	合计	女性	男性	合计	女性	男性	合计	女性	男性	合计
0	0.00186	0.00220	0.00204	0.00202	0.00264	0.00234	0.00166	0.00203	0.00185	0.00199	0.00215	0.00207	0.00172	0.00234	0.00204
1～4	0.00014	0.00010	0.00012	0.00011	0.00011	0.00011	0.00010	0.00014	0.00012	0.00011	0.00014	0.00013	0.00013	0.00011	0.00012
5～9	0.00005	0.00006	0.00005	0.00005	0.00006	0.00005	0.00005	0.00007	0.00006	0.00005	0.00007	0.00006	0.00005	0.00006	0.00006
10～14	0.00007	0.00006	0.00007	0.00007	0.00011	0.00009	0.00008	0.00007	0.00007	0.00008	0.00008	0.00008	0.00008	0.00010	0.00009
15～19	0.00017	0.00030	0.00024	0.00013	0.00038	0.00026	0.00014	0.00032	0.00023	0.00016	0.00032	0.00024	0.00017	0.00030	0.00023
20～24	0.00026	0.00063	0.00045	0.00023	0.00059	0.00042	0.00027	0.00054	0.00041	0.00017	0.00059	0.00039	0.00029	0.00053	0.00042
25～29	0.00028	0.00065	0.00047	0.00022	0.00068	0.00046	0.00024	0.00064	0.00045	0.00024	0.00063	0.00044	0.00023	0.00063	0.00043
30～34	0.00032	0.00067	0.00050	0.00035	0.00065	0.00050	0.00034	0.00067	0.00051	0.00033	0.00062	0.00048	0.00036	0.00067	0.00052
35～39	0.00049	0.00076	0.00063	0.00049	0.00066	0.00058	0.00049	0.00077	0.00063	0.00039	0.00081	0.00061	0.00046	0.00083	0.00065
40～44	0.00068	0.00102	0.00085	0.00067	0.00095	0.00082	0.00063	0.00094	0.00079	0.00054	0.00111	0.00083	0.00061	0.00097	0.00079
45～49	0.00100	0.00139	0.00120	0.00099	0.00147	0.00123	0.00098	0.00157	0.00128	0.00093	0.00135	0.00114	0.00095	0.00145	0.00120
50～54	0.00167	0.00236	0.00202	0.00163	0.00257	0.00211	0.00167	0.00256	0.00212	0.00171	0.00229	0.00200	0.00170	0.00221	0.00196
55～59	0.00283	0.00419	0.00352	0.00274	0.00461	0.00369	0.00270	0.00420	0.00346	0.00281	0.00399	0.00340	0.00276	0.00396	0.00337
60～64	0.00486	0.00719	0.00603	0.00472	0.00761	0.00617	0.00465	0.00746	0.00606	0.00452	0.00702	0.00578	0.00440	0.00672	0.00556
65～69	0.00770	0.01223	0.00994	0.00808	0.01301	0.01052	0.00803	0.01262	0.01030	0.00793	0.01193	0.00991	0.00793	0.01165	0.00977
70～74	0.01344	0.01952	0.01641	0.01405	0.02090	0.01739	0.01342	0.02030	0.01677	0.01360	0.02006	0.01674	0.01292	0.01954	0.01614
75～79	0.02334	0.03408	0.02846	0.02533	0.03704	0.03093	0.02395	0.03404	0.02879	0.02403	0.03367	0.02865	0.02377	0.03322	0.02830
80～84	0.04502	0.06309	0.05300	0.04904	0.07040	0.05856	0.04474	0.06292	0.05289	0.04591	0.06389	0.05405	0.04365	0.06085	0.05150
85～89	0.08945	0.12137	0.10184	0.09749	0.13582	0.11258	0.08770	0.12280	0.10163	0.08943	0.12040	0.10186	0.08609	0.11898	0.09941
90～94	0.17139	0.22292	0.18790	0.18874	0.25328	0.20960	0.16922	0.21945	0.18556	0.17369	0.23368	0.19346	0.17105	0.22286	0.18829
95～99	0.29587	0.36336	0.31249	0.32271	0.40312	0.34269	0.28915	0.36544	0.30809	0.30136	0.37750	0.32029	0.29953	0.37500	0.31842
100～104	0.46022	0.53421	0.47300	0.49552	0.58087	0.51029	0.45016	0.53743	0.46511	0.46839	0.55429	0.48290	0.46953	0.55466	0.48380
105～109	0.63542	0.69983	0.64246	0.67175	0.74265	0.67944	0.62382	0.70343	0.63225	0.64470	0.72108	0.65247	0.64893	0.72397	0.65632
110＋	0.76647	0.81484	0.76969	0.79774	0.84839	0.80102	0.75551	0.81810	0.75945	0.77509	0.83324	0.77848	0.78072	0.83700	0.78379

地区 中国台湾

每5岁一组

年龄	2017年 女性	2017年 男性	2017年 合计	2018年 女性	2018年 男性	2018年 合计	2019年 女性	2019年 男性	2019年 合计	2020年 女性	2020年 男性	2020年 合计	2021年 女性	2021年 男性	2021年 合计
0	0.00396	0.0042	0.00408	0.00395	0.00455	0.00426	0.00362	0.00432	0.00398	0.00324	0.00395	0.00361	0.00392	0.00458	0.00426
1～4	0.00016	0.00017	0.00017	0.0002	0.00021	0.0002	0.00016	0.00021	0.00019	0.00016	0.00018	0.00017	0.00015	0.0002	0.00018
5～9	0.0001	0.00011	0.00011	0.0001	0.00011	0.00011	0.00009	0.00011	0.0001	0.00008	0.00009	0.00009	0.00009	0.00008	0.00008
10～14	0.00012	0.00017	0.00014	0.0001	0.00018	0.00014	0.00013	0.00011	0.00012	0.0001	0.00013	0.00011	0.00013	0.00014	0.00013
15～19	0.00022	0.00044	0.00034	0.00019	0.00042	0.00031	0.00023	0.00048	0.00036	0.00021	0.00047	0.00035	0.00023	0.00046	0.00035
20～24	0.00027	0.0006	0.00044	0.00025	0.00059	0.00043	0.00028	0.00063	0.00046	0.0003	0.00062	0.00047	0.00036	0.00067	0.00052
25～29	0.00033	0.00065	0.0005	0.0003	0.00067	0.00049	0.0003	0.00063	0.00047	0.00034	0.00063	0.00049	0.00033	0.00066	0.0005
30～34	0.0005	0.00106	0.00078	0.00048	0.00098	0.00073	0.00047	0.00097	0.00072	0.00047	0.00081	0.00064	0.00045	0.00089	0.00068
35～39	0.00071	0.00179	0.00125	0.00073	0.00165	0.00119	0.00067	0.00159	0.00113	0.00066	0.00147	0.00106	0.00066	0.00142	0.00103
40～44	0.00108	0.00303	0.00204	0.00109	0.00289	0.00198	0.001	0.00282	0.0019	0.00102	0.0026	0.0018	0.00105	0.00266	0.00185
45～49	0.00158	0.0045	0.00302	0.00167	0.00435	0.00299	0.00164	0.00442	0.00301	0.00158	0.00406	0.00279	0.00166	0.00419	0.0029
50～54	0.0024	0.00639	0.00437	0.00242	0.00631	0.00434	0.00241	0.00633	0.00435	0.0024	0.00621	0.00428	0.00237	0.00627	0.00429
55～59	0.00355	0.00882	0.00613	0.00358	0.00871	0.00609	0.0034	0.00882	0.00605	0.00333	0.00833	0.00578	0.00329	0.00862	0.0059
60～64	0.00521	0.01192	0.00846	0.0052	0.01184	0.00841	0.00517	0.0118	0.00838	0.00493	0.01162	0.00816	0.00499	0.01192	0.00833
65～69	0.00847	0.01753	0.01279	0.00831	0.01685	0.01238	0.00788	0.01678	0.01211	0.00745	0.01624	0.01163	0.00754	0.01697	0.01202
70～74	0.01524	0.02755	0.02096	0.01444	0.02674	0.02016	0.01417	0.02612	0.01972	0.01305	0.02427	0.01827	0.01375	0.02597	0.01944
75～79	0.02754	0.04548	0.03547	0.02614	0.04394	0.03403	0.02535	0.04182	0.03267	0.0243	0.04133	0.03189	0.02512	0.04191	0.03261
80～84	0.05174	0.07602	0.06213	0.05056	0.07525	0.06096	0.04889	0.0733	0.05909	0.04635	0.06997	0.05617	0.04818	0.07228	0.05821
85～89	0.09667	0.12383	0.1094	0.09283	0.12211	0.10611	0.09269	0.12076	0.10493	0.0874	0.1179	0.10022	0.09037	0.1232	0.10366
90～94	0.17182	0.1986	0.18401	0.15976	0.18962	0.17336	0.16328	0.19113	0.1759	0.15249	0.18368	0.16647	0.16145	0.18887	0.1735
95～99	0.27974	0.29473	0.28615	0.26499	0.28717	0.27458	0.26836	0.28975	0.27768	0.25261	0.2776	0.26352	0.2675	0.2878	0.2763
100～104	0.4229	0.41586	0.42049	0.40148	0.40521	0.40302	0.40887	0.41144	0.40999	0.3716	0.39522	0.39072	0.40921	0.40832	0.40874
105～109	0.581	0.5484	0.57191	0.55551	0.53552	0.54883	0.56652	0.54531	0.55816	0.54157	0.52648	0.53476	0.5683	0.54121	0.55467
110＋	0.70641	0.65586	0.69593	0.68032	0.64199	0.66947	0.69316	0.65411	0.67872	0.66814	0.63435	0.65265	0.69592	0.64948	0.6707

国家　乌克兰

每5岁一组

年龄	2009年			2010年			2011年			2012年			2013年		
	女性	男性	合计	女性	男性	合计	女性	男性	合计	女性	男性	合计	女性	男性	合计
0	0.00832	0.01023	0.00931	0.00792	0.01026	0.00913	0.00799	0.01023	0.00915	0.00756	0.00945	0.00854	0.007	0.00883	0.00794
1～4	0.00042	0.00055	0.00048	0.00042	0.00054	0.00048	0.00039	0.00048	0.00044	0.00038	0.00049	0.00043	0.0003	0.00041	0.00036
5～9	0.00021	0.00029	0.00025	0.00019	0.0003	0.00025	0.00019	0.00028	0.00024	0.00021	0.00026	0.00024	0.00015	0.00022	0.00019
10～14	0.00022	0.00034	0.00028	0.00023	0.00032	0.00028	0.00022	0.00032	0.00027	0.0002	0.00029	0.00025	0.0002	0.00028	0.00024
15～19	0.00035	0.00087	0.00062	0.00042	0.00081	0.00062	0.00035	0.00081	0.00059	0.00034	0.00077	0.00056	0.00034	0.0008	0.00058
20～24	0.00059	0.00185	0.00123	0.00053	0.00172	0.00114	0.00051	0.00158	0.00106	0.00051	0.00163	0.00108	0.00049	0.00145	0.00099
25～29	0.00104	0.00319	0.00213	0.00096	0.00281	0.0019	0.00083	0.00251	0.00168	0.00082	0.00249	0.00167	0.0008	0.00242	0.00163
30～34	0.00172	0.00523	0.00347	0.00151	0.0047	0.00311	0.0014	0.00435	0.00288	0.0014	0.00431	0.00286	0.00133	0.0041	0.00272
35～39	0.00224	0.00672	0.00444	0.00207	0.00611	0.00405	0.00196	0.00592	0.0039	0.00199	0.00583	0.00388	0.00202	0.00595	0.00395
40～44	0.00302	0.00914	0.00595	0.00276	0.0081	0.00533	0.00257	0.00757	0.00498	0.00268	0.00748	0.005	0.00265	0.00744	0.00497
45～49	0.00398	0.01231	0.00787	0.00358	0.01101	0.00705	0.00343	0.01044	0.00671	0.00342	0.0105	0.00675	0.00354	0.0104	0.00677
50～54	0.00572	0.01751	0.01104	0.00523	0.01577	0.01	0.005	0.01503	0.00955	0.00494	0.01493	0.00948	0.00487	0.01498	0.00948
55～59	0.00866	0.02433	0.01547	0.00808	0.02282	0.01448	0.00761	0.02186	0.01379	0.00763	0.02199	0.01387	0.00754	0.02143	0.01358
60～64	0.0129	0.03483	0.02187	0.01249	0.03355	0.02115	0.0122	0.03245	0.02055	0.01186	0.03193	0.02016	0.01185	0.03268	0.02046
65～69	0.02029	0.04773	0.03067	0.02025	0.04643	0.03013	0.01862	0.04364	0.02804	0.01857	0.04442	0.02832	0.01828	0.04363	0.02789
70～74	0.03557	0.06784	0.0471	0.03507	0.06714	0.0464	0.03242	0.06405	0.0435	0.03144	0.06352	0.04259	0.03071	0.06144	0.04134
75～79	0.0593	0.09414	0.07061	0.06019	0.09559	0.07176	0.05713	0.09047	0.06803	0.05609	0.08937	0.06694	0.05549	0.08931	0.06645
80～84	0.10425	0.13831	0.11333	0.1052	0.13906	0.11456	0.09945	0.13031	0.10822	0.0973	0.12662	0.10579	0.09608	0.12345	0.10407
85～89	0.17393	0.20796	0.18068	0.17679	0.20985	0.18342	0.16641	0.19369	0.17205	0.1627	0.18616	0.1678	0.16243	0.18658	0.16799
90～94	0.27648	0.30343	0.28134	0.2833	0.3118	0.28847	0.26487	0.2827	0.26809	0.26348	0.27804	0.26611	0.25602	0.27215	0.25893
95～99	0.40062	0.41138	0.4024	0.41432	0.41688	0.41472	0.38968	0.38494	0.38897	0.38361	0.37181	0.38189	0.3795	0.37297	0.3786
100～104	0.54327	0.53219	0.54112	0.56152	0.53916	0.55771	0.53247	0.50119	0.52772	0.52578	0.48538	0.52039	0.52085	0.48914	0.51707
105～109	0.68055	0.65014	0.67301	0.7002	0.65776	0.69156	0.67151	0.61796	0.66265	0.66522	0.60102	0.65703	0.66023	0.60711	0.65491
110＋	0.78062	0.73971	0.76694	0.79903	0.74727	0.78565	0.77365	0.70866	0.76124	0.76827	0.69182	0.75844	0.76373	0.69933	0.75813

国家　美国

每5岁一组

年龄	2017年			2018年			2019年			2020年			2021年		
	女性	男性	合计	女性	男性	合计	女性	男性	合计	女性	男性	合计	女性	男性	合计
0	0.00519	0.00627	0.00574	0.00501	0.00616	0.0056	0.00503	0.00607	0.00556	0.00482	0.00574	0.00529	0.00515	0.00596	0.00556
1～4	0.00021	0.00027	0.00024	0.0002	0.00028	0.00024	0.00021	0.00025	0.00023	0.0002	0.00026	0.00023	0.00023	0.00027	0.00025
5～9	0.00011	0.00013	0.00012	0.00011	0.00012	0.00012	0.00011	0.00012	0.00012	0.0001	0.00012	0.00011	0.0001	0.00013	0.00012
10～14	0.00012	0.00019	0.00016	0.00013	0.00017	0.00015	0.00012	0.00018	0.00015	0.00012	0.00019	0.00016	0.00014	0.00019	0.00017
15～19	0.00029	0.00073	0.00051	0.00029	0.00068	0.00049	0.00028	0.00068	0.00048	0.00032	0.00082	0.00057	0.00035	0.00088	0.00062
20～24	0.00051	0.00138	0.00096	0.00048	0.00131	0.0009	0.00048	0.0013	0.0009	0.00057	0.0016	0.00109	0.00063	0.00166	0.00116
25～29	0.00069	0.00172	0.00121	0.00068	0.00164	0.00117	0.00066	0.00163	0.00115	0.00081	0.00202	0.00143	0.00089	0.00223	0.00157
30～34	0.00094	0.00196	0.00145	0.00093	0.0019	0.00142	0.00093	0.00193	0.00143	0.00111	0.00245	0.00179	0.00128	0.00279	0.00204
35～39	0.00121	0.00228	0.00175	0.00122	0.00228	0.00175	0.00123	0.00231	0.00177	0.00146	0.00287	0.00217	0.00172	0.00333	0.00253
40～44	0.00164	0.00274	0.00219	0.00161	0.00275	0.00217	0.00161	0.00282	0.00221	0.00195	0.00354	0.00275	0.00233	0.00417	0.00325
45～49	0.00242	0.0039	0.00315	0.00237	0.00389	0.00312	0.00235	0.00386	0.0031	0.00278	0.00475	0.00376	0.00321	0.00547	0.00434
50～54	0.00375	0.00603	0.00487	0.00365	0.00592	0.00477	0.00355	0.00582	0.00467	0.00414	0.00696	0.00554	0.00463	0.00783	0.00623
55～59	0.00565	0.00922	0.00739	0.00556	0.00921	0.00734	0.00546	0.00906	0.00722	0.00622	0.01054	0.00834	0.00687	0.01148	0.00914
60～64	0.00801	0.01338	0.01058	0.00795	0.01343	0.01057	0.00801	0.01322	0.01051	0.00925	0.01552	0.01229	0.01009	0.01655	0.01323
65～69	0.0116	0.01838	0.01479	0.01139	0.01854	0.01475	0.01124	0.01839	0.01461	0.01313	0.02153	0.01711	0.01403	0.02251	0.01806
70～74	0.01839	0.02713	0.02243	0.01812	0.02689	0.02218	0.0178	0.02633	0.02175	0.02055	0.03095	0.02539	0.02101	0.03142	0.02587
75～79	0.03	0.04233	0.03549	0.02965	0.04212	0.03522	0.02935	0.04166	0.03486	0.03435	0.04952	0.04118	0.03467	0.0491	0.04119
80～84	0.05132	0.06936	0.05889	0.05063	0.06821	0.05804	0.05044	0.06797	0.05787	0.05931	0.08055	0.06837	0.05804	0.07886	0.06694
85～89	0.09504	0.12114	0.10506	0.09363	0.11818	0.10314	0.09174	0.11683	0.10151	0.10772	0.13817	0.11959	0.10254	0.13528	0.1153
90～94	0.17042	0.21009	0.1831	0.16864	0.2062	0.18086	0.16573	0.20082	0.17736	0.19	0.22743	0.20271	0.17629	0.21103	0.18832
95～99	0.28173	0.33129	0.29395	0.27993	0.32525	0.29139	0.27322	0.31608	0.28432	0.31071	0.3535	0.32213	0.28388	0.32816	0.29593
100～104	0.42738	0.47992	0.4363	0.42582	0.47245	0.43404	0.41563	0.45875	0.42353	0.4616	0.49974	0.46895	0.42125	0.46341	0.42967
105～109	0.5876	0.63351	0.59233	0.58666	0.62584	0.59091	0.57427	0.60953	0.57833	0.62113	0.64738	0.6244	0.57257	0.60513	0.57687
110＋	0.71393	0.74967	0.71605	0.71358	0.74271	0.71543	0.70087	0.72624	0.70261	0.74298	0.75785	0.74411	0.69344	0.71547	0.69528

资料来源：人类死亡率数据库（TheHumanMortalityDatabase，HMD）

彩　图

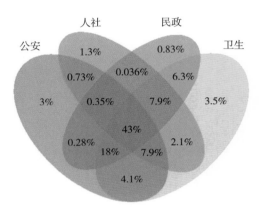

图1　多来源捕获死亡数据比对

（正文见第41页）

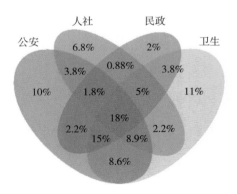

图2　多来源捕获死亡数据比对

（正文见第56页）

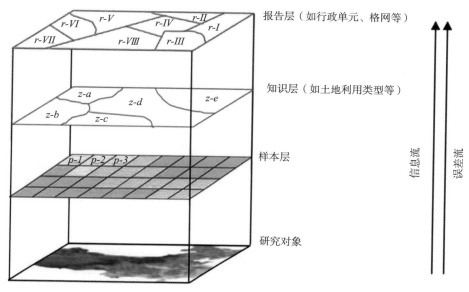

图3　三明治估算模型原理示意

（正文见第113页）

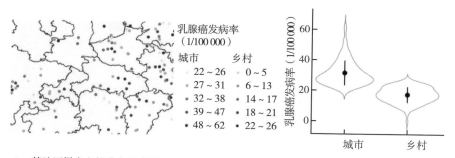

A. 某地区样点空间分布示意图

B. 样点乳腺癌发病率的小提琴图

图4　样本乳腺癌发病率样本

（正文见第115页）

205

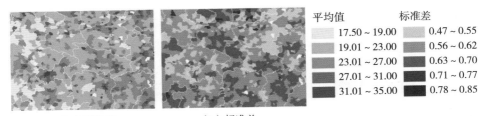

平均值	标准差
17.50 ~ 19.00	0.47 ~ 0.55
19.01 ~ 23.00	0.56 ~ 0.62
23.01 ~ 27.00	0.63 ~ 0.70
27.01 ~ 31.00	0.71 ~ 0.77
31.01 ~ 35.00	0.78 ~ 0.85

（a）平均值　　　　　　　（b）标准差

图5　乳腺癌发病率三明治估算结果示意

（正文见第116页）

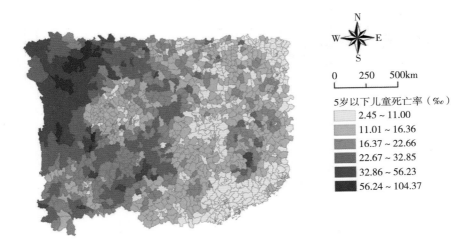

5岁以下儿童死亡率（‰）
	2.45 ~ 11.00
	11.01 ~ 16.36
	16.37 ~ 22.66
	22.67 ~ 32.85
	32.86 ~ 56.23
	56.24 ~ 104.37

图6　2012年中国某区域县区尺度5岁以下儿童死亡率的空间分布

（正文见第134页）

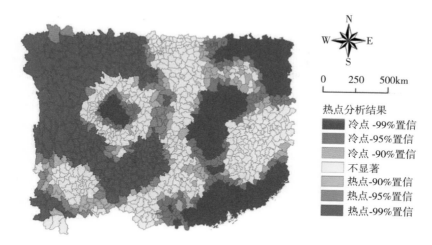

N
W　　E
S

0　　250　　500km

热点分析结果

冷点 -99%置信
冷点-95%置信
冷点 -90%置信
不显著
热点-90%置信
热点-95%置信
热点-99%置信

图7　5岁以下儿童死亡率热点分析结果

（正文见第134页）